T0267790

DESCUBRE *tu* MACROTIPO

La información contenida en este libro se basa en las investigaciones y experiencias personales y profesionales del autor y no debe utilizarse como sustituto de una consulta médica. Cualquier intento de diagnóstico o tratamiento deberá realizarse bajo la dirección de un profesional de la salud.
La editorial no aboga por el uso de ningún protocolo de salud en particular, pero cree que la información contenida en este libro debe estar a disposición del público. La editorial y el autor no se hacen responsables de cualquier reacción adversa o consecuencia producidas como resultado de la puesta en práctica de las sugerencias, fórmulas o procedimientos expuestos en este libro. En caso de que el lector tenga alguna pregunta relacionada con la idoneidad de alguno de los procedimientos o tratamientos mencionados, tanto el autor como la editorial recomiendan encarecidamente consultar con un profesional de la salud.

Título original: UNLOCK YOUR MACRO TYPE: Identify Your True Body Type, Understand Your Carb Tolerance, Accelerate Fat Loss
Traducido del inglés por Antonio Luis Gómez Molero
Diseño de portada: Editorial Sirio, S.A.
Maquetación: Toñi F. Castellón

www.editorialsirio.com
sirio@editorialsirio.com

I.S.B.N.: 978-84-19105-31-8
Depósito Legal: MA-1410-2022

Impreso en Imagraf Impresores, S. A.
c/ Nabucco, 14 D - Pol. Alameda
29006 - Málaga

Impreso en España

Puedes seguirnos en Facebook, Twitter, YouTube e Instagram.

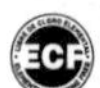

El papel utilizado para la impresión de este libro está **libre de cloro** elemental (ECF) y su procedencia está certificada por una entidad independiente, no gubernamental, que promueve la sostenibilidad de los bosques.

CHRISTINE HRONEC

DESCUBRE *tu* MACRO TIPO

IDENTIFICA TU TIPO CORPORAL, EVALÚA TU
TOLERANCIA A LOS CARBOHIDRATOS
Y ACELERA LA PÉRDIDA DE GRASA

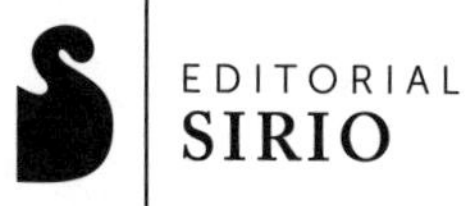

Índice

Introducción

Me costaba perder grasa, como les sucede a otras muchas mujeres. Durante mi adolescencia, en los años 90, quería parecerme a Kate Moss, pero hiciera lo que hiciese, no conseguía tener una figura superdelgada. Corría a campo través, patinaba, practicaba a diario con vídeos de ejercicios que iban desde Denise Austin hasta Tae Bo, pero no lograba cambiar. Ya no sabía qué hacer. Estaba frustrada y creía que la única forma de alcanzar mi objetivo era contar con una fuerza de voluntad sobrehumana que nunca iba a tener. (¿Te suena lo que te estoy contando?). Por esta razón, durante mucho tiempo tuve problemas con mi imagen corporal. ¿Cómo es que podía superar con creces todos mis objetivos académicos y profesionales, y, sin embargo, cuando se trataba de mi físico, no era capaz de conseguir lo que quería? Probé el ayuno, la dieta Atkins, los zumos, el vegetarianismo, el veganismo, la dieta de la sopa de col, la Special K, las píldoras dietéticas... Te aseguro que lo intenté con todas y cada una de las fórmulas comercializadas que existían en los años 90 y principios de los 2000.

Como ninguna dio resultado, pensé que era porque no me esforzaba lo suficiente. Creía que si me ponía a hacer más cardio, conseguiría que se me marcaran los abdominales. Así que ¿sabes lo que hice? Me convertí en corredora de maratón. Durante un par de años, corrí entre 65 y 80 kilómetros a la semana... ¡y aun así no perdía peso! Mi cuerpo de deportista no tenía el aspecto delgado y atlético que deseaba. Por si fuera poco, estaba muerta de hambre todo el día, y eso me ponía de muy mal humor. Nunca le he tenido miedo al esfuerzo, pero nada de lo que hacía me servía lo más mínimo. Estaba harta de sentirme una inútil.

En esa misma época, mientras me esforzaba por lograr mis objetivos de *fitness*, mi carrera de ingeniería química y ciencia de los alimentos comenzó a despegar. Empecé a trabajar en la industria de los suplementos dietéticos, donde cofundé una empresa de fabricación de suplementos y monté una planta de producción. Parte de mi trabajo consistía en formular y desarrollar miles de productos para diversas empresas. Vivía entre el laboratorio, la planta y mis hojas de cálculo de Excel. En los cuadernos de laboratorio documenté cada variable de cada experimento que realicé durante toda una década. Tenía una certificación Six Sigma Green Belt de DuPont y era experta en análisis de datos estadísticos. Como ingeniera bioquímica, empleaba a diario principios basados en la ciencia y el análisis de datos para resolver problemas, y llegó un momento en que me pregunté: «¿Por qué narices no se me ha ocurrido aplicar esto a mi cuerpo?».

Era inevitable que estas dos pasiones de mi vida –la ciencia y la salud– terminaran encontrándose.

Tras probar todas las dietas habidas y por haber, y sentirme frustrada durante años, apliqué mis conocimientos de ciencia y diseño experimental a mi propio cuerpo y me diseñé un protocolo que consistía en entrenamiento con pesas, cardio y nutrición basada en macros (comer una determinada proporción de proteínas, grasas y carbohidratos). En otras palabras, determiné cómo ajustar lo que comía –cómo alimentaba mi organismo– de un modo medible que cambiaría mi composición corporal por medio de consumir más proteínas y menos grasas. Casi todos los planes miden lo que comes basándose en un solo sistema de medida, el recuento de calorías, y no tienen en cuenta la proporción de esas calorías que, como descubrirás en estas páginas, puede marcar una gran diferencia.

Como muchas de vosotras, sé muy bien lo que es tratar de reducir las calorías y no conseguir los resultados deseados. Sin embargo, una vez que apliqué una base científica a mi dieta –y empecé a controlar la composición de proteínas, carbohidratos y grasas de mis calorías–, la situación cambió por completo y mi vida nunca volvió a ser la misma. Poco después, desarrollé unos estupendos abdominales y gané el segundo puesto en mi primera competición de *fitness*. A partir de ahí, ya no hubo marcha atrás.

Hace diez años, tras mi repentino progreso, recibí una pregunta a través de las redes sociales: «¿Cómo has conseguido transformar tu físico de una manera tan espectacular?». Grabé un vídeo para contestar. Y luego otro, y otro más. Al comenzar a hacer vídeos educativos en YouTube y ver la popularidad que alcanzaban, comprendí que muchísima gente tiene dudas sobre la nutrición. En los comentarios de YouTube, en los correos electrónicos, e incluso por la calle, empezaron a pedirme programas de pérdida de peso y asesoramiento. Pronto pasé de tener unas cuantas peticiones a cientos de ellas, hasta que se reunió una enorme cantidad de seguidores deseosos de que los ayudara a entender sus errores sobre la nutrición y les enseñara a conseguir un físico más saludable. En 2013 asesoré a mi primer cliente en mi calidad de *coach* de salud.

Pese a experimentar un enorme éxito con muchos de mis clientes, enseguida me quedó claro que lo que funcionaba para mi cuerpo no siempre funcionaba para todos los demás. A partir de ahí, comencé a redefinir mi programa y a personalizar los planes para complementar el perfil biológico individual. En la última década, he ayudado a más de cuarenta mil clientes a mejorar su salud mediante este mismo proceso.

Lo que te ofrezco en estas páginas es el resultado de una década de *coaching* de salud. Esta no es una guía con alimentos y ejercicios para todos, sino un libro que te explica lo que *tú* deberías comer y el tipo de ejercicio que tienes que realizar, para mejorar al máximo *tu* cuerpo. El organismo de cada persona responde de manera diferente a los alimentos. Si ya has leído algún libro sobre dietas y no te ha funcionado, es probable que no tuviera en cuenta este detalle. Todas las dietas del mundo funcionaron para quien las concibió, pero que su enfoque sea o no adecuado para ti es otra cuestión totalmente distinta, algo que plantearé (y te ayudaré a responder) a lo largo de estas páginas.

En líneas generales, el enfoque que te presento evalúa la idoneidad de una dieta concreta para ti en función de determinados factores bioindividuales. Entre ellos la tolerancia a los carbohidratos, la ingesta de calorías y lo que denomino tu *macrotipo*, una categorización que tiene en cuenta tu tolerancia a los hidratos de carbono y tu tipo corporal con el fin de ayudarte a personalizar un plan que funcione mejor para tus necesidades. Este plan exige un cambio de perspectiva, que te animo a adoptar: la nutrición no consiste en averiguar qué eliminar de la dieta, sino en saber qué hay que consumir.

Este método –la macrotipificación– nos proporciona el marco más eficaz para la planificación de las comidas con base científica. Aquella pregunta de hace tantos años –«¿Cómo has conseguido transformar tu físico de una manera tan espectacular?»– se ha convertido en un movimiento: más de cuarenta mil personas han trabajado conmigo y alcanzado el éxito utilizando protocolos de nutrición basados en macros, y treinta millones de espectadores de YouTube han aprendido sobre la ciencia de los macronutrientes. Este método *funciona*.

La época de los planes de comidas y adelgazamiento generalizados ya quedó atrás. Este libro te proporcionará una hoja de ruta para satisfacer tus necesidades nutricionales de la forma más adecuada para ti. He visto a muchísimas mujeres seguir dietas concebidas para hombres o a quienes se les ha enseñado que los hidratos de carbono son «malos», sin especificar si lo son o no para *ellas*. En estas páginas conocerás más a fondo cómo responde tu cuerpo a los carbohidratos y cuál es el nivel adecuado a tus necesidades específicas (¡es probable que sea mucho más elevado de lo que crees!). Descubrirás qué nutrientes precisas en mayores cantidades y por qué. Compartiré contigo los últimos descubrimientos de la ciencia y aprenderás cómo funciona tu cuerpo y lo que necesita. A partir de ahí, seguirás con tu plan con la confianza de que estás explorando tus objetivos de salud basados en datos científicos reales para poder obtener resultados asimismo reales.

Recomiendo abordar este texto con una mentalidad abierta. Después de haber probado muchas estrategias de nutrición, entiendo que las experiencias pasadas tienden a perdurar y a influir en las ideas que tenemos sobre el tema. (¿Cuántas veces has probado un nuevo plan y has pensado: «Otra vez lo mismo»? Sé que yo me sentía así antes de crear este programa). Te reto a que tengas presente esas experiencias para poder compararlas y contrastarlas con lo que aprenderás aquí. Así verás claramente su nivel y en qué *te fallaron*.

Estas son algunas de las preguntas que deberías hacerte:

- ¿He reducido los carbohidratos sin ningún motivo claro?
- ¿Qué macros he estado consumiendo? ¿Cuáles son mis patrones de alimentación en comparación con lo que mi cuerpo necesita? ¿Qué alimentos de los que he prescindido deberían volver a mi dieta?
- ¿Qué macronutrientes tiendo a comer en exceso?
- ¿Cómo puedo sacar el máximo partido a mi ingesta de carbohidratos teniendo en cuenta mi entrenamiento?

Este libro contiene numerosos datos científicos incisivos pero fáciles de entender, así como cuestionarios que te ayudarán a determinar tu nivel de tolerancia a los carbohidratos, tu macrotipo y la ingesta calórica recomendada; también te proporciona pautas de entrenamiento físico y planes nutricionales, además de todo un arsenal de recetas artesanales.

Sé que es una tentación, pero *por favor*, resiste el impulso de saltar inmediatamente a los cuestionarios y planes de comidas y recetas. Si pasas directamente a estos elementos sin conocer los fundamentos científicos que los sustentan, no podrás aprovecharlos al máximo y te estarás haciendo un flaco favor.

Para obtener los mejores resultados, te recomiendo que leas este libro por completo una vez para entender los cinco macrotipos y el porqué de su existencia. A continuación, te animo a que hagas una segunda lectura, esta vez centrándote en los cuestionarios y enfocándote en tu macrotipo específico. A partir de ahí, utiliza el libro como referencia cuando necesites repasar la relación entre la nutrición y la bioquímica o cuando busques una receta fresca y apropiada para los macros (los encurtidos picantes son uno de mis favoritos). Me despido con la seguridad de que este libro tiene el potencial de transformar tu vida para bien. Este plan arroja luz sobre las áreas de tu salud que necesitan atención y que son tan fáciles de abordar con el conocimiento adecuado. Solo tienes un cuerpo: es tuyo y solo tú puedes disponer de él. De ti depende aprender a tratarlo con el máximo amor, cuidado y respeto que se merece. ¡Ha llegado la hora de invertir energía en vivir al máximo!

PLANES DE ENTRENAMIENTO PARA CADA MACROTIPO

Puedes acceder a los planes de entrenamiento para cada macrotipo por Internet. Con un móvil Apple o Android,* abre la cámara. Selecciona la posición invertida (mirando hacia atrás) de la cámara y enfoca el dispositivo de forma que el código QR aparezca en el visor. Tu dispositivo reconocerá el código QR con una notificación que te llevará a la dirección web (en inglés). Aquí también podrás encontrar las descripciones de los ejercicios.

* N. del T.: En otros modelos es necesario descargarse una aplicación específica.

1

¿Por qué los macrotipos?

En las últimas dos décadas, se ha producido un cambio radical en la forma de transmitir la información sobre nutrición, salud y bienestar. El auge de las redes sociales ha transformado el panorama. Nos bombardean con más noticias que nunca. Por desgracia, la mayor parte de este contenido es de dudosa calidad y refuerza los ideales erróneos de salud e imagen corporal. No es de extrañar que muchos nos sintamos confundidos, abrumados y con la sensación de que nunca estaremos a la altura, por más que lo intentemos.

¿Alguna vez has pensado que algo «falla» en tu capacidad de perder grasa? ¿Como si, por más que te esfuerces –por más horas de gimnasio que le eches o aunque te pases el día contando calorías–, tu cuerpo fuera incapaz de reaccionar, y al final te quedaras siempre decepcionada? ¿Te has preguntado alguna vez por qué hay gente que puede comer toneladas de carbohidratos y no engordar lo más mínimo, pero tú te sientes hinchada durante días con solo probarlos? ¿Sientes hambre de «comida de verdad» incluso cuando te esfuerzas por comer alimentos saludables? ¿Crees que tus esfuerzos no te llevan a alcanzar tus objetivos a nivel de tu físico, y estás planteándote rendirte por completo o intentar un enfoque más radical para acabar con esto? Si este es tu caso, no estás sola, y has llegado al sitio adecuado. Puede que te hayas sentido culpable de tu escaso éxito con los planes de dieta anteriores cuando hiciste recortes drásticos en tu consumo de calorías y, sin saberlo, privaste a tu cuerpo de nutrientes clave. Aunque reducir las calorías al mínimo puede funcionar durante la primera semana, los resultados no se mantienen. Tu organismo *necesita* nutrientes para realizar sus funciones. Del mismo modo, tus órganos –incluido tu cerebro–, tus sistemas corporales, tus hormonas y tus músculos necesitan energía para funcionar. El mundo en el que vivimos tiene una visión irracional de la nutrición. En lugar de contemplarla desde la perspectiva de «¿qué nutrientes necesita mi cuerpo para vibrar de salud?», la abordamos pensando: «Voy a reducir calorías y a privar a mi cuerpo de esta energía a ver si así los astros se alinean y adelgazo por arte de magia». El cuerpo humano es mucho más complejo que eso. Adelgazar es una ciencia, no una quimera.

El organismo necesita nutrientes específicos en grandes cantidades. Se trata de los denominados *macronutrientes* (también conocidos como macros). Los tres macros que el cuerpo requiere son las proteínas, los carbohidratos o hidratos de carbono y las grasas. Si no alcanzas el nivel crítico de los nutrientes que necesitas, se pueden generar graves desequilibrios bioquímicos, hormonales o metabólicos. No es posible engañar al organismo para que queme la grasa corporal a un ritmo más acelerado de lo que es capaz, pero sí que *puedes* perder peso de forma más rápida y eficaz conociendo los nutrientes que te hacen falta, equilibrando tus proporciones de macronutrientes y eligiendo el enfoque nutricional que más se ajuste a tus necesidades.

El tiempo de los planes de nutrición uniformes ya pasó. Existe una diferencia desconcertante entre lo que el USDA ('departamento de agricultura de los Estados Unidos') recomienda comer en un día y lo que la comunidad de *fitness*/culturismo o el mundo «keto*-Atkins-paleo-alto en grasa-bajo en carbohidratos» afirman que necesitamos comer a diario.

---

* N. del T.: Se refiere a la *dieta cetogénica*; en el texto utilizaremos ambos términos indistintamente.

¿Por dónde empezar? Tenemos que comenzar con expectativas realistas sobre lo que *podemos* controlar y lo que *no*.

COSAS QUE PUEDES CONTROLAR

- Puedes reducir tu porcentaje de grasa corporal general.
- Puedes aumentar la masa muscular tonificada.
- Puedes controlar lo que comes.
- Puedes controlar la cantidad que comes.
- Puedes controlar cuándo comes.

COSAS QUE NO PUEDES CONTROLAR

- No puedes reducir la grasa corporal en partes específicas del cuerpo.
- No puedes controlar dónde tiende tu cuerpo a acumular el exceso de grasa corporal.
- No puedes controlar la facilidad con la que ganas músculo.
- No puedes controlar la facilidad con la que pierdes grasa corporal.
- No puedes controlar la facilidad con la que ganas grasa corporal.
- No puedes controlar el tiempo que tardarás en reducir la grasa corporal real.

Es esencial tener expectativas realistas sobre el tiempo que se requiere para alcanzar un porcentaje de grasa corporal ideal, el esfuerzo que se necesita y lo que es posible según las capacidades físicas, la anatomía y la genética. Puedes controlar tu porcentaje de grasa corporal y añadir, mediante una nutrición adecuada, tamaño y definición muscular. Sin embargo, hay algunos factores que afectan a tu aspecto que es imposible controlar, como *dónde* tiende a acumularse la grasa corporal o la facilidad con la que puedes perder grasa, ganar músculo y ganar grasa. Ni siquiera un régimen de entrenamiento y nutrición agresivo afecta realmente al tiempo que se tarda en perder la grasa corporal. En la mayoría de los casos, incluso cumplir al cien por cien con un plan de nutrición y entrenamiento no basta para acelerar este ritmo. Una de las formas más sencillas de empezar a ajustar tu protocolo es plantearte lo que es alcanzable para tu tipo corporal, también llamado somatotipo.

¿CUÁL ES TU TIPO CORPORAL?

El término *somatotipo* fue acuñado por W. H. Sheldon en la pasada década de los cuarenta como un modo de clasificar las tres formas humanas principales: endomórfica (endomorfo), mesomórfica (mesomorfo) y ectomórfica (ectomorfo). Sheldon llamó a los tres tipos corporales primarios por las tres capas germinales asociadas al desarrollo embrionario. Algunas de sus teorías originales no eran acertadas (por ejemplo, las relacionadas con el temperamento psicológico basado en el físico), y los científicos las refutaron posteriormente, pero sus clasificaciones tienen mérito desde una perspectiva biológica humana.

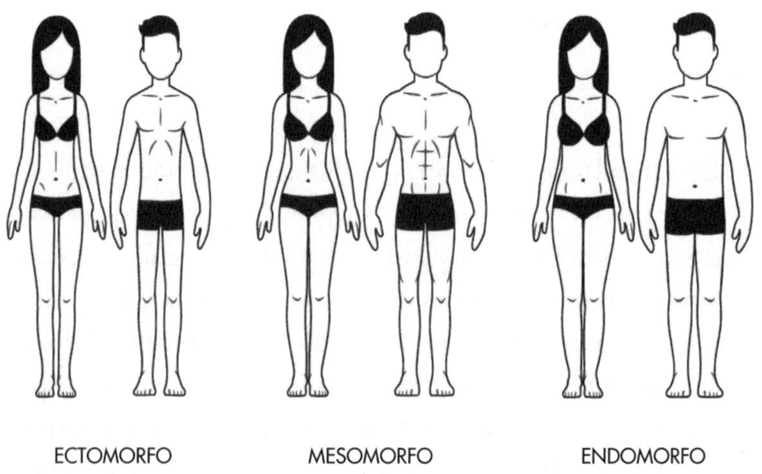

ECTOMORFO MESOMORFO ENDOMORFO

Cada somatotipo reacciona de forma distinta al aumento y la pérdida de peso. Los nutricionistas, entrenadores, médicos y otros profesionales de la salud utilizan los somatotipos para crear protocolos de entrenamiento y nutrición personalizados. Todos los tipos de cuerpo pueden ganar o perder peso, pero el grado y el ritmo al que lo hacen varían.

- Los ECTOMORFOS tienden a ser altos y delgados, y pueden tener dificultades para ganar peso o músculo.
- Los MESOMORFOS son naturalmente musculosos y tienden a ganar o perder peso con facilidad.
- Los ENDOMORFOS tienden a tener forma de pera, almacenan fácilmente la grasa y a menudo tienen dificultades para perder peso.

No todo el mundo encaja en una sola categoría; algunos tienen cualidades de dos tipos corporales o de los tres. Sin embargo, aunque no encajemos exactamente en un tipo de cuerpo, sí que encajaremos mejor en una categoría que en las demás.

Entonces, ¿por qué crear un régimen basado en los tipos corporales? La respuesta: para tener unas expectativas realistas. Muchas veces mis clientes me traen una foto de alguien que han visto en Internet y me dicen que quieren conseguir esa apariencia a nivel corporal. Los tipos de cuerpo proporcionan un contexto para mostrarnos qué clases de cambios es posible lograr mediante un entrenamiento y una nutrición adecuados.

Descubrir los distintos tipos corporales y conocer el mío propio fue un momento crucial en mi vida. Me sentí identificada y comprendida. La tipificación del cuerpo tenía sentido porque describía mi realidad. Ganaba y perdía peso con facilidad. Sabía que era del tipo mesomorfo; esto me describía a la perfección. Tenía amigas ectomorfas que podían comer mucho más que yo y que jamás tuvieron problemas con su peso.

Este conocimiento también fue crucial para mi éxito con los clientes. Al trabajar con personas que ganaban peso con facilidad y les costaba perderlo (es decir, endomorfas), fui testigo directo de sus esfuerzos. Trabajé con ellas, codo con codo, día a día, semana a semana, y presencié el cumplimiento al cien por cien de un plan que simplemente no producía los mismos resultados. El *coaching* me abrió los ojos a la necesidad de la personalización: lo que me funcionaba a mí no le funcionaba a todo el mundo.

COMER SEGÚN TU MACROTIPO

El enfoque del tipo corporal es un excelente punto de partida, pero se queda corto, porque el aspecto físico de una persona no siempre dicta cómo debe comer. Como nutricionista, no es posible elaborar un plan de nutrición que se aplique a cada cliente basándose únicamente en el tipo de cuerpo, ya que existen demasiadas variables que hay que tener en cuenta al margen de este parámetro. La más importante de ellas es el nivel de tolerancia a los carbohidratos, que analizaremos en profundidad en el capítulo cuatro.

Las directrices generales sobre el tipo de cuerpo aconsejan a los endomorfos que coman menos carbohidratos y a los mesomorfos que sean moderados con estos nutrientes; en cambio, para los ectomorfos lo mejor es una dieta rica en carbohidratos. Esto es demasiado general, ya que existen factores hormonales y metabólicos que tienen un impacto significativo en las proporciones de macronutrientes adecuadas. Por sí solas, las pruebas anecdóticas del tipo de cuerpo son un indicador poco fiable para guiar a alguien con respecto a la nutrición.

De ahí surgió el concepto de comer según tu macrotipo, un perfil basado en tu tipo corporal y otros factores, como tu tolerancia a los hidratos de carbono. Aunque el tipo de cuerpo es un indicador adecuado para determinar tu entrenamiento, no es la mejor guía sobre el tipo de nutrición que te conviene, ya que no tiene en cuenta tu respuesta bioquímica a los tres macronutrientes diferentes, especialmente a los carbohidratos.

DESCUBRE TU MACROTIPO: CASOS REALES DE ÉXITO

Marianna, macrotipo de carbohidratos

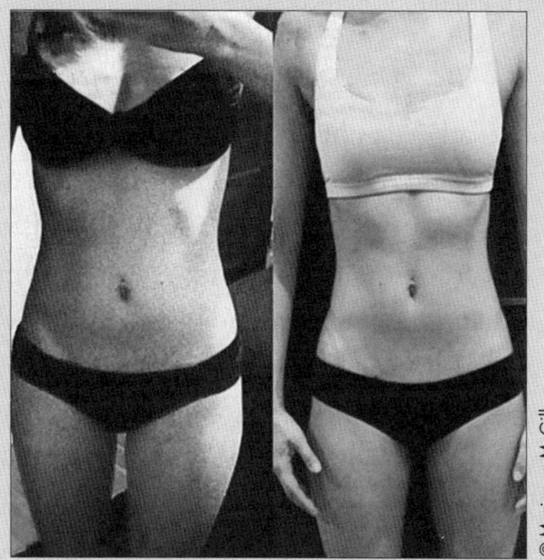

Antes *Después*

© Marianna McGill

De entre todas las transformaciones de las que he sido testigo a lo largo de mi carrera, esta es una de mis favoritas, y el sujeto tenía un macrotipo de carbohidratos; espero que su ejemplo te inspire. Marianna comía solo unas 1.100 calorías al día. Como vendedora de equipos médicos, se pasaba todo el día de pie, entrando y saliendo de los hospitales. Al ser ectomorfa y tener un físico delgado por naturaleza, se esforzaba por ganar peso, pero, al mismo tiempo, quería adelgazar el torso y mostrar más definición en el estómago. Aunque la gente le dijera a todas horas que ya tenía un aspecto estupendo y no le hacía falta perder peso, ella deseaba un físico más definido. Quedó muy sorprendida cuando le aumenté sus calorías a 2.500 al día, dando prioridad a los carbohidratos. Y se sorprendió aún más al ver que su cintura se reducía semana tras semana a pesar de aumentar el consumo de hidratos de carbono. Este es un ejemplo clásico de cómo el hecho de no comer suficientes carbohidratos puede interferir en tu capacidad de perder grasa corporal. Aumentó de peso durante este programa, pero ganó más músculo y redujo la grasa. En seis semanas, perdió 5 centímetros de cintura. Además, ganó mucha fuerza y ahora tiene más energía que nunca.

En la comunidad de la nutrición se debate mucho sobre la mejor manera de alimentar el organismo. Existen toda clase de planes, desde los bajos en grasa y con carbohidratos hasta las dietas extremadamente bajas en carbohidratos y ricas en grasa. El primer plan que de verdad me funcionó fue un enfoque de macronutrientes basado en las proteínas, muy habitual entre los competidores de *fitness* y los culturistas. Llevé una dieta rica en proteínas, baja en grasas y moderada en carbohidratos. Esto me llevó a avanzar enormemente en lo que respecta a la pérdida de grasa y me ayudó a descubrir la clave que permitía a mis clientes experimentar resultados similares.

En el transcurso de la última década, he aprendido que si bien este plan me funcionó a mí, no le servirá a todo el mundo; funcionará para algunos, pero no para *todos*. Por eso he dedicado mi carrera a encontrar soluciones para aquellos que siguen la última dieta que se ha puesto de moda y luego se sienten defraudados.

Si te sientes estancada, te entiendo porque yo también estuve así, frustrada y sin saber qué hacer durante casi la mitad de mi vida. Probé todos los planes de dieta populares hasta que me di cuenta de que si una dieta se ha popularizado, está claro que funcionó para el autor de ese libro y sus seguidores, pero no necesariamente que sea adecuada en tu caso. Esta obra te proporcionará la fórmula de macronutrientes hecha a medida para ti y no te obligará a seguir otro programa estándar que no *te* sirve.

Aunque no aspires a tener el físico de un culturista, hay aspectos clave de la dieta de un culturista tradicional que, al aplicarse correctamente, pueden generar cambios increíbles en el físico. Muchos se sorprenden al ver en qué medida deben *aumentar* la cantidad de proteínas que necesitan consumir en comparación con las normas del USDA, que establecen que sean un 10 % de las calorías totales, o 50 gramos al día en una dieta de 2.000 calorías diarias. Esta recomendación se basa en la cantidad de nitrógeno que el cuerpo necesita para replicar el ADN y no tiene en cuenta la cantidad necesaria para favorecer el desarrollo de la masa muscular magra y la pérdida de grasa.

Mis recomendaciones para la ingesta de proteínas son mucho más altas que los 50 gramos por día del USDA (o el 10 % de tu ingesta calórica total o 0,36 g/kg). Para los macrotipos de proteínas, recomiendo 120 gramos o más al día para las mujeres y 170 gramos o más al día para los hombres (o de 1 a 1,2 gramos por kilo de masa muscular magra). Cuando se está en un déficit calórico, la ingesta alta de proteínas, unida a un entrenamiento intenso, favorece el aumento del tejido muscular magro y potencia la pérdida de grasa corporal acumulada.[1] La proteína es el único macronutriente que contiene nitrógeno. Cuando tu cuerpo tiene un balance positivo de nitrógeno, te permite utilizar la grasa como combustible y ahorrar tejido muscular magro. Así puedes reducir la grasa al tiempo que aumentas la definición muscular magra para conseguir un físico atlético y en forma. Los protocolos de nutrición con alto contenido en proteínas tienden a ser bajos en grasas y moderados en carbohidratos.

Como he señalado anteriormente, se ha debatido mucho en la comunidad de la nutrición sobre la manera más adecuada de alimentar el cuerpo. Para algunos lo mejor son los planes ricos en carbohidratos; otros, en cambio, necesitan más grasas y otros, más proteínas. Esto no quiere decir que las dietas con un elevado contenido en grasas sean malas solo porque lo que a ti te funciona sea una dieta baja en grasas; ni que una dieta baja en carbohidratos sea mala porque a ti te va bien con los carbohidratos moderados; como tampoco significa que todo el mundo necesite más proteínas. Cuando mi primera clienta endomorfa no respondió al enfoque basado en las proteínas que tan bien me estaba funcionando, modifiqué la composición de sus macros reduciendo los carbohidratos y aumentando las grasas de su dieta. Al realizar este cambio, empezamos a ver no solo una transformación en su cuerpo sino también en sus niveles de energía. Esto contradecía todo lo que había experimentado con respecto a la pérdida de grasa. Significaba que algunos obtienen mejores resultados cuando una mayor parte de sus calorías proviene de las grasas en lugar de los carbohidratos. Pero ¿por qué? La respuesta, según descubrí, se encuentra en la tolerancia a los carbohidratos.

LA CLAVE QUE FALTABA: LA TOLERANCIA A LOS CARBOHIDRATOS

La tolerancia a los carbohidratos es, como su nombre indica, una medida de la cantidad de carbohidratos apropiada para tu cuerpo y tu dieta. Conocer tu tolerancia personal a los carbohidratos puede cambiarte la vida en lo que respecta a tus objetivos de salud, bienestar y forma física.

Lo cierto es que existen diferentes grados de tolerancia a los carbohidratos. Esto me resultó evidente cuando observé que cada vez más clientes –de distintos tipos corporales– eran incapaces de eliminar la grasa corporal o de bajar de peso o reducir centímetros cuando gran parte de sus calorías totales procedían de los carbohidratos, a pesar de tener un déficit calórico. Cuantos más clientes atendía, más claro me quedaba que no se trataba de casos aislados y que la tolerancia a los carbohidratos tenía que ser un factor que debía tener en cuenta antes de asignar los macros.

Este es el problema: el USDA recomienda que entre el 60 y el 65 % de nuestras calorías totales provengan de los carbohidratos en

DESCUBRE TU MACROTIPO: CASOS REALES DE ÉXITO

Michelle, macrotipo de grasas

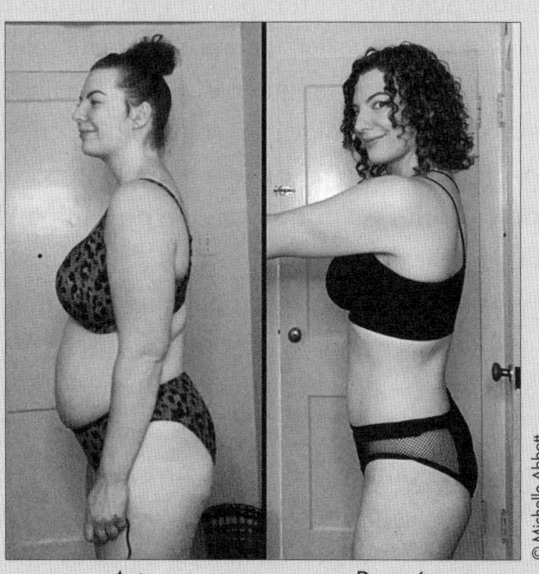

© Michelle Abbott

Antes *Después*

Michelle es una mesomorfa resistente a la insulina. Casi todos los otros planes le harían comer más carbohidratos de los que es capaz de tolerar. Tiene una distribución relativamente uniforme de la grasa corporal, pero no puede tolerar los carbohidratos como otros mesomorfos. Para lograr su pérdida de peso de 18 kilos, alternó entre la dieta cetogénica y la baja en carbohidratos y alta en grasas, y finalmente terminó llevando un estilo de vida más sostenible con la dieta baja en carbohidratos y alta en grasas. Así logró reducir centímetros en todas partes con más facilidad que con los planes convencionales más ricos en carbohidratos, se siente mejor que nunca, no tiene la sensación de estar privándose de nada y, de hecho, ¡disfruta enormemente de sus comidas!

una dieta de 2.000 calorías diarias. Esto se traduce en unos 300 gramos de carbohidratos al día. La clase de persona a la que le beneficia seguir este enfoque nutricional es aquella que tiene un macrotipo de carbohidratos, lo que significa que puede obtener una cantidad significativa de sus calorías de hidratos de carbono y aun así perder grasa. Este es un pésimo punto de partida para la gran mayoría de la gente que busca mejorar su composición corporal, ya que solo una mínima parte de la población puede comer así y tener buenos resultados.

Algunos creen que la grasa se gana solo al comer en exceso, y no es cierto. **El principal factor que dicta cómo debes comer para tu macrotipo es cómo responde tu cuerpo a los carbohidratos.** Si alguna vez te has preguntado por qué algunas personas parecen ganar peso con solo mirar los carbohidratos mientras que otras pueden comer todos los que quieran y no engordar ni un gramo, es porque todos los procesamos de manera diferente. Podría parecerte injusto, pero lo cierto es que algunos tipos metabólicos tienen una mayor tolerancia a los carbohidratos que otros. Cuando entiendas la explicación científica de tu nivel de tolerancia a los hidratos de carbono, podrás cuidar de tu salud sabiendo claramente cuál es la forma más apropiada de alimentar tu cuerpo.

Tu tolerancia a los carbohidratos se basa en la sensibilidad de tu cuerpo a la insulina. La insulina es una hormona que transporta la glucosa y los aminoácidos a las células para aportarles energía y favorecer el crecimiento muscular. Tienes un punto de inflexión para la ingesta de carbohidratos en el que consumirlos es *bueno* y te ayuda a construir músculo, además de proporcionarte energía para rendir al máximo. El problema es que cuando la ingesta de carbohidratos excede las necesidades energéticas de tu cuerpo, así como sus límites de almacenamiento de carbohidratos, la insulina se convierte en una hormona de almacenamiento de grasa. Por eso, algunos pueden comer carbohidratos manteniendo la masa muscular magra y bajos niveles de grasa corporal y otros no. El cuerpo tiene capacidad de almacenar carbohidratos en las células musculares, en el hígado y en la sangre. El adulto sano medio puede acumular entre 500 y 550 gramos de carbohidratos, de los cuales entre el 80 y el 90 % se encuentran en las células musculares, entre el 5 y el 10 % en el hígado y una pequeña cantidad en el torrente sanguíneo. Cuando tu ingesta de hidratos de carbono supera este umbral *y* llevas una vida sedentaria, llegas a un punto de inflexión en el que la insulina toma el exceso de carbohidratos que no puede utilizar y los convierte en grasa para emplearlos como energía más adelante.

El cuerpo tiene capacidad para retener una cantidad limitada de carbohidratos. Si las células no los van a usar para obtener energía, se acumularán en forma de grasa. Aunque el organismo tiene una capacidad ilimitada para almacenar grasa corporal, su capacidad para almacenar carbohidratos es limitada.

No todos los carbohidratos son iguales. Es fácil sobrepasar la ingesta de hidratos de carbono si estás acostumbrado a consumir alimentos procesados con azúcares sin valor. Por ejemplo, una bebida dulce de café de Starbucks puede contener más de 60 gramos de carbohidratos, con el cien por cien de esos carbohidratos procedentes del azúcar, lo que te deja una sensación de no estar lleno o satisfecho. Sin embargo, si consumieras 60 gramos de carbohidratos procedentes de verduras con alto contenido en fibra, como el calabacín, tendrías que consumir un total de quince tazas con 4 gramos de carbohidratos por taza. Probablemente no te harían falta quince tazas de verduras para sentirte lleno. Por eso es fundamental tener en cuenta no solo la cantidad de carbohidratos que consumes al día, sino también el *tipo* de carbohidratos. Mucha gente gasta su presupuesto diario de carbohidratos en alimentos que no la sacian.

La cantidad de carbohidratos que uno puede consumir varía de una persona a otra en función de su tolerancia general a ellos, de la cantidad de ejercicio que realice y de la energía que le exijan sus niveles de actividad. Piensa en atletas como Michael Phelps o LeBron James, que queman miles de calorías al día en los entrenamientos para mantener su masa actual. Casi todo el mundo subestima la cantidad de carbohidratos que consume y, al mismo tiempo, sobrestima la cantidad de calorías que quema. Esto nos lleva de cabeza al desastre, y veo que mis clientes cometen este error una y otra vez. Es mejor ser más conservador subestimando las calorías quemadas y sobrestimando la ingesta de alimentos. Si consumes más carbohidratos de los que quemas y no estás realizando un entrenamiento de resistencia a un nivel que empuje a tus músculos a crecer, la insulina convertirá este exceso de carbohidratos en grasa corporal acumulada para su futuro uso energético. Aumentar la ingesta de carbohidratos sin añadir los ejercicios de entrenamiento de resistencia adecuados no produce un aumento de la musculatura.

MACROS: UN ENFOQUE CIENTÍFICO

Después de trabajar con decenas de miles de clientes durante los últimos diez años, he clasificado en cinco categorías principales las soluciones más comunes centradas en la nutrición. Se trata de un enfoque que llamo *macrotipificación* y es una forma sencilla de determinar la naturaleza de la estrategia nutricional más adecuada para un individuo.

Tu macrotipo se basa en un plan de nutrición bioindividual que te permite funcionar y sentirte lo mejor posible. Este libro te ayudará a descubrir tu macrotipo, es decir, el macronutriente predominante –proteínas, carbohidratos o grasas– que tu cuerpo necesita. Esto sienta las bases de cómo equilibrar tus necesidades nutricionales para alcanzar tus objetivos de salud. Si te sentías frustrada siguiendo un régimen dietético tras otro, lo más probable es que fuera porque esos programas no se ajustaban a tu macrotipo. Tal vez fueran demasiado bajos en carbohidratos para ti o excesivamente ricos en grasa. Quizá no tuvieran suficientes proteínas. Lo bueno de utilizar macros es que tienes en cuenta la composición química de los alimentos que consumes, y esto te permite hacer una elección con conocimiento de causa basada en la ciencia, no en la especulación.

Como científica, cuando miro un alimento, me planteo su composición, cómo se metaboliza en el cuerpo y cómo voy a medir sus propiedades. La ingeniera química que hay en mí siempre busca formas de cuantificar las propiedades físicas, químicas, nutricionales y organolépticas de los alimentos. Lo hago porque tengo experiencia en el control de calidad en investigación y desarrollo, así como en la elaboración de alimentos. Tú verás un alimento, pero lo que yo veo es un rango de pH, un grado de humedad, un porcentaje de proteínas, un contenido en cenizas, un tamaño de malla (el tamaño general de determinadas partículas de polvo), cantidades de ciertos tipos de grasas (grasas saturadas, grasas trans, etc.)... y así sucesivamente.

Por ejemplo, donde tú ves un huevo, yo veo 5 gramos de grasa y 6,5 gramos de proteína. Lo que para ti es un plátano, para mí son 25 gramos de carbohidratos. No me fijo en el alimento, sino en la composición. Piensa que es como aprender un nuevo idioma: al principio te parecerá extraño, pero cuanto más lo practiques, mejor lo harás. Una vez que seas consciente de la macrocomposición de los alimentos, dispondrás de información precisa para saber exactamente lo que te impide alcanzar tus objetivos.

Tanto si llevas un registro como si no, lo cierto es que cada día comes una determinada cantidad de calorías, y estas se componen de proteínas, carbohidratos o grasas. Comer sin entender los macros es como ir de compras sin comprobar las etiquetas de los precios. Imagínate que vas al súper y compras cualquier mercancía que quieras sin saber lo que cuesta. Cuando llegue el extracto de tu tarjeta de crédito, te llevarás una tremenda sorpresa.

Sea cual sea tu presupuesto, es fundamental conocer el precio antes de añadir algo al carrito de la compra.

Entonces, ¿por qué no hacer lo mismo cuando se trata de alimentos? Si comes sin tener en cuenta el contenido en proteínas, carbohidratos y grasas de tus comidas, no conseguirás tener éxito con tus objetivos.

A la hora de la verdad, no es tan complicado perder peso si tienes una base científica para hacerlo. Debes consumir menos calorías de las que necesitas para mantener tu masa corporal actual. Sin embargo, a menos que tengas en cuenta la calidad de esas calorías, comer con un déficit calórico no mejorará tu composición corporal. Por supuesto, comer «menos» evitará que ganes peso, pero no necesariamente reducirá tu grasa corporal; tampoco aumentará tu masa muscular magra ni creará un cambio significativo en tu forma general.

Si te pareces a mí, tal vez te obsesione el número que marca la báscula. Sin embargo, el hecho de que pierdas peso no significa que se trate de una pérdida de peso «de calidad». **No es lo mismo perder peso que perder grasa.** Si te enfadas cuando la báscula no baja, o si apenas lo hace, podrías estar pasando por alto las mejoras en tu composición corporal que no siempre se traducen en pérdida de peso. Al adelgazar se puede perder agua, músculo o grasa, o más bien una combinación de todo esto. Lo ideal es mantener el músculo y perder únicamente la grasa corporal. Aunque peses poco, podrías seguir teniendo un exceso de grasa acumulada. Esto da lugar a una composición corporal que, aunque sea más reducida en general, podría no ser delgada en apariencia (lo que vulgarmente se conoce como *gordiflaca*). Para perder grasa, lo importante de verdad es la *composición* de las calorías que se consumen. La pérdida de peso no siempre es algo «bueno», lo mismo que el aumento de peso no es algo «malo» en absoluto si se está perdiendo grasa corporal y ganando músculo magro.

CONFÍA EN EL PLAN Y DALE TIEMPO PARA QUE FUNCIONE

Desde que empecé a subir vídeos a YouTube, me ha llamado la atención la cantidad de gente que no sabe enfocar correctamente su nutrición. Por otro lado, no me sorprende, porque a mí me pasó lo mismo: estaba completamente frustrada con el proceso, decepcionada con mi físico y ansiosa por obtener resultados. Cuando llegas a este nivel de desesperación, te sientes tentada a arrojar toda la lógica por la ventana, porque lo único que quieres es una señal de que tu cuerpo está cambiando, y te da absolutamente igual lo extremo o descabellado que sea el nuevo régimen. Este proceso puede suponer un enorme desgaste mental y emocional, y te deja agotada, hambrienta, aislada socialmente, con los nervios de punta y sin calidad de vida. Lo sé, he pasado por ello. Y me entristece ver que la gente sigue sufriendo y frustrándose así, porque hay una forma mucho mejor de hacer las cosas.

El mayor problema que he observado a lo largo de la última década es que hay una tendencia a pensar que comer bien consiste en reducir arbitrariamente las calorías. Por lo general, se trata de una mentalidad de todo o nada: comer «todo lo que te dé la gana» y dejar de ir al gimnasio o, por el contrario, no comer prácticamente nada mientras haces ejercicio como una loca. *Ninguna* de las dos es una solución práctica.

Hay una alternativa saludable, que produce resultados medibles sin que te mueras de hambre y te permite sentirte más a gusto en tu pellejo mientras trabajas para conseguir tus objetivos. Animo a mis clientes a dejar de resistirse al proceso, porque la verdad es que si quieres resultados duraderos y significativos, no hay atajos.

Toda esa grasa corporal que te sobra no la has ganado de la noche a la mañana. Se acumuló a lo largo de días, semanas, meses y, en algunos casos, años. Cada vez que te excedías con las calorías, esas calorías extra eran como compras hechas con una tarjeta de crédito. En ese momento no tienes que pagar, pero a la larga sí, y si te demoras, además de lo gastado, tienes que pagar intereses, que pueden acumularse rápidamente.

Comer en exceso es lo mismo. Cuando te atiborras de comida, tu cuerpo no lo olvida nunca. Esas calorías de más se quedarán contigo hasta que las quemes. Todo es diversión y juego, comer y beber lo que te apetezca, hasta que llega el momento de enfrentarse a las consecuencias y pagar. Si estás leyendo esto, es posible que lleves años acumulando esta deuda alimentaria. Lo mismo que no esperarías saldar en unos cuantos días la deuda de la tarjeta de crédito que llevas años acumulando, tampoco deberías pensar que vas a quemar en solo unas cuantas semanas decenas de miles (o incluso cientos de miles) de calorías.

Una vez que hayas dejado de negar la realidad y estés lista para afrontarla, debes aceptar dos verdades:

1. Esto no va a suceder de la noche a la mañana.
2. Puede que este recorrido no sea como lo imaginabas.

DESCUBRE TU MACROTIPO: CASOS REALES DE ÉXITO

Delilah, macrotipo de proteínas

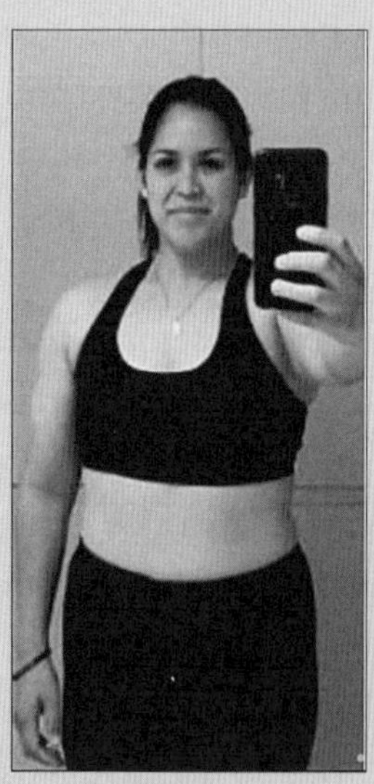

Antes

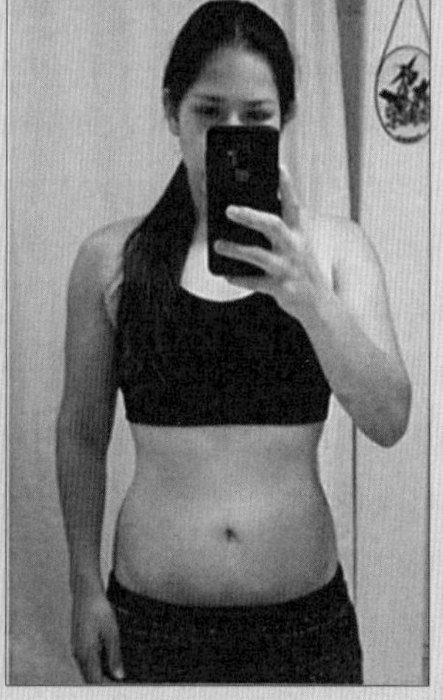

Después

© Delilah Gonzalez

Delilah acudió a mí dispuesta a recuperar su salud. Ya era fuerte y atlética y asistía a clases de artes marciales y boxeo con regularidad, pero su nutrición era deficiente. Tiene un tipo de cuerpo mesomorfo que gana peso de forma relativamente uniforme en su estructura y lo pierde con facilidad cuando está en forma. Es un macrotipo de proteínas con una tolerancia moderada a los carbohidratos. Esto significa que no necesita una cantidad excesivamente baja de carbohidratos para hacer progresos; fue capaz de mantener una ingesta moderada de hidratos de carbono de entre 100 y 150 gramos, con un alto contenido en proteínas y un bajo contenido en grasas. El principal cambio que experimentó fue aprender a ajustarse a sus macros de proteínas. Esto significó acostumbrarse a los alimentos más ricos en proteínas y más bajos en grasas. Cambió los huevos enteros por las claras de huevo; pasó a consumir carnes más magras, más verduras y fruta con menos azúcar, y añadió suplementos de proteínas cuando lo necesitó. Nunca sintió hambre, bajó de 86 a 68 centímetros de cintura ¡y ha sido capaz de mantener todo esto durante un año!

A algunos les sorprenderá saber que tienen que comer mucho más de determinados nutrientes, como las proteínas o las grasas, lo que seguramente les parecerá mucho más alimento del que creían necesitar. En cambio, otros se darán cuenta de que se están excediendo en el consumo de ciertos nutrientes y que, por lo tanto, su progreso se ha estancado. Sácale todo el jugo a esta oportunidad de aprender y no te acobardes cuando este proceso te revele en toda su crudeza las verdades que necesitabas conocer. Al contrario, date cuenta del poder que te proporciona informarte sobre tu cuerpo, sobre la nutrición y sobre todo lo que no sabías hasta ahora.

¿Por dónde empezamos? En primer lugar, tenemos que identificar tres factores:

1. El número de calorías que necesitas consumir para tu objetivo.
2. Tu nivel de tolerancia a los carbohidratos.
3. Tu macrotipo predominante.

DESCUBRE TU MACROTIPO: CASOS REALES DE ÉXITO

Pam, macrotipo de proteínas/ bajo en carbohidratos

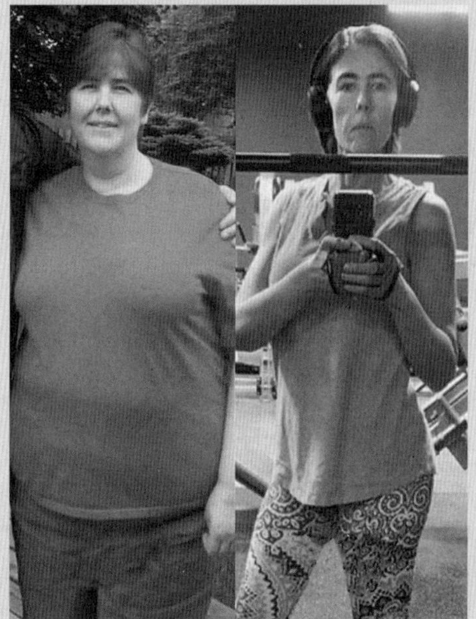

Antes *Después*

© Pam Snyder

He tenido el placer de trabajar con Pam durante más de un año y medio. Después de hacer mi curso de certificación de maestría en macros, pasó a ser miembro de mi equipo y ahora me ayuda a ayudar a otros. Superó un cáncer de tiroides y un derrame cerebral.

Le dieron meses de vida y eligió no tirar la toalla. No fue hasta que encontró el enfoque de macros que logró avanzar al siguiente nivel. Antes de descubrir este programa, lo había probado todo: desde el veganismo (comidas ricas en carbohidratos y bajas en grasas) hasta la dieta Atkins, y otras muchas. No se sentía bien con ningún régimen. Necesitaba herramientas prácticas para calibrar y medir no solo su progreso en la pérdida de grasa, sino también cómo le hacía sentir la dieta. Con otros planes se sentía totalmente agotada. Para Pam lo más importante era mejorar su calidad de vida. Ha perdido 59 kilos comiendo alimentos naturales no procesados y siendo consciente siempre del *porqué* que la impulsó a cambiar. Contagia su entusiasmo a todos las que la rodean, y para mí ha sido un verdadero honor y un privilegio ser testigo de su transformación.

Tus calorías nos muestran el déficit* que necesitas para perder peso. Tu nivel de tolerancia a los carbohidratos nos indicará si vas a tener más éxito con una dieta baja, media o alta en carbohidratos. Y tu macrotipo nos ayudará a calibrar el desglose de macronutrientes más adecuado de esas calorías y los mejores métodos de ejercicio y entrenamiento para tu cuerpo.

Mucha gente no tiene ni idea de cómo debería ser un día de alimentación adecuada. La mayoría ni siquiera quiere saber cuánto está comiendo. Hasta quienes más empeño ponen en comer de forma saludable podrían pasar por alto la cantidad de calorías que consumen, los nutrientes que les faltan y cómo afecta a su físico la proporción de su ingesta de alimentos. Por más que compres siempre en los mercados de agricultores, comas solo alimentos orgánicos y hagas un esfuerzo consciente por consumir ingredientes saludables, esto no te lleva forzosamente a perder grasa. Y eso es frustrante. No solo te preocupa comer demasiado, sino que también te preguntas: «¿Puedo comer de esto? ¿Y de lo otro? ¿Qué estoy buscando? ¿Cómo puedo saberlo?».

* N. del T.: *Déficit calórico* es el estado en el que se encuentra el cuerpo cuando quema más calorías de las que ingiere.

Afortunadamente, existe una forma más sencilla de abordar este asunto. Si en lugar de enfocar la nutrición en lo que tienes que eliminar, te centras en los macro y micronutrientes que necesitas, tendrás mucho más éxito. Ninguna dieta es intrínsecamente mala; solo tienes que adaptarla a *tu* macrotipo.

Pero, primero, quiero explicarte algunas cosas más sobre la grasa para que entiendas qué es, dónde se acumula y por qué puede costar tanto eliminarla.

2

El código secreto de la grasa

La grasa corporal es uno de los temas más incomprendidos en el ámbito de la salud y el *fitness*. La mayoría de los recursos proporcionan únicamente información superficial que no tiene en cuenta algunos puntos muy importantes. Una vez que entiendas estos puntos, podrás manejar la eliminación de la grasa como nunca lo habías hecho.

Seguramente sabrás que la grasa corporal es una fuente de energía acumulada en el organismo. Pero tal vez no sepas que además es un órgano endocrino, y que el cuerpo la acumula de varias formas para diferentes propósitos. Entender dónde y por qué deposita el organismo la grasa corporal es fundamental para transformarla. Una vez que sepas *por qué* no se elimina, podrás ponerte manos a la obra para invertir la tendencia.

Si estás leyendo este libro, es porque buscas respuestas prácticas, con un fundamento científico, a por qué te cuesta tanto deshacerte de la grasa corporal. Abordar las circunstancias que provocan que esta persista no tiene por qué ser como intentar resolver un cubo de Rubik. Para descifrar el código de la grasa, lo único que tienes que entender es en qué consiste realmente esta, cuáles son sus diferentes tipos y qué factores influyen en su distribución a lo largo del cuerpo.

La mayoría de la gente cree que la grasa es algo perjudicial que hay que eliminar. Esto no es cierto. En lugar de desear que toda la grasa desaparezca, hay que reconocer que esta sustancia es un elemento esencial para el funcionamiento del organismo. El verdadero objetivo debería ser aprender a mantener una cantidad saludable de grasa corporal. La grasa *no* es el malo de la película. De hecho, el tejido adiposo (la grasa) es un órgano metabólicamente activo. No se te ocurre pensar que tu corazón o tus intestinos sean órganos de los que tienes que deshacerte, así que no pienses nunca que tienes que eliminar la grasa por completo. El tejido adiposo no solo sirve para que te aprieten los pantalones, también desempeña un papel importante en tu organismo.

Durante las últimas décadas, las investigaciones han revelado el papel esencial que desempeñan las células grasas para reconocer las fluctuaciones del equilibrio energético sistémico y responder a ellas.[1] La grasa, el mayor órgano endocrino del cuerpo humano, libera multitud de mensajeros químicos y posee una capacidad ilimitada de expandirse a lo largo de la vida.[2]

El mecanismo de adaptación biológica incorporado en el organismo para acumular grasa fue en su día la clave para sobrevivir a largos periodos de escasez de alimentos. En la actualidad, es la pesadilla de cerca de dos tercios de los estadounidenses, que tienen sobrepeso u obesidad.[3] Adelgazar supone un reto en un mundo en el que son más abundantes que nunca los alimentos ricos en calorías y pobres en nutrientes. Y como el cuerpo está programado hormonalmente para almacenar grasa en épocas de abundancia (por si acaso los alimentos escasean más adelante), todos tenemos una tendencia biológica natural a almacenar grasa.

LOS CUATRO TIPOS PRINCIPALES DE GRASA CORPORAL

En el cuerpo hay cuatro tipos principales de grasa, y cada uno de ellos desempeña un papel diferente –e importante– en la salud y exige una consideración especial cuando se trata de perder grasa.

Grasa esencial

La grasa esencial es el umbral mínimo para mantener las funciones fisiológicas básicas, por debajo del cual la vida humana no es sostenible. Para llevar a cabo la reproducción y otras funciones vitales *necesitas* una cierta cantidad de grasa corporal. La grasa esencial se concentra en puntos que van desde la médula ósea hasta los tejidos ricos en lípidos que sostienen el sistema nervioso central, pasando por órganos vitales como el corazón, los riñones, los pulmones, el hígado, el bazo y los intestinos. Tal y como afirma el American Council on Exercise ('consejo estadounidense sobre el ejercicio'), las mujeres necesitan una composición corporal de al menos entre el 10 y el 13 % de grasa esencial y los hombres un mínimo de entre el 2 y el 5 % para que puedan desarrollarse funciones vitales como la absorción de vitaminas, la regulación de la temperatura y la fertilidad.[4]

Para conseguir unos abdominales visibles, una mujer ha de tener menos del 13 % de grasa corporal, mientras que un hombre debe tener menos del 10 %. Es común ver a las competidoras de *fitness* caer por debajo de sus niveles esenciales de grasa corporal, lo que provoca la ausencia de periodos (denominada *amenorrea*). Y en los meses previos a las competiciones, las competidoras de *fitness* pueden incluso caer por debajo del 10 % de grasa corporal, mientras que los culturistas masculinos descienden hasta un 3 %. No es recomendable, ni sostenible a la larga, estar siempre con el mínimo de grasa.

Tener unos abdominales visibles no significa estar «sano», aunque las redes sociales te hagan creer lo contrario. Incluso teniendo una figura extraordinaria, los competidores de *fitness* y los culturistas no cuentan necesariamente con la mejor complexión corporal. Hacer todo lo posible por alcanzar este nivel de delgadez podría perjudicar tu rendimiento deportivo, aumentar la fatiga, incrementar el riesgo de lesiones, deteriorar la capacidad de tu cuerpo para regular la temperatura y ponerlo en un estado catabólico en el que perderás tejido muscular que quema calorías. Reducir la grasa corporal es bueno para aumentar tu rendimiento deportivo, pero no te excedas y dejes a tu organismo por debajo de sus necesidades esenciales de grasa corporal.

Algunos de los síntomas habituales de los desequilibrios hormonales relacionados con los bajos niveles de grasa corporal son, entre otros, la dependencia excesiva de la cafeína, la fatiga extrema, la pérdida de cabello, la mala calidad del sueño, la sensación de frío, la niebla cerebral,* la dificultad para concentrarse, la ansiedad, los problemas digestivos, el dolor muscular prolongado y la reducción de la tasa de recuperación.

No pierdas nunca la salud por tratar de estar sano. Se calcula que más del 45 % de las deportistas sufren irregularidad menstrual o ausencia de ciclos. Que esto ocurra no significa que sea *normal*. Este trastorno se debe a una combinación de niveles de grasa corporal cercanos al nivel mínimo de grasa corporal esencial, junto con una menor disponibilidad de energía (debido al entrenamiento excesivo, a la falta de alimentación o a ambos). Las mujeres que experimentan la pérdida de su ciclo menstrual como resultado de que la grasa corporal esté en el nivel esencial o por debajo de él, del entrenamiento excesivo o de un déficit calórico que supere las 800 calorías diarias comenzarán a experimentar niveles bajos de la hormona leptina, un signo de desequilibrio hormonal (ver «Leptina: la hormona de la saciedad», a continuación).

* N. del T.: Se trata de un tipo de disfunción cuyos síntomas son, entre otros, problemas de memoria, falta de claridad mental, dificultad de concentración, incapacidad de enfocar el pensamiento y cansancio mental agudo.

Si nos mantenemos en el nivel esencial de grasa corporal requerido para la salud funcional, o por debajo de él, podría reducirse la capacidad del cuerpo para absorber las vitaminas liposolubles A, D, E y K. Disminuir en exceso la grasa corporal esencial podría provocar deficiencias de nutrientes, desequilibrios electrolíticos, isquemias gastrointestinales, irregularidades del sistema inmunitario, encogimiento de órganos internos, daños en el sistema nervioso, inanición e incluso la muerte. En pocas palabras: no juegues con tus niveles de grasa corporal esencial.

LEPTINA: LA HORMONA DE LA SACIEDAD

La leptina es una hormona producida por las células grasas que le indica al cerebro que debe dejar de comer cuando estás lleno.[5] Parecería lógico que si tienes un exceso de grasa, produjeras más leptina, tuvieras menos hambre y, en consecuencia, volvieras a tu peso óptimo; sin embargo, no es así.

Cuando tienes un exceso de leptina, ¡tus células se vuelven resistentes a ella! Esto significa que a tu cerebro le cuesta todavía más recibir el mensaje de que estás lleno, ¡así que acabas comiendo más! Esta es una situación en la que la «fuerza de voluntad» no sirve de nada, porque tu cuerpo se resiste a nivel celular al mensaje de que estás lleno.

Tener la grasa corporal por debajo de los requisitos esenciales afecta a la salud hormonal reproductiva. Los seres humanos responden a la inanición dirigiendo la energía hacia la supervivencia y alejándola de la reproducción. Los científicos descubrieron que la reducción de los niveles de leptina debida al hambre desempeñaba un papel crucial en la regulación de las respuestas hormonales.[6] Alrededor del 70 % de las mujeres de entre dieciocho y treinta y cinco años que dejaron de tener la menstruación debido a anomalías hormonales consiguieron volver a ovular tras recibir inyecciones diarias de leptina.[7] Esto demuestra que los niveles de leptina sirven de indicadores de desequilibrios y que, cuando se ajustan a su nivel adecuado, te permiten regular y restablecer un ciclo menstrual normal.

Los científicos han demostrado que los niveles de leptina responden de forma proporcional a los cambios de ciertos macronutrientes. Sus estudios probaron que los hidratos de carbono generan un aumento más significativo de los niveles de leptina que las grasas. Esto significa que el aumento de la ingesta de carbohidratos permite incrementar los niveles de leptina, lo cual es fundamental para restablecer un ciclo menstrual regular. También significa que aumentar periódicamente la ingesta de carbohidratos es un medio eficaz para evitar que los niveles de leptina bajen en exceso. Esto es crucial para mantener la salud hormonal, especialmente en las mujeres.

Grasa subcutánea

Si alguna vez has pedido un filete en un restaurante y has visto una capa de grasa alrededor del perímetro de la carne, eso es grasa subcutánea. La grasa subcutánea es la que se encuentra encima del tejido muscular bajo la superficie de la piel. Toda la grasa que puedas ver o pellizcar en tu cuerpo es subcutánea. Sirve como capa protectora de aislamiento, así como de amortiguación ante un traumatismo intenso. También es en lo que la mayoría de nosotros nos centramos cuando intentamos eliminar la grasa. Si bien es posible que desees deshacerte de la grasa subcutánea por motivos estéticos, este tipo de grasa no supone necesariamente un riesgo para tu salud. No es tan peligrosa como la grasa intraabdominal que rodea los órganos, conocida como grasa visceral (ver la página 47). Las capas de grasa subcutánea serán las primeras que quemes como combustible en un programa de pérdida de grasa, antes de que tu cuerpo recurra a la grasa visceral.

Cuando trabajo con los clientes en persona, calculo la grasa subcutánea con el método del calibrador, que mide los pliegues de la piel en las regiones del abdomen, los muslos, la espalda y la parte superior del brazo. A continuación, introduzco estos valores en un modelo matemático para calcular el porcentaje de grasa corporal, masa magra y masa grasa. Según el American Council on Exercise, los rangos ideales de porcentaje de grasa corporal para mujeres y hombres son los siguientes:

RANGOS DE PORCENTAJE DE GRASA CORPORAL IDEAL PARA MUJERES Y HOMBRES		
Categoría	Grasa corporal en la mujer %	Grasa corporal en el hombre %
Muy ligera	10-13	2-5
Atlética	14-20	6-13
En forma	21-24	14-17
Aceptable	25-31	18-24
Obesa	>32	>25

El propósito de esta tabla es ofrecer parámetros prácticos en torno a los rangos de porcentaje de grasa corporal para que tengas una idea de tu nivel actual de grasa corporal en relación con tu rango ideal. Esta información es imprescindible para hacerse una idea de cuánto tiempo te llevará alcanzar tu objetivo, partiendo de la base de que se puede perder aproximadamente un 0,5 % de grasa corporal por semana. Al seleccionar tu porcentaje de grasa corporal deseado, ten en cuenta que un cuerpo muy delgado se encuentra en el rango de la grasa esencial, por lo que es el mínimo que se necesita para mantener la actividad vital. En esta tabla verás que el nivel de grasa esencial que necesitan las mujeres es significativamente mayor que el de los hombres, pero también está en el rango de la mayoría de las competidoras profesionales de *fitness*. Se aconseja NO bajar de los rangos de grasa corporal esencial. Los atletas se encontrarán en un rango de grasa corporal ligeramente superior con un 14 a un 20 % para las mujeres y un 6 a un 13 % para los hombres. La mayoría de las personas en forma que hacen ejercicio con regularidad y mantienen una dieta saludable estarán en el rango del 21 al 24 % para las mujeres y del 14 al 17 % para los hombres. Para la salud general, se aconseja estar entre el 25 y el 31 % para las mujeres y el 18 y el 24 % para los hombres. Todo lo que supere el 32 % para las mujeres y el 25 % para los hombres se considera obesidad.

La grasa subcutánea tiende a ser blanda y a tener un aspecto esponjoso, por lo que al eliminarla se puede perder una talla (o varias). Dicho esto, menos grasa no siempre se corresponde con un número más bajo en la báscula. Por ejemplo, si entrenas la fuerza, puedes ganar músculo mientras pierdes grasa, por lo que tu peso corporal puede ser el mismo, aunque ahora uses una talla menos.

No se puede reducir la grasa subcutánea de forma puntual. Es de esperar que la pierdas primero de las partes de tu cuerpo en las que hay una mayor concentración. Tus hormonas y tu genética son las responsables de dictar tu patrón personal de distribución de la grasa. En el caso de las mujeres, suele acumularse en el pecho, la cintura, las caderas y los muslos. Para los hombres, en la cintura. Basándome en mi experiencia como entrenadora de salud desde 2010, si pesas menos de 110 kilos y sigues este programa con una dieta de déficit calórico según tus macros y haciendo ejercicio un mínimo de cuatro veces a la semana, puedes esperar perder hasta 1,25 centímetros de la parte más estrecha de tu cintura por semana. Si pesas más de 110 kilos, podrías perder hasta 2,5 centímetros de cintura por semana, quizá un poco más en los primeros siete a diez días.

Grasa intramuscular (GIM)

¿Músculos con grasa? ¿Esto es posible? Sí. La grasa intramuscular (GIM) es un depósito ectópico de grasa incrustado dentro de las fibras musculares. Este tipo de grasa se forma cuando las fibras del músculo esquelético intercalan gotas líquidas de grasa junto a sus mitocondrias, para que las células las utilicen como fuente de energía para la actividad física. Por eso es muy fácil para tu cuerpo tener acceso a ella y utilizarla durante el ejercicio, ya que tus músculos pueden emplear los ácidos grasos como combustible. Esto significa que, durante un entrenamiento, tu cuerpo recurre primero a la grasa intramuscular para obtener energía. Es más difícil acceder a la mayor parte de la grasa y metabolizarla, porque el organismo la almacena en regiones difíciles con poco o ningún flujo sanguíneo. Por ejemplo, de toda la grasa del muslo, solo el 8 % es GIM. El resto es grasa subcutánea.[8]

Existe una relación muy estrecha entre los niveles de tolerancia a los hidratos de carbono y la movilidad general. Esto se debe a la acumulación de células inflamadas concentradas alrededor de los depósitos de grasa intramuscular. Cuando los músculos están inflamados, a las células musculares les cuesta más metabolizar los carbohidratos. Si los músculos no pueden procesar los hidratos de carbono que se consumen debido al exceso de inflamación de la grasa localizada en ellos, esto podría conducir a la aparición de la resistencia a la insulina.[9] La GIM por sí sola puede provocar una grave reducción del metabolismo muscular, lo que se traduce en una reducción de los niveles de tolerancia a los hidratos de carbono en comparación con una persona con pocos o ningún depósito de grasa intramuscular. A medida que envejecemos, la GIM sirve como indicador significativo de la movilidad y la función muscular, tanto en el rango de movimiento como en la capacidad de desplazamiento. Un exceso de GIM produce inflamación, lo que dificulta la movilidad física.

Entonces, ¿qué causa los niveles más elevados de GIM? Una de las principales causas es la inmovilidad. Las lesiones inmovilizadoras pueden aumentar el contenido de GIM hasta un 25 % en solo tres meses. Lo que significa que basta un periodo prolongado de inactividad para revertir fácilmente todo el trabajo realizado para ganar músculo y perder grasa. ¡Esto sí que es una motivación para moverse!

En las mujeres mayores se da una correlación entre los niveles más altos de este tipo de grasa y la reducción de la fuerza física.[10] En otro estudio, los investigadores descubrieron que la edad es un factor importante para determinar la probabilidad de presentar GIM tanto en las mujeres como en los hombres, independientemente de si se gana o se pierde peso o no se experimenta ningún cambio.[11] Esto demuestra que, a medida que envejeces, la pérdida de peso por sí sola no te garantiza que mejore tu grasa corporal. Sin embargo, el entrenamiento de resistencia puede reducir la GIM en personas mayores de cincuenta y cinco años.[12] Esta es una consideración importante para quienes se obsesionan con la báscula. Ver que, incluso con un peso corporal más bajo, tu GIM no disminuye supone una gran decepción. Nuestra sociedad ha puesto excesivo énfasis en el peso corporal como marcador de salud. En realidad, la complexión corporal (es decir, la masa muscular, la grasa corporal, la densidad ósea, etc.) es un mejor indicador.

Una forma de entender mejor la GIM y sus causas es observar la industria agrícola. Aunque queremos reducir este tipo de grasa, la industria ganadera gasta millones en investigación y desarrollo para aprender a aumentar la GIM de los bovinos. Así se consigue una carne más valiosa y con un mayor grado de marmoleo* (por ejemplo, el costillar). Estos depósitos de grasa en el músculo son el resultado directo de la dieta bovina. Los ganaderos y granjeros alimentan a su ganado con una dieta alta en calorías e hidratos de carbono, la mayoría de los cuales proceden del maíz, con la intención de producir marmoleo (o, lo que es lo mismo, GIM) en la carne. En Estados Unidos, el ganado produce carne con entre un 6 y un 8 % de grasa después de seguir este régimen de alimentación durante un año aproximadamente. En Japón, los ranchos y las granjas de ganado son capaces de producir carne de vacuno (también conocida como *wagyu*) con una GIM de entre el 30 y el 35 %, siendo la principal diferencia el hecho de que sus vacas siguen una dieta alta en calorías y carbohidratos durante un periodo de tiempo más largo (tres años o más). Es importante tener en cuenta que toda la industria cárnica utiliza una dieta

* N. del T.: El *marmoleo* (también conocido en España como *veteado*) es la cantidad de grasa entreverada dentro de la carne.

alta en calorías y carbohidratos para los animales, basándose en su capacidad para producir carne con más grasa. Cuando comemos de manera similar, terminamos con altos niveles de GIM, resistencia a la insulina y diabetes de tipo 2.

Afortunadamente, la GIM responde al ejercicio, en particular al entrenamiento con pesas. La mayoría de las personas activas tienden a ser sensibles a la insulina, lo que significa que pueden procesar la insulina sin problemas, y el cuerpo responde a las señales que indican cómo está metabolizando la glucosa. Para reducir la GIM es esencial aumentar la actividad y cambiar la proporción de macronutrientes de una dieta muy rica en carbohidratos.

La presencia de GIM no es necesariamente algo perjudicial, pero pequeñas cantidades pueden ser señales de advertencia temprana de problemas más serios en el futuro.

Grasa visceral

Este tipo de grasa es único porque el cuerpo la deposita en la profundidad de la cavidad abdominal, debajo de los músculos abdominales, muy cerca de órganos vitales como el estómago, los intestinos, el hígado y el corazón. La grasa visceral está compuesta por células biológicamente activas que segregan hormonas y moléculas inflamatorias.[13] Estas hormonas alteran los patrones naturales del cuerpo para procesar las grasas y los carbohidratos de la dieta. La principal señal de la grasa visceral es la grasa concentrada en el torso, que se mide aproximadamente por la circunferencia de la cintura. La obesidad abdominal es la acumulación concentrada de grasa visceral en el torso.

Aproximadamente el 10 % de toda la grasa corporal es visceral (el 90 % restante es subcutánea). La forma más precisa de medir la grasa visceral es mediante una resonancia magnética o una tomografía computarizada, pero estas pruebas son costosas. La siguiente mejor manera de calcularla, si corres el riesgo de que más del 10 % de tu grasa total provenga de la grasa visceral, es medir la circunferencia de tu cintura. Si esta mide más de 89 centímetros en el caso de las mujeres o 102 centímetros en el de los hombres, el riesgo es mayor.

Además de medir el torso, otro cálculo útil es el índice cintura-caderas o WHR, por sus siglas en inglés.[*] Para obtener esta proporción, mide la parte más estrecha de tu cintura y divídela por la parte más ancha de tus caderas. La Organización Mundial de la Salud (OMS) utiliza el WHR como indicador de la adiposidad visceral. Para tener un marco de referencia, el WHR anatómico para una figura femenina natural en forma de reloj de arena (acuérdate de la actriz Halle Berry), es de 0,7. Cuanto más se acerque este valor a 1, más sobresale la sección media y mayor es el riesgo para la salud.

NIVEL DE RIESGO PARA LA SALUD RELACIONADO CON EL ÍNDICE CINTURA-CADERAS EN MUJERES Y HOMBRES		
RIESGO PARA LA SALUD	MUJERES	HOMBRES
BAJO	<0,80	<0,90
MODERADO	0,80-0,85	0,90-0,95
ALTO	>0,85	>0,95

Esta tabla indica el nivel de riesgo para la salud asociado en mujeres y hombres en función de la relación cintura-caderas, que es la circunferencia de la parte más estrecha de la cintura dividida por la parte más ancha de las caderas. Esto permite una interpretación más clara de tu riesgo relativo para la salud en función de la cantidad de grasa visceral que tienes en el cuerpo. El nivel de riesgo para la salud se basa en la correlación del contenido de grasa visceral con el colesterol alto, la diabetes de tipo 2, los accidentes cerebrovasculares y las enfermedades cardíacas. La grasa visceral contribuye al estrechamiento de los vasos sanguíneos y provoca la inflamación de los órganos y tejidos internos. Un tipo de cuerpo femenino con forma de pera tiende

* N. del T.: *Waist-to-hip ratio.*

a tener más grasa subcutánea en comparación con un tipo con forma de manzana, que probablemente tenga más grasa visceral.

Las altas concentraciones de grasa en el torso como resultado de la grasa visceral acumulada tienden a ser más habituales en los hombres. Si alguna vez has visto una barriga redondeada con una textura dura (en comparación con la textura blanda de la grasa subcutánea), eso es grasa visceral. Esta grasa es dura como una roca debido a su proximidad a los órganos. La grasa en sí misma no es dura, sino que está fuertemente empaquetada en forma de depósitos entre los órganos, lo que da una sensación de rigidez, ya que este tipo de grasa se concentra bajo las paredes del abdomen. Esto da lugar a un núcleo redondeado muy denso.

Debido a que tenemos diferentes tipos de grasa que se encuentra en diferentes partes de nuestro cuerpo, es importante entender los diferentes riesgos que conllevan. Tanto si tienes que perder dos kilos como si son más de veinticinco, es fundamental que seas consciente de la zona de alto riesgo de concentración de grasa visceral y del estado de tu salud actual en relación con esa zona de peligro.

DESCUBRE TU MACROTIPO: CASOS REALES DE ÉXITO

Jessica, macrotipo de grasas/ bajo en carbohidratos

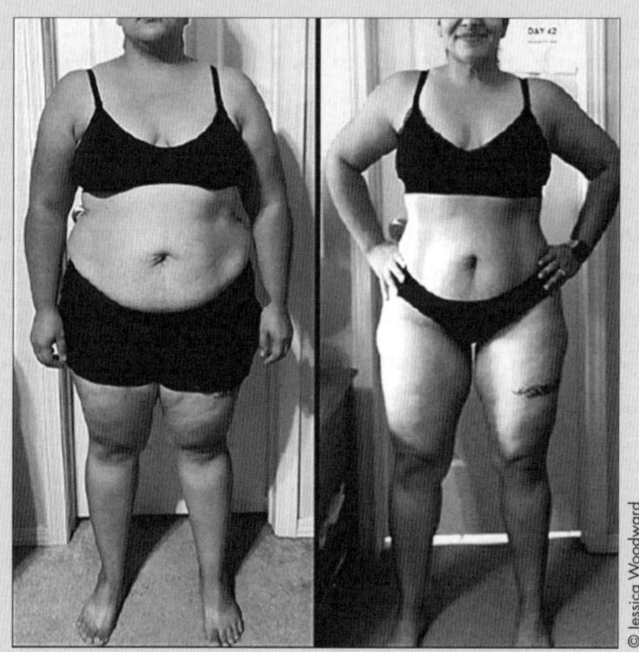

Antes *Después*

Jessica tiene un cuerpo endomorfo clásico y gana peso con facilidad, pero le cuesta perderlo. Madre de tres niños, no para un momento quieta en todo el día. Cuando acudió a mí pesaba más de 106 kilos. Aprendimos muy rápidamente que su cuerpo funciona mejor con más grasas y menos carbohidratos; no solo pierde peso con mayor facilidad, sino que este enfoque la ayuda a estabilizar su energía, la mantiene concentrada y mentalmente alerta, y elimina sus antojos. Está completamente satisfecha con este estilo de alimentación y se sorprendió al saber que podía disfrutar tanto de su comida y seguir perdiendo peso. Ha perdido más de 22 kilos y cree que comer según su macrotipo es el único método que se ajusta a sus necesidades y a su ajetreado estilo de vida.

La edad, la genética, la nutrición, la actividad y las hormonas influyen en la grasa corporal. La edad y la genética no se pueden cambiar. En cambio, sí puedes hacer algo con respecto a la nutrición y la actividad, tema que trataremos más adelante en este libro. Sin embargo, al final, son las hormonas lo que impulsa la acumulación de la grasa, mientras que la edad y la genética son factores determinantes en la forma en que lo hacen. Si llevas toda la vida tratando de saber por qué la grasa se acumula en zonas específicas, ten en cuenta que la respuesta consiste en entender el mecanismo mediante el que las hormonas impulsan este comportamiento.

HORMONAS Y GRASA CORPORAL

Las hormonas, concretamente las sexuales, desempeñan un papel importante en la forma en que el cuerpo acumula la grasa en las distintas etapas de la vida. La distribución de la grasa corporal está relacionada con cambios hormonales que comienzan en la pubertad.

Estrógeno

El estrógeno es la principal hormona sexual que hace que el cuerpo de la mujer cambie a lo largo de su vida. Los hombres también producen estrógenos, pero en niveles mucho más bajos. La mayor parte de la producción de esta hormona tiene lugar en los ovarios (los testículos en los hombres), las glándulas suprarrenales y las células grasas (sí, tus células grasas crean estrógeno). Hay tres tipos de estrógeno: estradiol, estrona y estriol. Para el propósito de este libro, nos interesa más la influencia del estradiol, ya que la estrona se asocia con la menopausia y el estriol con el embarazo. El estradiol impulsa los cambios en el sistema reproductivo.

Antes de la pubertad, los hombres y las mujeres tienen aproximadamente la misma cantidad de estradiol. En el caso de las mujeres, la pubertad comienza cuando el cerebro indica a los ovarios que empiecen a producir estrógenos, lo que aumenta los niveles de estradiol.

El mayor incremento de estas hormonas se produce en torno a la pubertad, cuando la mujer tiene su primera menstruación y alcanza la madurez sexual.[14] Esto da lugar a un aumento de peso medio de casi 7 kilos en un periodo de dos a cuatro años, con un nivel medio de grasa corporal de entre el 20 y el 25 % en las adolescentes sanas. Durante la pubertad, el aumento de los niveles de estrógenos provoca la acumulación de grasa subcutánea. Hay que tener en cuenta que estos niveles de grasa corporal siguen siendo saludables.

El problema surge cuando la grasa corporal subcutánea se incrementa como resultado del aumento de peso, lo que hace que los niveles de estrógeno se eleven. El tejido graso también crea y almacena estrógenos. Esto da lugar a un desequilibrio hormonal conocido como dominancia de estrógenos. Entonces nos encontramos ante la siguiente disyuntiva: ¿hay más estrógeno por el aumento de los niveles de grasa o más grasa por el aumento del estrógeno? La realidad es que se trata de una combinación de ambas cosas.

Dominancia de estrógenos

Aunque podría parecer que la expresión *dominancia de estrógenos* describe un movimiento de empoderamiento de la mujer, lo cierto es que cualquier mujer preferiría evitarlo. La dominancia de estrógenos o dominancia estrogénica tiene síntomas como los siguientes: cambios de humor, aumento de peso (en el pecho, la cintura y las caderas), menstruaciones muy ligeras o extremadamente abundantes, senos fibroquísticos, fibromas uterinos, ansiedad, antojos de azúcar, libido baja, irritabilidad, depresión, dolor en las articulaciones y dolores corporales. Algunos de los riesgos para la salud asociados a padecer este trastorno son los cánceres hormonales (de mama, útero, ovarios y próstata), las enfermedades autoinmunes, el sobrecrecimiento de cándida y la disfunción tiroidea. Por si fuera poco, este trastorno dificulta el ejercicio físico. Incluso cuando una persona que sufre dominancia estrogénica consigue motivarse para hacer ejercicio, el cansancio se apodera de ella. De manera que se experimenta una especie de círculo vicioso interminable que te impide sentirte mejor y salir de él para sentirte «tú misma».

Uno de los principales signos de esta dominancia es el aumento de peso en las caderas. Esta afección puede ser el resultado de diversos factores, como una elevada cantidad de grasa corporal (que provoca una sobreproducción de estrógenos), fluctuaciones en la metabolización de los estrógenos o un desequilibrio en la relación entre los estrógenos y la progesterona (debido a la falta de menstruación, a ciclos irregulares o a la menopausia). La dominancia estrogénica empeora varias afecciones relacionadas con los estrógenos, como el síndrome de ovario poliquístico (SOP), los fibromas, la endometriosis e incluso los cánceres de mama y de útero.

En pocas palabras, es una experiencia espantosa.

La dominancia de estrógenos se produce cuando los niveles de esta hormona son elevados en relación con las demás hormonas sexuales, la progesterona y la testosterona. No existe una cantidad concreta de estrógenos que genere la dominancia. Sin embargo, esta suele producirse durante la menopausia.

La menopausia provoca una serie de trastornos para la mayoría de las mujeres, en particular el aumento de peso hormonal. Quizás te estés preguntando cómo es que la reducción de los niveles de estrógeno produce un aumento de grasa si precisamente es el estrógeno lo que hace que las mujeres ganen peso durante la pubertad. Los niveles de estrógeno, similares a los que había antes de la pubertad, ¿no deberían producir menos grasa en lugar de más?

Esto es lo que ocurre: cuando dejas de ovular (debido a la menopausia, a la falta de menstruación o a un ciclo irregular), tu cuerpo no experimenta el correspondiente pico de progesterona que se produce de forma natural alrededor del día catorce del ciclo menstrual. Como resultado, los niveles de estrógeno son más elevados que los de progesterona, lo que crea una dominancia de estrógenos. La función ovárica comienza a deteriorarse con la edad, ocasionando la irregularidad del ciclo menstrual, que altera el equilibrio natural de las hormonas en la mujer. Por más que nos fastidie la menstruación, lo cierto es que permite que se reequilibren nuestras hormonas y evita que el cuerpo acumule un exceso de estrógenos, lo que se traduce en un aumento de la grasa.

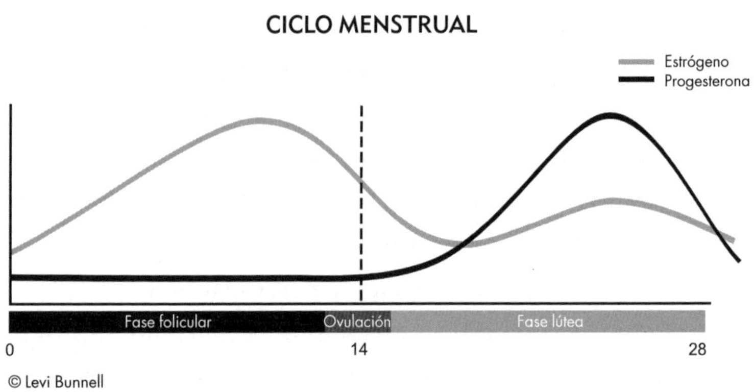

Tras la menopausia, el cuerpo de la mujer prefiere retener las células grasas porque le ayudan a reponer los estrógenos que ha ido perdiendo debido a la disminución natural de estas hormonas que se produce cuando cesa la ovulación. Las células grasas nunca producirán tanto estrógeno como los ovarios. Sin embargo, este nuevo nivel bajo de estrógeno en el cuerpo provoca un cambio metabólico en la forma en que se distribuye la grasa. Ya no se desplaza hacia las caderas y los muslos, sino que se dirige al vientre. Los bajos niveles de estrógeno durante esta etapa provocan un aumento de la grasa porque, de nuevo, los niveles de progesterona son demasiado bajos.

Este desequilibrio hormonal crea el clima perfecto para la dominancia estrogénica.

Las personas con un riesgo elevado de dominancia de estrógenos necesitan utilizar estrategias nutricionales que faciliten la pérdida de grasa en estas condiciones. Lo que *nunca deberías* hacer en estas circunstancias es seguir una dieta muy baja en calorías con un déficit calórico de 500 calorías o más durante largos periodos de tiempo. Si ingieres muy pocas calorías, le impedirás a tu cuerpo tener la oportunidad de obtener los nutrientes que necesita de las grasas, las proteínas y la fibra de la dieta para desintoxicar el exceso de estrógenos del hígado.

Si tienes dominancia de estrógenos, no debes, repito, *no debes*, plantearte como principal objetivo la pérdida de peso. Tu prioridad debe ser equilibrar las hormonas. En tu caso, esto podría implicar mejoras en el estilo de vida, como dejar de consumir alcohol, hacer ejercicio con regularidad, eliminar los alimentos procesados, beber agua en lugar de bebidas azucaradas y alimentarte a base de comidas caseras en lugar de con comida para llevar.

El estrógeno y la progesterona se benefician mutuamente. Sin embargo, cuando se desequilibran provocan un aumento de peso y además pueden causar menstruaciones insoportables, hinchazón y fibromas. Para revertir la dominancia de estrógenos, es preciso identificar las deficiencias nutricionales subyacentes y abordarlas de una en una.

Causas comunes de los desequilibrios hormonales

Estas son algunas de las causas habituales de los desequilibrios hormonales y las medidas que puedes tomar para corregirlas:

1. Ingesta insuficiente de grasas en la dieta

Las grasas alimentarias favorecen la ovulación mensual, lo que aumenta la fertilidad.[15, 16] Esto las hace necesarias para favorecer la producción de hormonas, incluida la progesterona. Imagínate que las grasas de la dieta son como el wifi. No te das cuenta de lo bien que funciona hasta que falta y se corta tu acceso a Internet, o tu capacidad de ovular. Siguiendo con esta misma analogía, un wifi de calidad comparado con un wifi irregular sería como la diferencia entre las grasas de calidad como el aguacate, el aceite de oliva y el pescado graso frente a los alimentos fritos y los aceites de baja calidad.

Cada vez que se produce una falta de menstruación o un ciclo irregular, el cuerpo pierde la oportunidad de eliminar el exceso de estrógeno. Todos los meses, la mujer experimenta un aumento de estrógenos que incrementa la probabilidad de fecundación. En las dos semanas previas a la menstruación, el organismo bombea el útero con estrógeno extra para acolchar el revestimiento uterino con el fin de recibir un óvulo. Durante la ovulación, esto aumenta la libido. Cuando la ovulación no produce un óvulo fecundado, los niveles de estrógeno disminuyen y el exceso de estrógeno que queda se desprende durante el periodo menstrual, reiniciando el útero para otro intento de fecundación al mes siguiente.

Las populares dietas bajas en grasa nos hacen creer que comer más grasa produce más grasa corporal, pero el aumento de grasa hormonal no está causado por el consumo de grasas saludables.

De hecho, la insulina que se libera cuando comes carbohidratos hace que tu cuerpo almacene los carbohidratos como ácidos grasos. La única vez que la ingesta de grasa en la dieta provoca un aumento de grasa es cuando se comen grasas con muchos hidratos de carbono. Si se combinan alimentos como pasteles, helados, patatas fritas y pasta empapada en salsa de nata, es muy fácil comer en exceso y engordar.[17]

2. Ingesta insuficiente de fibra dietética

Además de aumentar la ingesta de grasa en la dieta, la obtención de cantidades adecuadas de fibra y micronutrientes es esencial para sacar al cuerpo de un estado de dominancia de estrógenos. El aumento de los niveles de fibra en la dieta favorece la eliminación natural del exceso de estrógenos a través del hígado. Por término medio, los estadounidenses adultos ingieren entre 10 y 15 gramos de fibra al día, cuando deberían obtener entre 25 y 30 gramos de alimentos integrales, sin incluir los suplementos de fibra. La fibra dietética proviene de carbohidratos compuestos por fibra insoluble y soluble. Aunque no existe una cantidad diaria recomendada de fibra, entre el 70 y el 75 % de la ingesta de fibra dietética debe provenir de la fibra insoluble (el tipo de fibra que alivia el estreñimiento y favorece los movimientos intestinales normales, por ejemplo las verduras) y el resto debe proceder de la fibra soluble (como los cereales integrales, manzanas, etc.).

3. Deficiencia de zinc

En su afán por equilibrar la relación entre estrógenos y progesterona, los científicos han descubierto que el zinc favorece la disminución de los estrógenos al tiempo que promueve el aumento de la progesterona. El zinc es esencial para los hombres, ya que evita que la testosterona se convierta en estrógeno al bloquear la aromatasa (la enzima responsable de este intercambio). Imagina que el zinc es el ayudante personal de las enzimas que están entre bastidores, haciendo que se produzcan las reacciones bioquímicas. Los alimentos con alto contenido en este potente mineral son las ostras, la carne de vacuno, el pollo, las semillas, los frutos secos, las legumbres y las setas.

4. Deficiencia de vitamina C

La vitamina C es el Jamie Foxx de las vitaminas. Como este actor, lleva en el candelero desde que tenemos uso de razón, pero es que es así de buena. La vitamina C, también conocida como ácido ascórbico, fomenta diversas funciones, desde la formación de colágeno, la curación de heridas y el apoyo al sistema inmunitario, hasta la reducción de la presión arterial alta y el riesgo de enfermedades del corazón, entre otras muchas. Esta vitamina también ayuda a los ovarios, favoreciendo la ovulación mensual. Los expertos han demostrado que dosis de vitamina C de al menos 750 miligramos al día aumentan los niveles de progesterona.[18] Los niveles bajos de vitamina C en la dieta son habituales entre las mujeres que abortan y tienen embarazos prematuros.[19, 20] Entre los alimentos ricos en ella se encuentran las verduras crucíferas (coles de Bruselas, brócoli, coliflor), las verduras de hoja verde, los tomates, las fresas, las guayabas, el kiwi y los guisantes.

5. Deficiencia de magnesio

El magnesio es una estrella de *rock* que apenas acapara la atención de los medios. Claro, no es tan famoso como la vitamina C, pero, créeme, tiene una función que es vital y que no se podría llevar a cabo si no estuviera presente. El magnesio es un macromineral que el cuerpo necesita en grandes cantidades. Alrededor del 30 % de la población general tiene una deficiencia de magnesio, y aproximadamente el 50 % de las personas con enfermedades cardíacas sufre esta deficiencia. Además, este mineral ayuda a eliminar el estrógeno a través de un proceso de desintoxicación en el hígado, que a su vez le permite al organismo excretar el estrógeno a través de la orina o de una evacuación intestinal.[21] El magnesio se encuentra en alimentos integrales genuinos como el chocolate negro, el aguacate, los frutos secos, las semillas, el pescado graso, los cereales integrales, las espinacas, la quinoa y las legumbres.

6. Consumo excesivo de disruptores de estrógenos y alimentos ricos en hormonas

Reequilibrar tus hormonas implica eliminar los productos que contienen disruptores de estrógenos, como los plásticos, los artículos de cuidado personal que contienen xenoestrógenos y cualquier verdura tratada con pesticidas altamente tóxicos.

Para corregir esto, tendrás que dejar de consumir estos productos y alimentos. Esto implica también ser consciente de qué alimentos te proporcionan estrógenos, como la carne y los lácteos no orgánicos, que tienen altos niveles de estrógenos procedentes de los animales de origen. Evitar los alimentos cargados de hormonas no significa que tengas que adoptar una alimentación vegetariana. Hay muchas fuentes de calidad de proteínas de origen animal que son criadas en pastos, alimentadas con hierba, sin cereales y muy fáciles de conseguir.

En este caso, las dietas de origen vegetal no son superiores a las basadas en animales, ya que la verdura puede estar repleta de estrógenos, dependiendo del tipo de pesticidas que utilice el proceso agrícola. Es sabido que la exposición a los plaguicidas es un disruptor hormonal de la reproducción femenina.[22] Los plaguicidas son un medio inapropiado –aunque a menudo se lo considere un mal necesario– para controlar los insectos y las enfermedades y aumentar el rendimiento de los cultivos de producción masiva. Estos productos se utilizan para sacar el máximo rendimiento a las cosechas exterminando todo lo que pueda dificultar el crecimiento de las plantas. Sin embargo, el problema es que del mismo modo en que ayudan a eliminar los insectos y las enfermedades también tienen un efecto negativo en los seres humanos, concretamente provocar trastornos reproductivos en las consumidoras. La cuestión a la que quiero llegar es que, aunque se suele aconsejar una dieta de origen vegetal para evitar los alimentos cargados de hormonas, en realidad se pueden presentar los mismos problemas con las plantas debido a los tipos de pesticidas utilizados en las prácticas agrícolas. Siempre es preferible comprar la verdura en los mercados de agricultores y a ser posible productos cultivados de forma orgánica, especialmente en el caso de las mujeres con problemas hormonales.

Recuerda que para devolver el equilibrio a tus hormonas no basta con comer comidas sanísimas, dignas de Pinterest, con verduras abundantes. Comer sano es un primer paso estupendo, pero no garantiza que tus proporciones de macronutrientes sean saludables. Porque la cuestión es que puedes comer alimentos cien por cien orgánicos y no transgénicos, pero aun así consumir demasiados carbohidratos y muy pocas proteínas, y no obtener las cantidades correctas de grasa para tus necesidades hormonales. Has de comer de una manera que facilite la oxidación bioquímica de la grasa corporal acumulada.

Cuando tus hormonas están equilibradas, además de tener mejor aspecto, te sientes mejor. Los protocolos de nutrición generales, aplicables a todos los casos, no funcionan. Un plan de estilo culturista para un hombre no funciona para la mayoría de las mujeres porque, por ejemplo, no se preocupa por el contenido en grasa necesario para favorecer la ovulación. Es *fundamental* que se establezcan las proporciones de macronutrientes adecuadas para satisfacer tus necesidades.

Testosterona

La testosterona, la principal hormona sexual de los hombres, se encarga del crecimiento muscular y del desarrollo del sistema reproductor masculino. A diferencia de los cambios que experimentan las mujeres en la pubertad, cuando ganan grasa, la aparición de niveles más altos de testosterona en los hombres durante la pubertad en realidad les hace disminuir la grasa corporal y aumentar la masa muscular magra.

Imagínate que vas de Nueva York a Los Ángeles en coche. Incluso con algunos descansos, tardarías menos de una semana. Ahora imagina hacer el mismo trayecto en avión. Únicamente se tardan unas horas, ¿verdad? Esa es la diferencia que marca el efecto de la testosterona en la pérdida de grasa entre las mujeres y los hombres. Entonces, ¿por qué no proporcionar testosterona a las mujeres? Hay casos y momentos en que se puede aplicar la terapia de testosterona para las mujeres; sin embargo, no tienen nada que ver con la pérdida de grasa. Aunque la terapia ayudaría a ganar músculo y a perder grasa, también desestabilizaría las hormonas femeninas y provocaría la masculinización de la mujer (piensa en los desagradables efectos secundarios como el agrandamiento del clítoris, el vello facial, la reducción del tejido mamario, los cambios en la voz y el acné, por nombrar solo unos cuantos).

Los niveles de testosterona en los hombres no solamente facilitan el crecimiento del músculo magro y mantienen los niveles de grasa corporal bajos, sino que además la testosterona aumenta la virilidad, dando como resultado un recuento y una motilidad de esperma saludables. Tanto en los hombres como en las mujeres, los problemas relacionados con la grasa corporal se producen cuando los niveles de testosterona descienden.[23] Los niveles bajos de testosterona en los hombres son inferiores a 300 ng/dl, mientras que en las mujeres el nivel bajo es inferior a 25 ng/dl. Aunque no es la principal hormona sexual en las mujeres, sigue desempeñando un papel en el crecimiento muscular y la pérdida de grasa. Los niveles bajos de testosterona en los hombres están fuertemente relacionados con niveles más elevados de adiposidad. De hecho, los hombres obesos cuentan aproximadamente con un 30 % menos de niveles de testosterona que los que están sanos.[24] Ahora bien, como los hombres tienen niveles sustancialmente más bajos de estrógeno en comparación con las mujeres, cuando ganan peso, esa grasa no irá a las caderas, los muslos y las nalgas como en ellas, sino al estómago.

CÓMO ELIMINAMOS GRASA: UN CURSO INTENSIVO

La grasa corporal es sin duda la fuente de energía más concentrada de todo el cuerpo humano. Una vez que entiendas por qué, comprenderás por qué es más difícil perderla.

Para empezar, es fundamental entender que la alimentación es más compleja que la simple energía en forma de calorías, porque quemar calorías *no* significa que se esté quemando grasa. Perder grasa es más complicado que hacer más ejercicio y comer menos. La verdadera pérdida de grasa se produce cuando el cuerpo utiliza los ácidos grasos libres como combustible en lugar de la glucosa (el azúcar en la sangre humana). Si las células necesitan más energía después de que se hayan agotado las reservas de glucógeno, las células pasarán a los ácidos grasos como combustible, un proceso conocido como *lipólisis*.

La lipólisis es el proceso de descomposición de los triglicéridos en glicerol y ácidos grasos libres. Para poder eliminar la grasa corporal almacenada, es esencial que los triglicéridos se descompongan en sus componentes básicos a fin de facilitar la oxidación de los ácidos grasos libres. Debido a su estructura molecular, la grasa es más difícil de descomponer que los hidratos de carbono o las proteínas. La cantidad de energía necesaria para oxidar cada macronutriente es más fácil de entender desde el punto de vista de la proporción de oxígeno por carbono. Cuando hay una mayor proporción de oxígeno en la macromolécula, es más fácil que se produzca la oxidación. No se trata del contenido total de oxígeno, sino de la relación entre los átomos de carbono y los de oxígeno. Esta proporción es lo que dicta el grado de facilidad con que se producirá la oxidación. En la página 63 tienes un gráfico de las moléculas básicas de proteínas, carbohidratos y grasas.

Cuando una molécula de grasa se oxida, la reacción consume oxígeno y se transforma en dióxido de carbono (CO_2) y agua (H_2O). Esto ocurre cuando existe un nivel suficiente de oxígeno para permitir la oxidación y el glucógeno se agota, para que el cuerpo queme la grasa almacenada como combustible.

Desde la perspectiva de la supervivencia, al organismo no le interesa desprenderse de la grasa corporal almacenada. El cuerpo evolucionó para anticiparse a los periodos de hambruna, y la grasa corporal acumulada era la forma que tenía de protegerse.

El cuerpo debe quemar su exceso de glucógeno antes de recurrir a la grasa corporal. Una dieta rica en carbohidratos aumenta las reservas de glucógeno; en cambio, una dieta baja en carbohidratos las reduce.

Puedes realizar una hora de cardio todos los días y tener prácticamente el mismo aspecto, sin que la grasa corporal cambie de manera notable. Esto se debe a que la quema de calorías no significa necesariamente que el cuerpo esté utilizando el tejido adiposo como fuente de combustible. Por esta razón, es esencial entender el papel de cada

Proteína básica
Estructura química

N.° de átomos de carbono = 2
N.° de átomos de oxígeno = 2
Proporción entre átomos de carbono y oxígeno: 1:1

R* Secuencia de cadenas de aminoácidos que se repiten

Carbohidrato básico
Estructura química (glucosa)*

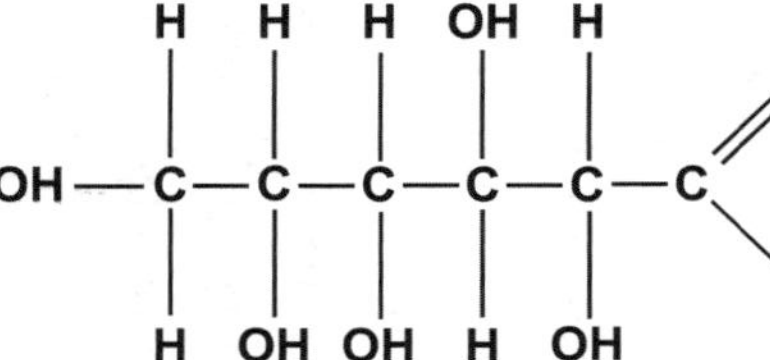

N.° de átomos de carbono = 6
N.° de átomos de oxígeno = 6
Proporción entre átomos de carbono y oxígeno: 1:1

* La glucosa presenta normalmente una estructura anular en el agua; sin embargo, para simplificar la demostración de la proporción entre carbono y oxígeno, se muestra como una cadena (aproximadamente el 0,02% de las veces se encuentra en esta forma)

Grasa saturada básica
Estructura química

N.° de átomos de carbono = 7*
N.° de átomos de oxígeno = 1
Proporción entre átomos de carbono y oxígeno: 7:1

* Puede tener más carbono, dependiendo del tipo de ácido graso, aumentando así la proporción de carbono y oxígeno

macronutriente en el cuerpo, de qué alimentos obtenerlo y cuánto necesitas consumir de cada uno para alcanzar tus objetivos (consulta el capítulo nueve para más información sobre el entrenamiento con pesas, el ejercicio cardiovascular y la ingesta de carbohidratos). Cuando se realiza cualquier tipo de actividad física, ya sea caminar hasta la puerta de la calle o salir a correr, la primera fuente de energía que el organismo utiliza como combustible son los carbohidratos en forma de glucosa. El cuerpo es capaz de convertir muy rápidamente en energía utilizable la glucosa que se encuentra en las células o en el torrente sanguíneo. Para que emplee la grasa como fuente de energía, tiene que haber una necesidad energética que los recursos fácilmente disponibles, como la glucosa, no satisfagan. Piensa que los hidratos de carbono son como el dinero de una cuenta corriente y las grasas como los fondos de una cuenta de ahorros. Antes de pasar por todas las molestias de hacer una transferencia o una retirada de una cuenta de ahorros, primero utilizarás los fondos líquidos de una cuenta corriente. Cuando se trata de perder grasa, el cuerpo hace lo mismo y utiliza primero la energía disponible en forma de hidratos de carbono antes de recurrir a las reservas de grasa.

Muchos clientes acuden a mí buscando reducir la grasa en un área específica. Por desgracia, no es posible hacerlo. El lugar de donde tu cuerpo saca primero el exceso de grasa acumulada va a depender de donde esté más fácilmente disponible. También dependerá de tu tipo de cuerpo, de tu herencia genética y de dónde hayas ganado grasa más recientemente. Por ejemplo, es posible que desees perder grasa solo en el estómago, pero si tu aumento de grasa más reciente fue en las extremidades y el pecho, recurrirá antes a esas partes, es decir, a donde tiene el acceso más fácil.

La pérdida de grasa es un proceso complejo que requiere un exceso de oxígeno para oxidar un ácido graso. El cuerpo extrae la grasa de los lugares que más fácilmente puede metabolizar primero, que suelen ser el estómago, las caderas, los glúteos y los pechos. Aunque no es posible reducir la grasa corporal de forma localizada, *puedes* centrarte en el entrenamiento de grupos musculares específicos para añadir músculo en determinados lugares. Sin embargo, si la grasa corporal cubre todo ese músculo, no podrás verlo.

***

Ahora que tienes un conocimiento básico sobre la grasa –dónde la acumulamos, por qué lo hacemos y cómo la quemamos–, ha llegado el momento de hablar de la siguiente pieza crucial de este rompecabezas: cómo influye tu alimentación en la pérdida de grasa.

3

Cómo influyen los macros en la pérdida de grasa

La razón principal por la que la mayoría de la gente no tiene el aspecto que desea es que no está consumiendo los macronutrientes en la proporción necesaria para alterar bioquímicamente su físico. La verdadera pérdida de grasa es un proceso más complejo que la quema de calorías. Como hemos visto en el capítulo dos, no solo hay diferentes tipos de grasa, sino también diversas fuerzas que empujan al cuerpo a acumular grasa y que hay que revertir para conseguir eliminarla de forma satisfactoria. Cambiar la composición del cuerpo no es tan sencillo como comer menos; perder grasa conlleva muchos otros retos. Lo bueno es que, para cada problema de pérdida de grasa, existe una estrategia nutricional que permite superarlo.

La mayoría afronta el tema de la pérdida de grasa con la mentalidad de que «comer menos es mejor», que en realidad es la perspectiva de la inanición controlada. Esta es una equivocación que lleva a muchos a comer de manera insuficiente y a preguntarse luego por qué no se sienten bien y son incapaces de rendir. Para perder grasa hay que tomar decisiones razonables sobre lo que es esencial y lo que no lo es. No se pueden reducir las calorías, sin más, y esperar que disminuya la grasa corporal. Algunas de esas calorías proporcionan nutrientes esenciales sin los que no se puede vivir.

Adelgazar es «fácil», en el sentido de que no es complicado conseguir que la báscula muestre un peso menor. Sin embargo, el peso que estás perdiendo podría ser solo de agua –o lo que es peor, masa muscular perdida–, lo que te deja con un exceso de grasa aunque peses menos. Antes de comenzar a eliminar alimentos para favorecer la pérdida de grasa, es importante que sepas qué alimentos necesitas consumir en cantidades esenciales para *funcionar*. Son muchos los que se apresuran en este proceso y preguntan «¿cuánto voy a tardar?», cuando, en realidad, deberían empezar por identificar sus deficiencias de nutrientes, es decir, adoptar un enfoque de «añadir al plato» en lugar de «quitar del plato».

Este capítulo te mostrará la repercusión de cada macronutriente en la pérdida de grasa y te servirá para que empieces a orientarte hacia el enfoque más adecuado a tus circunstancias personales. En esencia, el organismo tiene que alcanzar un estado bioquímico en el que prefiera obtener su energía oxidando la grasa depositada en él. Afortunadamente, hay más de una forma de lograrlo. ¡Gracias a la ciencia!

DESCUBRE TU MACROTIPO: CASOS REALES DE ÉXITO

Keeva, macrotipo de proteínas/ bajo en carbohidratos

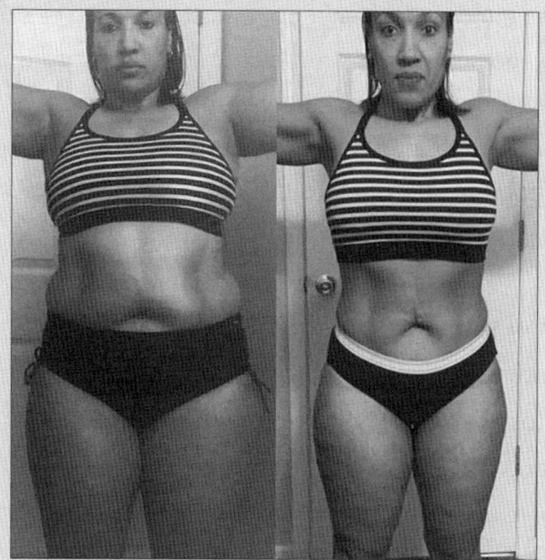

Antes *Después*

Keeva tiene el clásico tipo de cuerpo endomorfo al que le cuesta perder grasa corporal y, en cambio, la gana con mucha facilidad. Cuando empezamos a trabajar juntas, presentaba niveles elevados de A1C, colesterol alto y problemas de tiroides, y estaba pasando por la menopausia. Además, sufría diversas intolerancias alimentarias, entre ellas a los productos lácteos, al gluten y a determinadas verduras como el brócoli, la coliflor y las coles de Bruselas. Debido a sus problemas de tiroides y a sus niveles de colesterol, no podíamos utilizar el enfoque cetogénico, así que necesitábamos ajustar sus macros sin reducir excesivamente los hidratos de carbono. Durante el tiempo que duró nuestra colaboración,

Keeva, que medía 1,60, pasó de pesar más de 104 kilos a alrededor de 68. También cambió radicalmente su estilo de vida, con lo que de tener más de 89 centímetros de cintura pasó a 68. Ahora, cuando se encuentra a punto de cumplir cincuenta años, está más delgada y saludable de lo que ha estado nunca en toda su vida adulta. Gracias a los macrotipos, ha recuperado su vida y nos inspira a todos con su actitud de «nada puede detenerme». Keeva es una mujer comprometida, constante y que se esfuerza al máximo. Los demás planes de dieta no le funcionaron, pero con este enfoque ha obtenido excelentes resultados porque tiene en cuenta su nivel específico de tolerancia a los carbohidratos y sus problemas hormonales y de tiroides.

Casi todo el mundo tiene dificultades para tomar medidas nutricionales adecuadas porque desconoce la composición de macronutrientes de los alimentos y la forma en que su cuerpo utiliza esos macros. La gran conclusión es que la última palabra la tiene lo que comes. Repito: *la última palabra la tiene lo que comes*. Mucha gente subestima la cantidad de alimento que ingiere y, en cambio, sobrestima la actividad que realiza. Si crees que eres activo y que comes de forma saludable, y, sin embargo, no alcanzas tus objetivos de salud por mucho que intentes comer bien o por mucho que hagas ejercicio, lo más probable es que no hayas hecho un seguimiento y medido tus porciones de comida. Esto no significa que a partir de ahora debas obsesionarte con la nutrición, pero sí que necesitarás prestarle una mayor atención para alcanzar tus objetivos de salud. El mejor punto de partida es controlar las porciones.

Según su procedencia, el combustible disponible en las grasas, las proteínas y los hidratos de carbono repercute de forma diferente en la saciedad, los niveles de energía, el metabolismo, la función cerebral, el azúcar en sangre y la forma en que el cuerpo acumula la grasa. Consumir el número apropiado de calorías, pero las proporciones inadecuadas de proteínas, carbohidratos y grasas marca a menudo la diferencia entre sentirse frustrado, cansado y atrapado en un cuerpo en el que te sientes mal y sentirse fuerte, enérgico y alcanzar tus objetivos físicos.

Para reducir la grasa corporal y aumentar la definición muscular, tendrás que replantearte cómo alimentas tu organismo. Por eso son tan importantes los macros. Si quieres conseguir que la *composición* de tu cuerpo cambie y se reduzca la cantidad de grasa corporal al tiempo que se mantiene la de músculo magro, has de seguir una estrategia que adapte tu nutrición a unas proporciones determinadas.

Cuando se tiene un objetivo específico y urgente para el físico, la mejor manera de proporcionarle al cuerpo lo que necesita es alimentarlo con proporciones bien definidas de macronutrientes. Si deseas cambiar el porcentaje de grasa corporal y masa muscular magra, además de mejorar la forma y el volumen de tu cuerpo, no puedes esperar que cambios arbitrarios como «comer menos carbohidratos» o el tan popular «intentar comer más sano» logren un progreso medible.

Tanto si eres consciente de ello como si no, ya estás consumiendo una cantidad específica de proteínas, carbohidratos y grasas al día. Lo más probable es que no hayas analizado en profundidad lo que comes, y es imposible mejorar lo que no se mide.

Por lo tanto, revisar tus hábitos alimentarios actuales es el primer paso para mejorarlos. Al principio, esto puede ser una llamada de atención más grande de lo que esperas, porque la mayoría de la gente tiende a subestimar cuánto come. Cada cucharada, bocado, tentempié, bebida, condimento –todo lo que se consume en un día– *cuenta*. Aunque alguien coma exclusivamente alimentos sanos e integrales, puede abusar de los carbohidratos y las grasas y no tomar suficientes proteínas. No es de extrañar que la mayoría de la gente no cuente ni mida sus porciones de comida. Casi todos comemos cuando tenemos hambre, cuando se nos antoja un determinado alimento, y solo dejamos de comer cuando alcanzamos un nivel de satisfacción *emocional*, que normalmente llega bastante después de que aparezca la sensación de *saciedad real.*

Tus emociones no son un indicador fiable de cómo tienes que alimentarte. Las proporciones de macronutrientes específicas para tu cuerpo sí lo son. Vamos a analizar cada macronutriente para descubrir sus propiedades únicas en relación con la reducción de grasa.

CARBOHIDRATOS: SON NECESARIOS

Los hidratos de carbono son el grupo de alimentos más incomprendido cuando se trata de una nutrición adecuada. Suelen ser los primeros en desaparecer cada vez que iniciamos un régimen para eliminar la grasa. Me molesta oír que «los carbohidratos son malos». Nadie debería considerar ningún macronutriente como bueno o malo, sino más bien desde la perspectiva de cómo lo aprovechará su cuerpo a nivel bioquímico y en qué forma aporta nutrientes vitales al organismo. La mayoría de la gente no se da cuenta de que se pueden consumir hidratos de carbono sin ganar grasa corporal, si se seleccionan las porciones adecuadas para los objetivos y se eligen sabiamente las distintas fuentes dietéticas de hidratos de carbono.

A la hora de decidir si podrás o no perder grasa siguiendo una dieta convencional baja en grasas y rica en carbohidratos tu relación con estos nutrientes desempeña un papel muy importante. ¿Por qué? Porque hay quienes no pueden metabolizar funcionalmente los carbohidratos, lo que significa que tienen una menor tolerancia a estos. En ese caso, lo bueno es que los niveles de tolerancia a los carbohidratos se pueden incrementar a largo plazo con una mejor nutrición. El cuerpo necesita quemar primero los carbohidratos antes de poder utilizar la grasa corporal almacenada como combustible.

Los hidratos de carbono son los primeros en responder a nuestras demandas de energía. Siempre que necesite energía, el organismo utilizará primero la glucosa como principal fuente de combustible. Cuando haya agotado los carbohidratos, pasará a utilizar la grasa como fuente de combustible. Además, los carbohidratos son útiles para promover el crecimiento muscular y ayudan a reponer los músculos agotados de glucógeno.

Entonces, ¿qué ocurre cuando no se consumen suficientes carbohidratos? Suena imposible, ¿verdad? ¿A quién no le gustan lo suficiente como para no comer la cantidad mínima? Lo creas o no, hay quienes tienen dificultades para consumir bastantes hidratos de carbono, y esto les impide directamente eliminar la grasa.

Para perder grasa necesitas suficientes carbohidratos

Cuando no comes suficientes carbohidratos, tu cuerpo entra en un estado catabólico. Esto ocurre como resultado de un déficit calórico extremo, que puede ser intencional debido a una dieta extrema o no intencional, ya que es posible que tengas poco apetito de forma natural o te olvides de comer. Cuando se produce este estado, *tu cuerpo buscará reducir la masa muscular.* No la masa grasa, porque la masa muscular requiere más energía para mantenerse que la grasa corporal. Si no le das suficiente combustible durante largos periodos de tiempo, lo primero de lo que se desprenderá tu cuerpo es del músculo, no de la grasa. Esto también significa que puedes experimentar la pérdida de peso en un estado catabólico, pero como la calidad del peso que estás perdiendo es músculo y no grasa, no alcanzarás los resultados que esperabas.

Puedes imaginar el *shock* de mis clientes que vienen a mí en esta situación cuando les explico que tienen que comer más carbohidratos, no menos. He tenido clientes del tipo ectomorfo, mujeres, con mucha grasa corporal, poca masa muscular y tasas metabólicas muy altas que comían menos de 100 gramos de carbohidratos por día. Al aumentar su ingesta de carbohidratos de calidad a entre 200 y 300 gramos por día, con algunas llegando tan alto como entre 400 y 500 gramos, he conseguido ayudarlas a bajar su grasa corporal. Cuando el cuerpo no se alimenta suficientemente de manera permanente, la falta de carbohidratos ralentiza el progreso.

Otra circunstancia en la que la ingesta insuficiente de carbohidratos dificulta la pérdida de grasa es cuando interfiere en tus niveles de leptina. La hormona leptina, como vimos en el capítulo dos, tiene dos funciones fundamentales:

1. Envía la señal al cerebro de que estás lleno, lo que disminuye el apetito.
2. Ralentiza el ritmo de tu metabolismo cuando percibe que tus niveles de grasa están bajando demasiado (aunque aún no estés en el nivel de delgadez deseado).

Al pasar a una dieta baja en hidratos de carbono, la mayoría tiende a reducir también las calorías. Con el tiempo, la pérdida de peso se va volviendo más lenta porque el cuerpo percibe una reducción de la energía disponible, lo que tiende a aumentar el hambre. Si estás siguiendo un régimen bajo en carbohidratos y empiezas a experimentar una molesta sensación de hambre que no está relacionada con la deshidratación o con tu ciclo menstrual, esto significa que tus niveles de leptina están bajando y tu cuerpo recibe el mensaje: «¡Eh! La energía está empezando a escasear; ¡es hora de volver a comer!».

Hay muchas estrategias nutricionales que sugieren que la solución para perder peso es un déficit calórico extremo, pero eso solo funciona hasta cierto punto y los resultados son a corto plazo. Con el tiempo, desciende el ritmo de tu metabolismo debido a los bajos niveles de leptina, y esto frena tu capacidad de oxidar la grasa como combustible. La mejor manera de evitar esto es un ciclo de días de realimentación en el que se incrementa la ingesta de carbohidratos en un día de entrenamiento. Un día de realimentación es cuando se aumenta estratégicamente el consumo de carbohidratos una vez a la semana para evitar las mesetas de pérdida de grasa que se producen debido a la excesiva disminución de carbohidratos durante periodos prolongados de tiempo (más de doce semanas). De esta manera se elevan los niveles de leptina, y se envía así la señal a tu organismo de que la energía ya no escasea y que está bien aumentar el gasto energético, lo que resulta en una tasa metabólica más alta.

Demasiados carbohidratos provocan un aumento de la grasa

El cuerpo depende de los hidratos de carbono de la dieta para obtener energía del mismo modo que los coches dependen de la gasolina. Comer carbohidratos se convierte en un problema únicamente cuando el cuerpo no los utiliza. Al igual que cuando ponemos gasolina en el coche cuando el depósito ya está lleno, cuando consumimos carbohidratos en exceso, el combustible «sobrante» que no necesitamos se acumula como grasa corporal. El cuerpo utiliza primero los carbohidratos como energía para las actividades cotidianas y los entrenamientos. Lo que no quema lo guarda como glucógeno en las células musculares, tras haber agotado el glucógeno intramuscular durante el ejercicio de alta intensidad o el entrenamiento de resistencia. Las células musculares pueden almacenar aproximadamente entre 400 y 500 gramos de carbohidratos.

Una vez que las células musculares están «llenas», el cuerpo acumula los carbohidratos en forma de glucógeno en el hígado, que alberga alrededor de 100 gramos de carbohidratos. La sangre conserva una cantidad muy pequeña de carbohidratos en forma de glucosa; sin embargo, este valor es muy bajo y lo consideramos insignificante, ya que el organismo siempre está trabajando a marchas forzadas para sacar la glucosa de la sangre.

Cuando los músculos y el hígado están «llenos» de carbohidratos, el cuerpo convierte el exceso de glucosa en triglicéridos y lo acumula como grasa corporal. Esto ocurre especialmente al consumir carbohidratos de alto índice glucémico (alto contenido en azúcar y bajo contenido en fibra), ya que se produce un rápido pico de azúcar en la sangre, lo que inicia el proceso de almacenamiento de grasa. Este efecto es más fuerte si ya se ha superado el punto de desbordamiento. Ten en cuenta que los carbohidratos muy refinados, como el azúcar de los pasteles, las galletas y los helados, son fáciles de comer en exceso, ya que no aumentan la sensación de saciedad de la misma manera que las proteínas y los carbohidratos ricos en fibra, como las verduras o los cereales integrales.

Resistencia a la insulina: un ciclo de hambre y aumento de peso

Quienes sufren resistencia a la insulina se enfrentan a toda una serie de complicaciones añadidas que conducen al aumento de grasa. Si alguna vez has sentido que sigues teniendo hambre después de tomar una comida rica en hidratos de carbono y te has preguntado por qué no puedes parar de comer, ten presente que no se trata de ti, sino de la incapacidad de tu cuerpo para gestionar la insulina.

Esto se debe a que no es tu estómago el que necesita utilizar esos carbohidratos, ¡son tus *células*! Si esas células no pueden acceder a la energía disponible en los carbohidratos, sentirás más hambre que antes, aunque acabes de comer. Tus células le están diciendo a tu cerebro: «¡Eh! ¡Tenemos hambre! Necesitamos que nos envíes algo de comida», y tu cerebro recibe la señal de que te hace falta comer más.

Esto es lo que ocurre cuando se tiene *resistencia a la insulina*. La insulina, la hormona mensajera, «escolta» a los carbohidratos desde la sangre hasta las células. Si tus células son resistentes a la insulina, significa que la insulina está llamando a la puerta para acompañar a una molécula de glucosa al interior, pero en lugar de abrir la puerta para dejar entrar la glucosa, las células ignoran la llamada. Entonces, el cuerpo libera aún más insulina del páncreas para intentar derribar las puertas de tus células obstinadas para que obtengas toda la energía que necesitas para funcionar. Cuando eso no sucede, tu organismo te hace sentir más hambre aún. Las células no son capaces de obtener energía de los carbohidratos, lo que deja a tu cuerpo hambriento a nivel celular.

Si eres resistente a la insulina o tus necesidades energéticas son bajas porque llevas una vida sedentaria, tienes todas las papeletas para engordar. Cuando tienes un metabolismo saludable de la glucosa, solo se requiere una pequeña cantidad de insulina para que el cuerpo baje el nivel del azúcar en la sangre; en cambio, si tu metabolismo de la glucosa es anormal, el organismo liberará cada vez más insulina. El páncreas es el responsable de segregar la insulina, pero también se encarga de producir una hormona que quema las grasas llamada glucagón. Cuando el páncreas está demasiado ocupado fabricando insulina para sacar la glucosa de la sangre y llevarla a las células, no puede concentrarse en liberar esta hormona quemadora de grasa y, por lo tanto, mientras tengas problemas para gestionar la insulina, no podrás alcanzar un estado de quema de grasa. El ayuno intermitente (que limita el intervalo de comidas a ocho o diez horas al día con el fin de poner el cuerpo en un estado de ayuno prolongado) puede funcionar bien para quienes tienen resistencia a la insulina, porque reduce la frecuencia de los picos de insulina y permite un tiempo prolongado para que el páncreas libere glucagón e impulse así la pérdida de grasa. Todavía es necesario que tengas un déficit calórico y que comas de acuerdo con tu macrotipo, pero al minimizar los picos de insulina, podrás perder grasa con mayor facilidad.

DESCUBRE TU MACROTIPO: CASOS REALES DE ÉXITO

Breanna, macrotipo de grasas/ bajo en carbohidratos

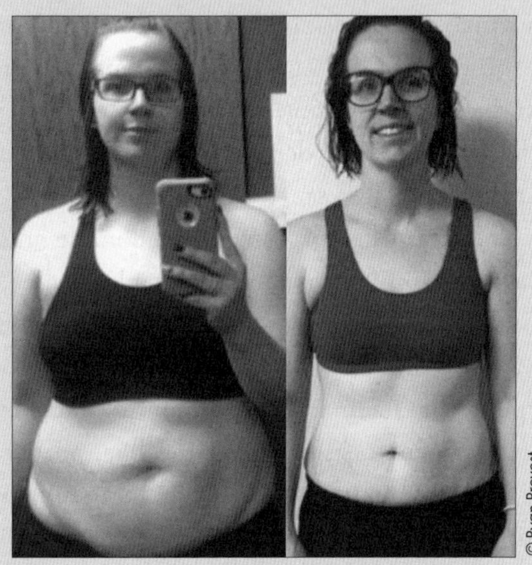

© Ryan Provost

Antes *Después*

Breanna tiene un nivel muy bajo de tolerancia a los hidratos de carbono y perdió más de 15 kilos siguiendo un protocolo cetogénico. Gracias al enfoque del macrotipo, consiguió determinar correctamente cuáles eran las porciones adecuadas para sus objetivos específicos y, sin necesidad de pasar hambre, redujo los antojos de azúcar y, finalmente, aprendió a experimentar con los macros y las recetas, lo que le brindó una gran sensación de libertad con su comida. Aunque su transformación física fue más que impresionante, la verdadera transformación fue la mental. Sus nuevos conocimientos no tienen precio: ahora conoce y entiende los fundamentos científicos de la alimentación adecuada para su cuerpo y reconoce que ningún alimento es bueno o malo y que todo puede y debe tomarse con moderación. Su capacidad para establecer una relación sana con la comida la ha llevado a un estilo de vida saludable y sostenible.

PROTEÍNAS: NECESITAS TOMAR SUFICIENTES, O NO PODRÁS PERDER GRASA

Si deseas tener un físico firme, tonificado y esbelto, es necesario que consumas la cantidad correcta de proteínas para lograr esos objetivos. Las proteínas son esenciales para reparar las fibras musculares dañadas, quemar grasa, servir de estructura para la piel y mantener el buen funcionamiento de los órganos. Además, la proteína es el precursor de las enzimas, la producción de hormonas, la función inmune y la creación de energía.

El aumento de los niveles de proteína supuso un antes y un después en mi propio proceso de eliminación de grasa. Para entonces, ya había probado todas las dietas bajas en calorías. No me costaba perder peso, pero nunca conseguí perder *grasa* hasta que empecé a consumir suficientes proteínas. Durante casi dos décadas, creí que para conseguir unos abdominales de 15 centímetros tenía que hacer millones de sentadillas, mucho cardio y seguir una dieta muy limitada y baja en calorías. Pero ¿sabes una cosa? Cuando por fin conseguí lucir esa «tableta de chocolate» que tanto deseaba, no había hecho ni una sola sentadilla, y únicamente hacía de tres a cinco sesiones de cardio a la semana. Sin embargo, mi nutrición había sido cien por cien correcta de tres a seis meses y realizaba entrenamiento de resistencia cuatro veces a la semana. La proteína era el macro dominante que necesitaba ajustar para cambiar mi capacidad de perder grasa corporal. Experimenté una diferencia tan profunda –como si hubiera descubierto el santo grial de la pérdida de grasa– que me sentí moralmente obligada a compartir mi experiencia y los conocimientos científicos que la sustentan con quien tuviera las mismas dificultades que yo. Lo que cambió por completo mi vida fue aprender el verdadero valor de las proteínas y su papel dentro de la nutrición.

¿Qué son exactamente las proteínas? La palabra *proteína* se refiere a un tipo de molécula de los alimentos que se descompone en aminoácidos. Se trata de macromoléculas formadas por largas cadenas de subunidades de aminoácidos. Existen dos categorías de aminoácidos: esenciales y no esenciales. El cuerpo no puede fabricar aminoácidos esenciales y debe obtenerlos de los alimentos (ejemplos: la lisina y el triptófano), aunque puede producir aminoácidos no esenciales (como la glutamina), por lo que no es necesario obtenerlos de los alimentos. Lamentablemente, la mayoría de las personas no obtienen niveles suficientes de proteínas a partir de los alimentos integrales.

¿Por qué es tan importante la proteína a la hora de perder grasa? Porque este es el nutriente que construye el cuerpo y le permite cambiar su composición para reducir la grasa corporal sin perder masa muscular. La proteína es el único macronutriente que contiene nitrógeno, que en las cantidades adecuadas obliga al cuerpo a utilizar la grasa como fuente de combustible. Cuando el organismo utiliza la grasa como combustible, evita entrar en un estado catabólico en el que descompone el tejido muscular para obtener los aminoácidos que necesita. La quema de grasa como combustible también facilita la eliminación del exceso de grasa y disminuye el apetito: todo son ventajas.

El cuerpo necesita un balance positivo de nitrógeno para pasar a la lipólisis, el proceso biológico por el que se quema la grasa como combustible. Cuando se consumen suficientes proteínas en la dieta para aumentar el contenido de nitrógeno, al cuerpo le resulta más fácil perder grasa y conservar el tejido muscular magro.

Aunque esto parece bastante sencillo, es fácil dejarse engañar por la publicidad. Las empresas alimentarias comercializan numerosos «alimentos saludables» como buenas fuentes de proteínas. Pero el hecho de que un alimento tenga proteínas no significa que sea una buena fuente de estas. Por ejemplo, las almendras contienen proteínas, pero 30 gramos de almendras solo contienen, aproximadamente, 7 gramos de proteínas, 7 gramos de carbohidratos y 16 gramos de grasa. Desde el punto de vista de los macronutrientes, este alimento tiene un 77 % de grasa.

Por eso el enfoque de los macronutrientes te proporciona una verdadera ventaja para cambiar tu físico: cuando prestas atención únicamente a las calorías, y no a los macronutrientes, lo más fácil es que no encuentres el rango ideal para tus objetivos específicos. Para reducir la grasa corporal y ganar o mantener la masa muscular magra es esencial realizar un seguimiento diario del contenido de proteínas. Para añadir tejido muscular magro, tienes que consumir más proteínas de las que tu cuerpo necesita para sus funciones diarias básicas (replicación del ADN, procesos metabólicos, crecimiento normal, reemplazo celular, reparación del tejido muscular, etc.).

Si no consumes suficientes proteínas para satisfacer las necesidades de tu organismo, es posible que pierdas peso, y sin embargo no ganes músculo o no mantengas la masa muscular. Por eso es importante recordar que la pérdida de grasa y la de peso no van necesariamente de la mano. Si restringes las calorías, pero no comes suficientes proteínas, tu cuerpo canibalizará su propio tejido muscular con el fin de conseguir los aminoácidos necesarios para funcionar: eso es el *catabolismo*. Esta es la razón por la que puedes perder peso pero no perder grasa o centímetros, y por la que no te recomiendo que midas tu progreso basándote en la cifra que aparece en la báscula. Podrías estar bajando de peso, pero perdiendo músculo, o ganando peso mientras pierdes grasa. Por eso, para hacer un seguimiento de tu progreso, es mucho mejor recurrir a las mediciones corporales, a las mejoras en la energía y a las fotos. Necesitas crear un balance positivo de nitrógeno –comiendo suficiente proteína– para prevenir el catabolismo y mantener tus músculos magros y firmes, lo que facilitará la eliminación de la grasa no deseada.

Una ingesta insuficiente de proteínas también te impedirá perder grasa si estás sobreentrenando. Es posible excederse en algo bueno, incluido el ejercicio. El entrenamiento de resistencia intenso rompe el tejido muscular. El crecimiento muscular se produce cuando estos tejidos tienen tiempo para recuperarse y reciben suficientes proteínas alimentarias para favorecer la regeneración. Demasiado entrenamiento unido a una escasez de proteínas provoca un balance negativo de nitrógeno.

Es posible excederse con la ingesta de proteínas

Es muy poco probable que sobrepases tu ingesta de proteínas en un plan de nutrición con alto contenido en estos nutrientes cuando suponen más del 35 % de tu consumo total de calorías. Cumplir con unos macros de proteína tan altos no es fácil, por lo que seguramente te costará un poco alcanzar estos valores.

Sin embargo, en la dieta cetogénica, un enfoque dominante de la grasa con niveles modestos de proteína y un contenido muy bajo en carbohidratos, es necesario vigilar la ingesta de proteínas. Aunque por lo general es bueno aumentar el contenido en proteínas, esto contradice la lógica de la cetosis nutricional. Cuando el cuerpo utiliza la grasa como combustible, el contenido en carbohidratos debe ser muy bajo para minimizar los picos de insulina. No obstante, quienes tienen resistencia a la insulina son más propensos a experimentar un pico de insulina *después de consumir altos niveles de proteína*, hasta el punto de que podría sacarlos de la cetosis nutricional.

Esto se debe a que es posible descomponer la proteína en hidratos de carbono a través de la reacción química conocida como *gluconeogénesis* (GNG).[1] Este proceso ocurre cuando el cuerpo crea glucosa a partir de los macros sin carbohidratos, como las proteínas. La GNG no es de por sí algo malo; significa que el cuerpo está creando de forma natural la glucosa que necesita para alimentar partes de los tejidos corporales que no responden a las cetonas. No obstante, esto implica que debes calcular cuidadosamente tu ingesta de proteínas en la dieta cetogénica, si tienes un macrotipo de grasas (como se describe detalladamente en el capítulo cinco).

GRASAS: PARA QUEMAR GRASAS HAY QUE CONSUMIRLAS

Las grasas son el macronutriente de mayor densidad energética, ya que contienen más del doble de calorías por gramo que las proteínas y los hidratos de carbono. Durante mucho tiempo se nos ha enseñado a temerlas porque tienen una mayor cantidad de calorías. Sin embargo, se pueden y se deben consumir grasas como parte de la ingesta diaria de alimentos. El consumo de grasas en la dieta ralentiza los picos de azúcar en la sangre y disminuye la velocidad a la que el cuerpo acumula el exceso de azúcar (glucosa) como grasa corporal.

Existe mucha confusión y muchas informaciones contradictorias en torno al consumo de grasas. A pesar de que el USDA recomienda un enfoque nutricional bajo en grasas y rico en carbohidratos, a la mayoría de la gente *no le funciona* esta estrategia. A lo largo de los años 70, 80, 90 y primera década del 2000, la época de las dietas bajas en grasas, nos enseñaron que la mejor manera de evitar las enfermedades crónicas (como la obesidad, la diabetes y las enfermedades cardíacas) era eliminar las grasas de nuestra dieta. Esto dio lugar a una industria alimentaria completamente nueva, con productos como la leche desnatada y las patatas fritas bajas en grasa. Además, se estigmatizaron los alimentos grasos, como el tocino, la mantequilla, la piel del pollo y el bistec. Se nos hizo creer que estos alimentos eran malos para el corazón y que además nos harían engordar. Los fabricantes agravaron aún más el problema reduciendo el contenido en grasa para crear versiones «bajas en grasa» de los alimentos procesados: ¿te acuerdas de las galletas bajas en grasa que supuestamente podían comerse «sin remordimientos»? El problema es que estos alimentos procesados sustituyeron la grasa por carbohidratos refinados, que disparan la producción de insulina, lo cual (irónicamente) hacía más difícil perder grasa.

La idea de que «la grasa es mala» se basa en estudios anticuados de la pasada década de los cincuenta que implican una correlación entre las enfermedades cardíacas y la ingesta de grasas saturadas.[2] Los científicos basaron esta teoría en un estudio de sujetos de países específicos (Japón, Italia, Reino Unido, Canadá, Australia y Estados Unidos) que tenían tanto niveles más altos de ingesta de grasas saturadas como tasas más elevadas de enfermedades cardíacas. Lo que la mayoría de la población desconoce es que los científicos que informaron de este estudio ignoraron a propósito los datos disponibles de otros dieciséis países que no apoyaban su teoría. Cuando otro grupo de científicos tuvo en cuenta toda la información disponible de un total de veintidós países, la conclusión a la que llegaron fue justo la contraria. Descubrieron que quienes consumían el mayor porcentaje de grasas saturadas tenían *el menor* riesgo de sufrir enfermedades cardíacas.

Desde principios de la primera década del 2000, la investigación ha ido demostrando poco a poco los errores del discurso de «toda la grasa es mala». Sin embargo, el daño provocado por la desinformación sigue produciéndose. Por consiguiente, muchas personas han tenido deficiencias de nutrientes debido a una ingesta insuficiente de grasas unida a un exceso de consumo de carbohidratos refinados, que no han sido capaces de subsanar.

Hoy entendemos que las grasas son necesarias para un estilo de vida y un cuerpo saludables. La realidad es que consumir grasas no activa los desencadenantes hormonales que inician el almacenamiento de grasa corporal. El consumo de carbohidratos, en cambio, activa la insulina, la hormona que acumula la grasa.

Dependiendo del macrotipo que tengamos, algunos necesitamos consumir más grasas que otros macronutrientes. A lo largo de la historia, desde la era paleolítica hasta la época de los modernos programas de nutrición del estilo Atkins y keto, los seres humanos han utilizado la grasa como fuente de combustible. La dieta cetogénica reduce la ingesta de carbohidratos y aumenta la ingesta de grasas, lo que obliga al cuerpo a utilizar la grasa como combustible. Esto facilita la utilización de la grasa corporal acumulada como energía porque tu organismo no tiene necesidad de quemar primero los carbohidratos. En estas circunstancias, cuando el cuerpo detecta que necesita energía, la extrae de la grasa corporal porque se encuentra en un estado de cetosis nutricional. Los científicos desarrollaron por primera vez la dieta cetogénica para controlar la epilepsia, pero más tarde reconocieron su potencial para mitigar los problemas de salud negativos asociados al exceso de insulina.[3]

Cuando se consumen grasas saludables, el cuerpo convierte estas grasas en cetonas en el hígado, que puede utilizar como combustible. Para explicarlo en términos de macronutrientes, la dieta cetogénica es rica en grasas, moderada en proteínas y muy baja en carbohidratos. Esto se traduce en un 70 a 75 % de grasa, un 20 a 25 % de proteína y solo un 5 % de carbohidratos. La mayoría de las personas reaccionan primero a estas proporciones con alarma, diciendo: «¿Cómo voy a vivir con un 5 % de carbohidratos? Eso es como una sola galleta en un día».

Esa es una forma de verlo, pero la dieta keto ofrece la oportunidad de interpretar los carbohidratos de forma diferente. Si solo piensas en los carbohidratos que estás acostumbrado a consumir en exceso, la idea de quitarlos de la dieta puede sonar como una sentencia a pasar hambre. En lugar de pensar en los carbohidratos refinados como las galletas, que te harán superar el 5 % muy rápidamente, piensa en los carbohidratos densos en nutrientes como la col rizada (kale), las espinacas, la rúcula, las coles de Bruselas, la coliflor, el brócoli, las setas, los arándanos y las frambuesas, que son muchísimo más bajos en carbohidratos y más ricos en fibra, lo que te permite consumir más volumen de alimentos con solo cambiar el tipo de carbohidratos que consumes.

Demasiada grasa impide la pérdida de grasa

La mayoría de mis clientes y seguidores cometen el mismo error al tratar de perder peso: comen demasiada grasa junto con carbohidratos refinados y procesados. Antes de que te rasques la cabeza y me digas: «Espera, ¿no acabas de decir que las grasas son buenas y que las necesito?», déjame que te explique. Es verdad que las grasas son buenas para la salud, que tienen muchas propiedades y beneficios maravillosos, por no hablar de que le dan un gusto increíble a la comida. Como siempre, la cuestión es el contexto.

Empecemos con la dieta que se sigue en los países occidentales altamente desarrollados, también conocida como «comer "lo que sea"». Si no tienes la intención de escoger cuidadosamente tus alimentos, terminarás comiendo los que son más fáciles de conseguir, que tienden a ser ricos en grasa, bajos en proteínas y con muchos carbohidratos refinados. Me refiero a la comida rápida, la pasta, los *croissants*, los dónuts, las galletas, los productos horneados, la tarta de queso, los batidos, las patatas fritas, las galletas saladas, las barritas de cereales, los caramelos, las palomitas de maíz del cine y cualquier combinación de ingredientes con un elevado contenido en grasa y en carbohidratos.

Como puedes ver, no es difícil encontrar alimentos ricos en grasas y carbohidratos. Saben bien, son baratos, proporcionan una sensación temporal de bienestar (son alimentos reconfortantes) y los tienes a la vuelta de la esquina. Si recurres a estos alimentos de manera sistemática, déjame decirte que vas de cabeza al fracaso. Se puede perder grasa con una dieta rica en proteínas, baja en grasas y moderada en carbohidratos; y también con un alto contenido en grasas, un bajo contenido en carbohidratos y un contenido moderado en proteínas. **Como no puedes perder grasa es consumiendo mucha grasa y muchos carbohidratos al mismo tiempo.**

Hay algunos problemas que hacen que una dieta rica en grasa y en carbohidratos sea un desastre a la hora de adelgazar. Este estilo de alimentación suele ser bajo en proteínas, lo que le impide al organismo tener un balance positivo de nitrógeno, que necesita para utilizar la grasa como combustible. Además, tendrás altos niveles de insulina y azúcar en la sangre, lo que hace casi imposible quemar tu glucógeno hasta el punto de poder aprovechar la grasa almacenada como combustible. Cuando el nivel de azúcar en sangre es siempre elevado y se come *con frecuencia*, se activan las hormonas para acumular grasa.

La naturaleza adictiva de los alimentos ricos en carbohidratos y grasas somete a tu cuerpo a un carrusel perpetuo de aumento de grasa. Cada vez que comes estos alimentos, se dispara tu insulina, lo que aumenta las ansias de comer determinados alimentos y te hace comer más, en lugar de asentar tus hormonas con niveles más altos de proteína y fibra.

***

Ahora que tienes un conocimiento básico de los macros, vamos a ver la tolerancia a los carbohidratos para ayudarte a determinar si necesitas una dieta más baja, moderada o rica en carbohidratos; ¡puede que los resultados te sorprendan!

4

Descubre tu tolerancia a los carbohidratos

Tal vez, antes de empezar a leer este capítulo, te preocupe que vaya a decirte que dejes de consumir carbohidratos. Pero no te precipites a sacar conclusiones y recuerda que los carbohidratos no son nuestro enemigo. Quizá esto te parezca una contradicción con respecto a lo que has oído hasta ahora. Puede que, como la mayoría de mis clientes, te hayas pasado horas en Internet buscando información sobre qué hidratos de carbono puedes consumir sin que te perjudiquen y en qué cantidades, y te hayas encontrado con respuestas contradictorias, la mayoría sin un fundamento científico. Lo entiendo. Quieres respuestas consistentes. Ya te has cansado de los decepcionantes consejos de tu compañera de trabajo, tu amiga o tu cuñada que pone por las nubes esa dieta con la que perdió 100 kilos, y que al final a ti no te sirve para nada.

La mayoría de mis clientes, para cuando acuden a mí, ya han probado un programa tras otro, sin obtener resultados y, a veces, sin ni siquiera ser capaces de seguir una de esas dietas tan restrictivas que no funcionan en la vida real. Cuando conozcas tu tipo de macro en el siguiente capítulo, podrás diseñar la dieta ideal para ti (no para tu madre, tu hermana o tu mejor amiga). Pero antes de empezar a contar macros, es fundamental entender la variable fundamental que hace que, en muchos casos, nos cueste tanto eliminar los niveles poco saludables de grasa corporal acumulada: la tolerancia a los carbohidratos.

En 2015, empecé a trabajar con una clienta llamada Leann. Parecía estar sana físicamente, pero tras años bregando con las dietas y la pérdida de peso la imagen que tenía de su cuerpo se había distorsionado tanto que durante nuestras dos primeras consultas, ni siquiera me dijo lo que pesaba. Tenía profundas asociaciones negativas con su peso y consideraba que lo mejor para su tranquilidad mental era no pisar la báscula. Después de volver a ver sus fotos de referencia y sus medidas corporales, calculé que tendría entre un 30 y un 35 % de grasa corporal y que debía perder un máximo de 11 kilos. Incluso una sólida reducción de 4,5 a 7 kilos sería más que suficiente para que se sintiera mejor con su físico.

Leann había seguido una dieta paleo y le encantaba la comida. Siempre comía ingredientes de la mejor calidad y disfrutaba cocinando deliciosos platos que no tenían nada que envidiar a los que aparecen en Pinterest. La dieta paleo suele promocionarse como el mejor método para la pérdida de grasa debido a sus altas restricciones de carbohidratos. Sin embargo, en el caso de Leann, sin saberlo, era una dieta demasiado baja en hidratos de carbono para su macrotipo. Cuando empezamos a trabajar juntas, ella tenía mucha confusión con respecto a estos nutrientes.

La intención de la dieta paleo es centrarse en comer alimentos integrales no procesados y evitar los alimentos inflamatorios como el gluten, los lácteos, la soja, las legumbres, los cereales y los azúcares procesados o artificiales. Leann consumía muchas grasas saludables, un nivel moderado o moderadamente bajo de proteínas y un nivel moderadamente bajo de carbohidratos.

No se molestaba en llevar la cuenta de las calorías y nunca tomó en consideración sus macros. Al cabo de dos años de seguir una dieta paleo, no había perdido nada de grasa corporal. De hecho, incluso ganó un poco de peso.

Lo primero que hicimos fue determinar su ingesta calórica diaria. A pesar de que los alimentos que comía eran todos saludables y orgánicos, descubrimos que estaba comiendo más de 3.000 calorías al día y llevaba un estilo de vida relativamente sedentario. Ni siquiera se imaginaba que estaba comiendo tanto. El segundo problema era que seguía una dieta rica en grasas que no se ajustaba a sus necesidades macro. Por último, y lo más importante, comía muy pocos carbohidratos. Su consumo era de menos de 40 a 50 gramos al día, cuando podía permitirse comer más de 150 gramos sin ningún problema. Leann descubrió sorprendida que podía comer más de 150 gramos de hidratos de carbono al día y seguir perdiendo grasa corporal. Cuando ajustamos su macrotipo a su nivel de tolerancia a los carbohidratos, su progreso experimentó un gran avance. En doce semanas, fue capaz de reducir 10 centímetros de cintura mientras consumía más de 1.700 calorías al día. Ahora por fin podía ponerse la ropa que durante más de cinco años le había quedado demasiado ajustada.

En este capítulo, trataremos de los factores que contribuyen a tu tolerancia personal a los carbohidratos, la misma información que impulsó a Leann a salir de su estancamiento y empezar a perder grasa. Con estos conocimientos, podrás establecer el equilibrio de tus macronutrientes dentro de tu macrotipo y asegurarte de que tu consumo de carbohidratos es idóneo para tus objetivos.

La tolerancia a los hidratos de carbono es una medida de la cantidad óptima de hidratos que tu cuerpo es capaz de procesar a nivel bioquímico. En un extremo del espectro, están quienes no pueden procesar los carbohidratos sin que su metabolismo se descontrole (es decir, prediabéticos o diabéticos). Estas personas deben consumir muy pocos carbohidratos. En el otro extremo, están aquellos con una tolerancia muy alta a estos nutrientes, delgados por naturaleza, a quienes les cuesta ganar músculo y peso. Esto deja un amplio rango intermedio, que es donde nos situamos la mayoría.

La tolerancia a los carbohidratos determina el tono de la estrategia nutricional. Durante mis diez últimos años de trabajo con clientes, he descubierto que la evaluación de cómo responde el cuerpo a los carbohidratos constituye la base de un protocolo de nutrición exitoso, tanto en términos de la eficacia de un plan como de la capacidad de una persona para cumplirlo. Tu equilibrio ideal de macronutrientes surge de esta relación bioindividual subyacente entre los carbohidratos y tu metabolismo de la glucosa, las hormonas sexuales y tiroideas, las enzimas digestivas, la salud intestinal y el nivel de actividad. Afortunadamente, no hay un nivel correcto o incorrecto: se trata del nivel apropiado de carbohidratos para *tu* cuerpo.

DESCUBRE TU MACROTIPO: CASOS REALES DE ÉXITO

Nina, macrotipo de grasas

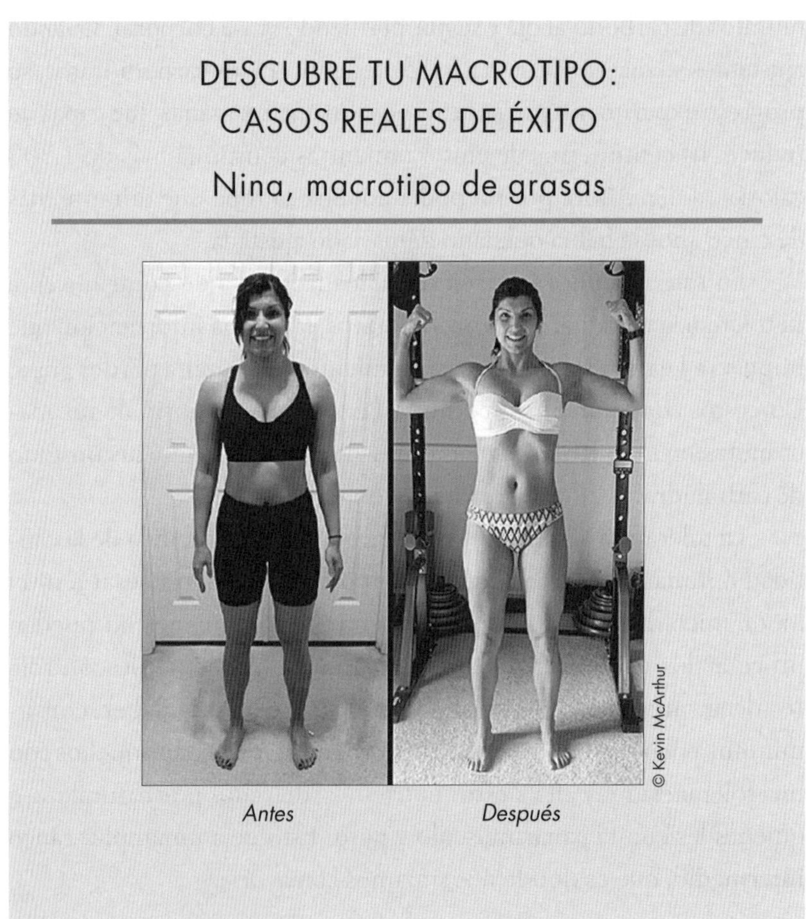

Antes *Después*

© Kevin McArthur

Cuando la conocí, Nina no sabía que tenía problemas de tolerancia a los carbohidratos. No era diabética y nunca se le diagnosticó una A1C alta. Empezó con un enfoque tradicional rico en proteínas y bajo en grasas. Pero experimentó un gran avance cuando redujimos sus carbohidratos y aumentamos su consumo de grasas. Aunque no era prediabética ni tenía una cantidad concentrada de grasa en el torso o en la parte inferior del cuerpo, sus valores de glucosa en sangre en ayunas eran elevados y en su familia había antecedentes de diabetes. Tras bregar con problemas de peso durante años y haber probado planes muy restrictivos y bajos en calorías, ahora se siente como nunca y tiene mejor aspecto que en toda su vida adulta. Tiene un peso saludable y ha mejorado su relación con la comida. Cuando comenzamos a trabajar juntas pesaba casi 66 kilos (tras haber llegado a pesar más de 68 antes de perder peso por su cuenta). A partir de ahí logró bajar 7 kilos y ahora tiene un peso saludable y sostenible de 59 kilos para una altura de 1,67. Desde que se ajustó a su nutrición, ha mejorado su sensibilidad a la insulina, lo que significa que puede tolerar un poco más de carbohidratos de vez en cuando, pero se siente mejor cuando los mantiene moderadamente bajos. Su cintura medía más de 76 centímetros al empezar nuestra colaboración y ahora mide apenas 66.

Hay una serie de factores que influyen en la tolerancia personal a los carbohidratos. Veámoslos detalladamente.

HORMONAS DEL METABOLISMO

La insulina y el glucagón son las dos hormonas más importantes responsables de regular el metabolismo, el azúcar en sangre y las demás macromoléculas (proteínas y grasas). Juntos, participan en un proceso denominado *homeostasis de la glucosa*, lo que significa que ayudan al organismo a mantener la estrecha franja de niveles de glucosa en sangre que necesita para funcionar de forma óptima.

Aunque varias partes del cuerpo pueden emplear proteínas o grasas como combustible, el cerebro y los glóbulos rojos utilizan únicamente glucosa. Para lograr este equilibrio, la insulina facilita la captación de macromoléculas, mientras que el glucagón favorece su descomposición. En otras palabras, la insulina reúne recursos para satisfacer tus necesidades energéticas (lo que puede impulsar el aumento de grasa) y el glucagón gasta esa energía (lo que propicia la pérdida de grasa).

Para entender la pérdida de grasa, solo necesitamos saber cómo se comportan estas hormonas en dos situaciones: cuando la glucosa en sangre es demasiado baja o cuando es demasiado alta. Cuando la glucosa en sangre es baja, el cuerpo se encuentra en un estado de hipoglucemia. En este caso, el páncreas liberará glucagón porque el organismo necesita más azúcar para volver a la homeostasis de la glucosa. La hormona glucagón convertirá entonces las grasas y los aminoácidos (también conocidos como proteínas) en glucosa en un proceso llamado *gluconeogénesis*. A través de este proceso, el glucagón obtiene energía a partir de la grasa corporal, lo que puede ser beneficioso. Sin embargo, si esto se convierte en una estrategia continua, empieza a ser un problema. Consumir demasiados carbohidratos durante mucho tiempo puede hacer que te sientas débil, provocarte niebla cerebral e inducir una sensación general de estar «ido».

Por el contrario, cuando la glucosa es excesivamente alta, la insulina, aliada del glucagón, interviene y la transporta de la sangre a las células. A partir de ahí, el hígado y los músculos almacenan el exceso de glucosa mediante un proceso denominado *glucogénesis*. Cuando el hígado y los músculos están al límite de su capacidad de glucosa, el cuerpo almacena el exceso de hidratos de carbono en forma de grasa.

Si llevas toda la vida luchando contra la grasa corporal, lo más probable es que hayas alterado el estado natural de homeostasis de la glucosa de tu cuerpo. En este capítulo, analizaremos los factores clave que influyen en tu nivel biológico individual de tolerancia a los carbohidratos. De esta manera, podrás averiguar cuál es el rango más apropiado de estos nutrientes que debes consumir para lograr una pérdida de grasa óptima y satisfacer las necesidades de tu cuerpo. Luego, te presentaré un cuestionario para ayudarte a descubrir tu tolerancia a los carbohidratos.

METABOLISMO DE LA GLUCOSA

Los carbohidratos alimentan las reacciones celulares. Cuando consumes un carbohidrato, este se descompone en la sangre en su forma más simple, la molécula de azúcar glucosa. A continuación, el cuerpo transporta la glucosa a las células para impulsar la actividad física. Lo que determina la eficacia del metabolismo de la glucosa es la facilidad con la que puede obtener energía celular a partir de los hidratos de carbono. Los problemas comienzan cuando tus células no son capaces de absorber la energía de la glucosa. Esto puede deberse a varios factores.

La primera causa, tal y como te expliqué en el capítulo tres, es la resistencia a la insulina, que afecta a un tercio de la población de Estados Unidos y otros países occidentales desarrollados.[1] La insulina es una hormona vital que tiene varias funciones reguladoras, una de las cuales es reducir el nivel de azúcar en sangre. Cuando se experimenta un pico de glucemia[*] temporal, el páncreas libera insulina para extraer la glucosa de la sangre y llevarla a las células. Si estas no responden a la insulina, se producen tres problemas: Primero, tus células no pueden recibir la energía que necesitan. Segundo, aunque hayas comido, estarás hambriento a nivel celular, por lo que tu cuerpo seguirá enviándote señales de hambre. Tercero, tu nivel de azúcar en sangre aumenta (esto es tóxico para tu organismo), lo que provoca fatiga y niebla cerebral. En estas circunstancias, como medida de protección,

* N. del T.: Glucosa que circula por la sangre.

el cuerpo elimina el exceso de glucosa de la sangre y lo almacena en forma de grasa.

A veces es difícil saber si tienes resistencia a la insulina, aunque el hecho de que te cueste mucho perder grasa es un signo de que posiblemente tengas este trastorno. Si no estás seguro de que este sea tu caso, ten en cuenta estos primeros síntomas y señales de advertencia:

- Glucosa en ayunas >100mg/dL.
- Niveles de HbA1C >5,7
- Presión arterial >130/80
- Cintura >89 cm para las mujeres y >102 cm para los hombres.
- Colesterol HDL >50mg/dL en mujeres y >40mg/dL en hombres.

Algunos de estos marcadores se determinan en pruebas solicitadas por tu médico en un examen físico de rutina, pero no todos (si te preocupa cada vez más o sospechas que puedes tener resistencia a la insulina, te sugiero que consultes a tu médico y solicites estas pruebas). La resistencia a la insulina es un signo de que el organismo tiene dificultades para gestionar el azúcar en la sangre y la mejor forma de medirla es analizando los niveles de A1C mediante el análisis de sangre de HbA1C. Si tus niveles están entre 5,7 y 6,4, entras en la categoría de prediabético. Si superas el 6,5, se te considera diabético.

Otro factor que puede afectar a la capacidad de tus células para absorber carbohidratos es la cantidad que consumes de estos nutrientes. La mayoría de las veces, cuando le pregunto a alguien cómo responde su organismo a los hidratos de carbono, se apresura a decirme que tiene una baja tolerancia porque se siente hinchado después de comerlos.

Por si no lo sabías, los hidratos de carbono retienen unos 3 gramos de agua por cada gramo de carbohidratos que consumes. Esta es una de las razones por las que el cuerpo prefiere almacenar la energía en forma de grasa en lugar de como carbohidratos. La naturaleza hidrofóbica de las grasas permite almacenarlas de forma más condensada que con los carbohidratos hidrofílicos. Por lo tanto, si acabas de comer una ración de pasta del tamaño de las que se sirven en un restaurante (digamos 100 gramos de carbohidratos) en una sola sesión, esto hará que retengas unos 300 gramos de agua. Por supuesto, te sentirás hinchado. Es posible que esto no tenga absolutamente nada que ver con tu nivel de tolerancia a los carbohidratos.

Un verdadero signo de intolerancia a los carbohidratos es cuando experimentas trastornos incluso al comer porciones modestas de carbohidratos. Si has desayunado tortitas y te sientes cansado antes de la hora de comer o experimentas fatiga, niebla cerebral, hinchazón y tienes hambre justo después de comer, entonces es probable que tengas una verdadera intolerancia a los carbohidratos.

Incluso si tu tolerancia es moderada o moderadamente baja, eso no significa que tengas que seguir un plan de nutrición muy bajo en carbohidratos como la dieta cetogénica. Tu nivel óptimo de carbohidratos puede seguir siendo mucho más alto de lo que crees, una vez que lo hayas equilibrado con los niveles correctos de fibra, proteína y grasa.

Cuando hay que restringir las calorías y los carbohidratos, siempre aconsejo a mis clientes resistir el impulso, lógico, de hacer cambios drásticos en su consumo general a menos que sea absolutamente necesario. Por ejemplo, si tu estilo de vida es sedentario y la mayor parte de tu dieta consiste en carbohidratos bajos en fibra y ricos en azúcar con muchas grasas, hacer incluso unas modestas reducciones en estos nutrientes y comer carbohidratos con más fibra y menos azúcar te ayudará a empezar a perder grasa y, además, te hará sentirte más lleno, de manera que obtendrás los resultados que deseas sin sentir hambre. Me encanta ser testigo de este proceso que, de alguna manera, «contradice» a nuestro sentido común.

DESCUBRE TU MACROTIPO: CASOS REALES DE ÉXITO

Jacqueline, macrotipo de grasas

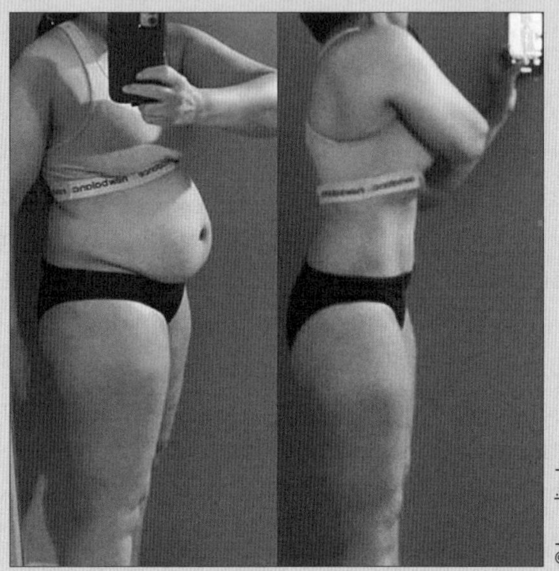

Antes *Después*

Te presento a Jacqueline, una de mis clientas que ha experimentado un avance decisivo en su pérdida de grasa utilizando un plan con predominio de grasas que es ideal para su baja tolerancia a los carbohidratos. Ha perdido 25,4 centímetros de cintura y cerca de 9 kilos en apenas cinco meses. A pesar de su baja tolerancia a los carbohidratos, conseguimos que dos de sus alimentos favoritos más ricos en carbohidratos, el mango y el arroz, se ajustaran a sus macros. A sus cincuenta y seis años, Jacqueline está atravesando la perimenopausia y a punto de entrar en la menopausia, por lo que la se ha vuelto más complicada. Hemos logrado sortear esos obstáculos aumentando sus grasas y reduciendo sus carbohidratos, lo que le ha permitido adelgazar de forma constante y sostenible. Gracias a este plan de alimentación, ha logrado superar fácilmente las dificultades que conllevan los desequilibrios hormonales.

La pérdida de grasa con una baja tolerancia a los carbohidratos no siempre consiste en comer menos, sino en comer bien. Aunque tengas una baja tolerancia a los carbohidratos, no hace falta que los elimines de tu vida.

HORMONAS SEXUALES

Como vimos en el capítulo dos, las hormonas sexuales desempeñan un papel muy importante en la distribución y acumulación de la grasa corporal. Entonces, ¿qué tienen que ver estas hormonas con la insulina y la tolerancia a los carbohidratos?

Todas las hormonas del cuerpo determinan la forma en que este reacciona ante los alimentos. La insulina no funciona de forma aislada. Cuando las hormonas sexuales se desequilibran, provocan cambios en el estado de ánimo, el estrés, el metabolismo y la digestión, entre otras funciones. Las hormonas sexuales pueden desequilibrarse, independientemente del sobrepeso, debido a factores del estilo de vida como el estrés crónico, la mala calidad del sueño, el consumo habitual de alcohol y la ingesta de demasiados carbohidratos refinados. Con el tiempo, estos factores afectan al organismo. Si tus hormonas sexuales están desequilibradas, no eres único.

Tendemos a pensar solo en las expresiones más extremas de los desequilibrios de las hormonas sexuales. Cuando el estrógeno es excesivamente alto, nos viene a la mente la perimenopausia o el síndrome de ovario poliquístico (SOP). Cuando es demasiado bajo, pensamos en la menopausia. Lo mismo ocurre con los hombres. Cuando la testosterona es muy baja, nos viene a la mente la disfunción eréctil y la obesidad. Cuando es demasiado alta, pensamos en la calvicie, los cambios de humor agresivos y el crecimiento muscular exagerado. No tenemos en cuenta el contexto más amplio de cómo el estrógeno y la testosterona interactúan con la insulina y su capacidad para regular la glucosa en sangre.

El impacto del bajo nivel de estrógenos en la tolerancia a los carbohidratos

El estrógeno es la hormona más importante en las mujeres para regular el estado de ánimo y la salud reproductiva. Sus niveles disminuyen en función de la época del mes, el SOP o la menopausia. La disminución de los niveles estrogénicos provoca síntomas como periodos irregulares, baja fertilidad, mala calidad del sueño, sequedad vaginal, infecciones del tracto urinario y aumento del apetito.

Las mujeres en edad fértil pueden experimentar problemas de tolerancia a los carbohidratos en distintos momentos de su ciclo menstrual. Los días uno a catorce del ciclo (siendo el día uno el inicio de la regla), denominados *fase folicular*, designan el tiempo que transcurre entre el inicio de la regla y el día en que la mujer ovula. Durante este tiempo, los niveles de estrógeno aumentan con el fin de preparar al cuerpo para liberar un óvulo y se es más sensible a la insulina. Esto es bueno, porque significa que la resistencia a la insulina ha disminuido y el organismo tiene una mayor tolerancia a los carbohidratos. Para quienes son muy sensibles a la ingesta de carbohidratos, esto tiene importancia, ya que es recomendable programar las comidas ricas en carbohidratos para la primera mitad del ciclo.

Una vez que la mujer ovula (libera un óvulo que está preparado para la fecundación), sus niveles de estrógeno disminuyen y, como resultado, aumenta su apetito. Esto marca el comienzo de la segunda mitad del ciclo menstrual, llamada *fase lútea*. En esta parte del ciclo es cuando aparece el síndrome premenstrual y las mujeres experimentan los correspondientes incrementos en la sensación de hambre.[2] Este aumento del apetito tiene dos causas: en primer lugar, el cuerpo gasta más energía debido a los cambios hormonales. En segundo, cuando los niveles de estrógeno disminuyen, la resistencia a la insulina se incrementa. El organismo no solo quema más calorías, sino que su capacidad para procesar los carbohidratos disminuye. Cuando esto ocurre en una mujer que ya tiene una baja tolerancia a los carbohidratos, lo mejor que puede hacer es controlar los antojos con un aumento de las grasas y las proteínas de la dieta y con carbohidratos que no eleven sus niveles de insulina, como las verduras.

Los niveles bajos de estrógeno también podrían ser consecuencia del síndrome de ovario poliquístico, el trastorno endocrino que afecta a las mujeres con mayor frecuencia. El SOP puede provocar una disminución de la fertilidad, vello facial excesivo, periodos irregulares y aumento de peso. Las mujeres que padecen esta enfermedad tienden a experimentar resistencia a la insulina y a presentar niveles más elevados de testosterona. Los niveles de tolerancia a la glucosa empeoran en unos dos tercios de quienes sufren el SOP.[3] Este desequilibrio hormonal lleva al cuerpo a sentir intensos antojos de carbohidratos. Irónicamente, aunque el organismo anhele los hidratos de carbono, no es capaz de asimilarlos debido a los desequilibrios hormonales. ¡La receta perfecta para la frustración! Afortunadamente, la combinación de una estrategia nutricional de baja tolerancia a los carbohidratos, los cambios en el estilo de vida y una medicación supervisada por el médico permiten contrarrestar este ciclo de masoquismo hormonal.

DESCUBRE TU MACROTIPO: CASOS REALES DE ÉXITO

Kandis, macrotipo de grasas/ bajo en carbohidratos

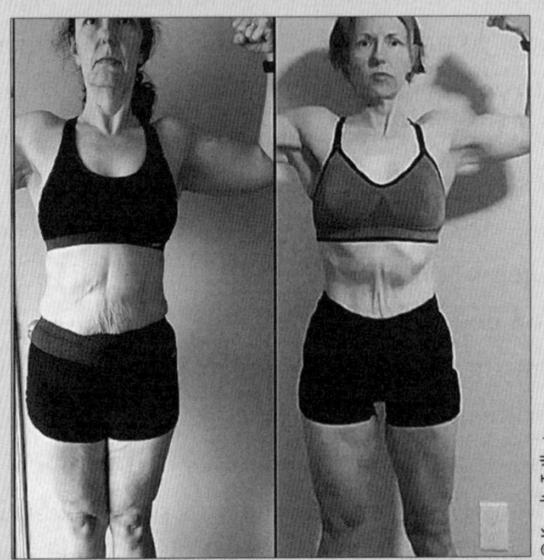

Antes *Después*

Kandis y yo hemos trabajado juntas durante más de dos años, enfrentándonos a una amplia gama de trastornos de salud, desde desequilibrios hormonales hasta fibromialgia, y a diversas intolerancias alimentarias. Como mesomorfa, comenzó con un plan de carbohidratos mucho más moderado, pero consiguió los mejores resultados cuando bajamos sus niveles de estos nutrientes. Trabajar con clientes como Kandis, que no se ajustan al modelo típico de macros, es lo que me inspiró a escribir este libro: ella es la prueba evidente de que la tolerancia a los carbohidratos constituye un factor importante y puede determinar el éxito de un plan. Tras algunas pruebas y errores, descubrimos que lo que mejor le sienta es seguir un protocolo cetogénico en el que se alimenta de grasas y no de carbohidratos. Uno de los aspectos más importantes de la transformación de Kandis es que se produjo en dos fases. La primera fue su esfuerzo inicial de perder peso para reducir la grasa corporal; la siguiente tuvo como objetivo aumentar su ingesta de calorías y añadir masa muscular, lo que fue posible con la dieta cetogénica. Mientras perdía grasa, su consumo diario oscilaba entre 1.400 y 1.750 calorías. Ahora hemos pasado de las 1.400 calorías a las 2.600, con 1,70 de estatura y 61 kilos aproximadamente. Se siente más fuerte que nunca y tiene cincuenta años. ¡Es un ejemplo de alguien que ha seguido el estilo de vida cetogénico y no tiene intención de dejarlo!

Otra causa de los niveles bajos de estrógeno es la menopausia, tanto natural como quirúrgica. La menopausia es cuando una mujer ha pasado doce meses sin un ciclo menstrual, y marca el final de la ovulación mensual y la fertilidad. Los efectos de la menopausia también pueden producirse antes si la mujer se somete a una operación de extirpación de ovarios. Durante la menopausia, el cuerpo produce menos estrógenos y testosterona, lo que provoca una disminución de la libido, sofocos, aumento de peso y cambios de humor. Se podría pensar que el fin de la menstruación no supone ningún problema; sin embargo, la menopausia es todo lo contrario.

Entonces, ¿qué relación tiene el estrógeno bajo con la insulina? Cuando las hormonas sexuales disminuyen, se producen fluctuaciones en el nivel de azúcar en la sangre, lo que provoca antojos erráticos. Controlar el azúcar en la sangre es fundamental para sobrellevar el periodo de la menopausia y los años que la preceden. Ya no puedes elegir alimentos al azar sin tener en cuenta el impacto que van a tener en tus hormonas. No merece la pena la satisfacción temporal que te producen por la ansiedad que se genera después. A diferencia de lo que ocurría en los años en los que eras fértil, engordar más de 2 kilos en un largo fin de semana puede provocar un aumento de peso de más de 11 kilos en las semanas y meses siguientes. La menopausia no te permite el lujo de poder recuperar la línea con la misma facilidad que cuando eras más joven.

Cuando descienden los niveles de estrógeno, el cuerpo se vuelve más resistente a la insulina. Esto significa que las células de los músculos, el hígado y el cerebro necesitan más insulina por unidad de glucosa en la sangre para transportar esa glucosa a las células. A consecuencia de ello, el azúcar permanece más tiempo en la sangre, por lo que aumenta la probabilidad de que el organismo lo acumule en forma de grasa.

Para comer con niveles bajos de estrógeno es necesario tomar decisiones conscientes. En general creemos que solo ganamos grasa cuando comemos alimentos con una densidad de nutrientes obviamente baja, como los dónuts o las patatas fritas, pero cuando los niveles de estrógeno son bajos, incluso un desayuno de yogur y avena estimulará las hormonas que hacen que ganemos grasa. Y lo que es peor, si has llegado al punto en que has acumulado un nivel incómodo de grasa en el vientre, tus antojos podrían ser aún más fuertes porque tu cuerpo está enviando señales fuertes y claras de que quiere azúcar. No es que seas débil ni que te hayas vuelto loca; simplemente ya no controlas tu nivel de azúcar en la sangre.

El impacto del estrógeno elevado en la tolerancia a los carbohidratos

«Estrógeno elevado» significa un nivel alto en relación con el de la progesterona, es decir, la dominancia de estrógenos, sobre la que hablamos en el capítulo dos. Si no se trata, la dominancia estrogénica puede provocar cáncer de mama y de ovarios. En ocasiones, las menstruaciones irregulares o la ausencia de ellas desencadenan la dominancia de estrógenos, ya que el cuerpo no recibe el pico habitual de progesterona que se produce tras la ovulación. Recuerda que no solamente los ovarios producen estrógenos, sino también las células grasas. Si tus niveles de grasa corporal aumentan, también lo harán los niveles de estrógeno.

El exceso de estrógenos provoca problemas de salud como el aumento de peso, un sangrado anormal, dolor y sensibilidad en los senos, fatiga, hinchazón, depresión y cambios de humor. En el caso de la dominancia de estrógenos, la prioridad de una mujer debería ser siempre reequilibrar sus niveles de estrógenos antes de centrarse en perder peso. Si se precipita y se centra en adelgazar reduciendo sus calorías, acabará eliminando los nutrientes vitales que necesita para mantener sus hormonas equilibradas, y esto crea un círculo vicioso. Si tienes dominancia de estrógenos, en lugar de reducir arbitrariamente las calorías y los carbohidratos, te recomiendo que te centres en la calidad y la cantidad de carbohidratos y que elimines deliberadamente todos los azúcares procesados, la cafeína y el alcohol. Esto tampoco significa que puedas comer todos los hidratos de carbono que te apetezca; en este caso, lo mejor son unos niveles moderados o moderadamente baos de carbohidratos.

El impacto de la baja testosterona en la tolerancia a los carbohidratos

Los niveles de testosterona son por naturaleza más bajos en las mujeres que en los hombres, pero ellas también necesitan esta hormona para mantener una libido saludable, generar nuevas células y apoyar el desarrollo de otras hormonas. Cuando algo afecta a los ovarios o a las glándulas suprarrenales, los niveles de testosterona descienden por debajo del rango saludable. La testosterona también puede bajar cuando las mujeres experimentan déficits calóricos extremos durante periodos prolongados (esto, sumado a la pérdida de masa muscular, es otra razón por la que las dietas extremas no son idóneas ni buenas para la salud). Los médicos a menudo diagnostican erróneamente la baja testosterona en las mujeres como estrés o depresión, lo que hace que estas se culpen a sí mismas de un problema hormonal que no tiene nada que ver con el estado de ánimo. Para las mujeres con testosterona baja, lo ideal es consumir una cantidad moderada de carbohidratos de calidad, que ayudarán al cuerpo a recuperar el equilibrio hormonal.

La testosterona es la principal hormona sexual de los hombres. Necesitan unos niveles mucho más elevados de esta hormona para fomentar un impulso sexual saludable, mantener los músculos y ayudar al cuerpo a metabolizar la grasa. Según el *Journal of Clinical Endocrinology*, los hombres experimentan un descenso del 25 % de la testosterona en las dos horas siguientes al consumo de 75 gramos de azúcar, independientemente de que tengan o no problemas preexistentes para metabolizar la glucosa.[4] Incluso los hombres sanos de entre veinte y treinta y nueve años experimentaron este descenso brusco de la testosterona. Como ejemplo, una lata de 350 mililitros de Red Bull contiene 37 gramos de azúcar. Beber apenas dos latas de esta bebida azucarada puede acarrear una serie de problemas de salud reproductiva en los hombres, como la disminución de la testosterona y el recuento de espermatozoides. Los hombres con niveles bajos de testosterona suelen experimentar una reducción de los niveles de tolerancia a los carbohidratos, un aumento de la grasa corporal (sobre todo de la grasa visceral) y una mayor resistencia a la insulina.[5]

Antes de que decidas prescindir enteramente de los carbohidratos y los taches de asesinos de la testosterona, recuerda que esto se refiere específicamente a los carbohidratos refinados en grandes dosis. Con una dieta rica en carbohidratos de digestión lenta, bajos en azúcar y ricos en fibra se pueden mantener los niveles máximos de testosterona. Aquí se incluyen los carbohidratos complejos como las verduras, la fruta y los cereales integrales.

DESCUBRE TU MACROTIPO: CASOS REALES DE ÉXITO

Justin, macrotipo de proteínas

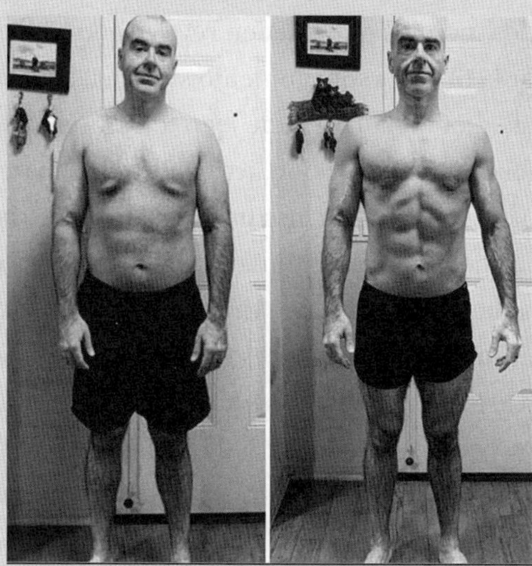

Antes *Después*

Te presento a Justin, que acudió a mí con el deseo de conseguir un físico esbelto y, a la vez, musculoso. Ya estaba familiarizado con el gimnasio y con el *running*, pero le faltaban algunas piezas para poder ver los resultados que tanto deseaba. El mayor cambio fue comer más de lo que creía que necesitaba. Pasó de 96 kilos a 83. Durante este tiempo, disminuyó su cintura de 89 centímetros a 72 mientras remodelaba el pecho y la espalda a 104 centímetros. Necesitaba un alto nivel de proteínas, un nivel de grasas bajo y comer carbohidratos con moderación. Una vez que se ajustó a sus macros y adoptó un enfoque de nutrición basado en las proteínas progresó sin problemas. A lo largo de este programa sus calorías oscilaron entre 1.900 y 2.400, y no experimentó hambre ni antojos de azúcar durante todo el proceso.

HORMONAS TIROIDEAS

Piensa que tu tiroides es como la luz de «verificación del motor» del coche. Cuando se enciende, puedes seguir conduciendo durante unos días sin problemas, a veces incluso unas cuantas semanas si lo apuras. Sin embargo, a la larga, significa que algo va mal y tendrás que arreglarlo antes de que se convierta en un problema mucho más grave. Algunos de los indicios que pueden revelar que ha llegado el momento de revisar la tiroides son: aumento sustancial de peso (sin ningún cambio en la dieta o la rutina de ejercicios), sensación de fatiga extrema, ausencia de menstruación, irritación o hinchazón de la piel, adelgazamiento del cabello o incluso una sensación de tristeza excesiva o depresión. Si tienes estos síntomas, la mejor manera de determinar la presencia de un problema de tiroides es analizar los niveles de la hormona estimulante de la tiroides (TSH, por sus siglas en inglés) en la sangre. En este caso, las lecturas altas indican una función tiroidea baja. Un rango saludable para la TSH está entre 0,5 y 5,0 mIU/L, mientras que, para un médico, cualquier nivel superior a 4,5 mIU/L es un signo de tiroides hipoactiva. Cualquier valor de 0,5 mIU/L o inferior indica una tiroides hiperactiva.

La enfermedad de la tiroides es grave y a menudo requiere medicamentos o intervención médica para su tratamiento, así que asegúrate de consultar con tu médico si sospechas que sufres algún trastorno relacionado con esa glándula.

Esta dolencia también puede afectar a tu tolerancia a los carbohidratos, así que si te diagnostican tiroides hiperactiva o hipoactiva, aquí tienes las mejores estrategias que puedes seguir.

El mejor enfoque de los carbohidratos para el hipotiroidismo

Cuando tienes una escasa producción de hormonas tiroideas, tu cuerpo entra en una crisis de energía. Te sientes tan débil y cansado que te cuesta mantener la energía incluso para las funciones básicas, por no hablar de hacer ejercicio. En este caso, no puedes, repito, *no puedes*, poner en práctica los mismos principios que alguien con un metabolismo sano. Además de los escasos niveles de energía, los síntomas comunes de una producción tiroidea baja son piel seca, sensación de frío, disminución de la libido, periodos menstruales abundantes, uñas quebradizas, estreñimiento y, por último, aunque no menos importante, aumento de peso inexplicable.

Es raro que alguien tenga un problema de tiroides que se origine en la propia glándula tiroidea. Más del 90 % de las veces, estos problemas provienen de trastornos de salud subyacentes. Por eso, hay un gran debate entre los investigadores de la nutrición con respecto al nivel apropiado de hidratos de carbono para quienes sufren una disfunción tiroidea. Para entender el rango adecuado de ingesta de carbohidratos, hemos de profundizar en el estudio de las hormonas tiroideas, en cómo funcionan y en qué factores afectan a su funcionamiento, así como en lo que dicen sobre ellas las investigaciones y en cómo esto guarda relación con tu situación específica.

La glándula tiroides, situada en la parte delantera del cuello, es la responsable de controlar el metabolismo y segregar las hormonas tiroideas T3 y T4. Si el cuerpo no genera suficientes hormonas tiroideas, esta afección se denomina *hipotiroidismo*. Parte de la función de esta hormona tiene lugar en el intestino, los músculos, el corazón y los nervios, pero la mayor parte se desarrolla en el hígado. Por lo tanto, si tu hígado no está sano, podrías padecer hipotiroidismo. Hay varias cosas que impiden el buen funcionamiento del hígado, como el estreñimiento, la cirugía de la vesícula biliar o el deterioro de su función, el estrés suprarrenal o las deficiencias de yodo. Los niveles altos de estrógeno o la dominancia estrogénica también suelen causar una baja producción de hormonas tiroideas, ya que estas compiten por los mismos receptores. Debido a que muchas partes del cuerpo interactúan con la tiroides, puede ser complicado entender la relación de esta glándula con la tolerancia a los carbohidratos.

Un cliente me dijo una vez: «La sensación que produce el hipotiroidismo es literalmente como no tener metabolismo». Como imaginarás, vivir así tiene que ser espantoso, y además dificulta enormemente la eliminación de la grasa. Sé que quienes padecen este trastorno están más preocupados por el aumento de peso, pero antes de centrarte en adelgazar, tienes que alcanzar un punto en el que te sientas mejor.

De hecho, lo *peor* que se puede hacer con el hipotiroidismo es seguir una dieta muy baja en calorías. Cuando se come por debajo del nivel de calorías que el cuerpo necesita para funcionar, este reduce el metabolismo y se queman menos calorías. Y la segunda peor medida que se puede tomar es consumir los tipos de calorías equivocados. Si sufres hipotiroidismo, debes eliminar los carbohidratos inflamatorios, específicamente el gluten, los lácteos y la soja, y los alimentos que inhiben la producción de yodo, como las verduras crucíferas y los nitratos.[6]

En un estudio de larga duración llamado Estudio Vermont, los investigadores descubrieron que las modificaciones en la dieta desencadenan los correspondientes cambios en los niveles de la hormona tiroidea.[7] En concreto, comprobaron que el aumento de la ingesta calórica conduce a un incremento de los niveles de la hormona T3. Su conclusión general, que ha sido confirmada por otros estudios, es que los hidratos de carbono son esenciales para el funcionamiento óptimo de la tiroides.[8, 9] Por esta razón, hay algunos motivos de preocupación para las personas con hipotiroidismo que siguen criterios muy bajos en carbohidratos.

Con independencia de la ingesta de hidratos de carbono, los niveles de T3 disminuirán si no se come lo suficiente. Sin embargo, determinados carbohidratos pueden provocar una inflamación intestinal, que a su vez disminuye aún más los niveles de la hormona tiroidea. Quizá esto te haga pensar que es necesario reducir los carbohidratos, pero en realidad los que causan los problemas son los alimentos inflamatorios, no los niveles de hidratos de carbono.

Existe cierta controversia entre los expertos con respecto al nivel apropiado de carbohidratos para el hipotiroidismo. Algunos abogan por enfoques muy bajos en carbohidratos, específicamente keto, porque sostienen que la mayoría de las dietas bajas en calorías tienden a ser también bajas en carbohidratos, y que los niveles más bajos de T3 no son algo tan malo si conducen a esa pérdida de peso tan deseada.

Dicho esto, no recomiendo la dieta cetogénica como punto de partida si tienes hipotiroidismo. Los protocolos muy bajos en carbohidratos no siempre son sostenibles a largo plazo, y aunque pierdas peso durante unos meses, eso no significa que vayas a ser capaz de mantenerlo. Además, si tu objetivo es ganar músculo magro, es posible que tengas problemas con la recuperación de los entrenamientos. He tenido clientes con hipotiroidismo a los que les ha ido bien la dieta cetogénica, pero es importante señalar que han combinado este estilo de alimentación con una medicación supervisada por un médico y que han tenido que seguirla durante años. Basándome en mi experiencia, puedo decir que son la excepción a la regla.

Te sugiero que empieces por eliminar los carbohidratos refinados y los alimentos inflamatorios para restablecer el funcionamiento adecuado de la tiroides. Si tu estado sigue sin mejorar después de encontrar un cuidadoso equilibrio de macros, te recomendaría probar un enfoque cetogénico, pero solo como último recurso. Lo que más me importa es que tu progreso se mantenga a largo plazo, no que pierdas unos cuantos kilos rápidamente y tu salud general siga sufriendo.

El mejor enfoque de carbohidratos para el hipertiroidismo

A diferencia del hipotiroidismo, el hipertiroidismo ocurre cuando la tiroides produce un exceso de hormona tiroidea. La causa principal del hipertiroidismo es una afección conocida como enfermedad de Graves, un trastorno autoinmune en el que los anticuerpos promueven la producción excesiva de hormonas. Los afectados describen el hipertiroidismo como una sensación de «metabolismo acelerado». Esta enfermedad está asociada a la pérdida de peso, lo que podría parecer positivo, pero si no se trata, provoca graves problemas de salud, como afecciones cardíacas y fragilidad ósea. Los síntomas del hipertiroidismo son: frecuencia cardíaca elevada, diarrea, pérdida de peso repentina y sudoración. Numerosos estudios han demostrado que está relacionado con la resistencia a la insulina.[10] El exceso de hormona tiroidea puede alterar la homeostasis de la glucosa, y esto modifica la forma en que el organismo procesa los carbohidratos.

Desde el punto de vista nutricional, la mejor medida para tratar el hipertiroidismo es consumir micronutrientes específicos, como alimentos bajos en yodo y ricos en calcio, selenio, hierro y vitamina D. Dado que los carbohidratos pueden aumentar la producción de la hormona tiroidea, lo lógico es pensar que una dieta personalizada de estilo cetogénico será eficaz para quienes padecen hipertiroidismo. Sin embargo, si el régimen de alimentación keto no te acaba de convencer, también te funcionará bien un plan de nutrición bajo en carbohidratos que no contenga cafeína, gluten ni verduras crucíferas. Restringir la ingesta de hidratos de carbono es el enfoque más práctico para controlar esta afección y es bueno para la baja tolerancia a los carbohidratos.

ENZIMAS DIGESTIVAS

Una de cada cuatro personas experimenta indigestión de forma habitual.[11] Se asocia con síntomas como una incómoda sensación de saciedad después de comer, hinchazón o incluso náuseas cuando se come en exceso, por lo que tendemos a pensar que la indigestión no es una afección grave. Sin embargo, estos síntomas podrían ser señales tempranas de advertencia de que existe un problema subyacente.

Las enzimas digestivas son una parte crucial del metabolismo de los carbohidratos. La amilasa, la enzima digestiva que ayuda a descomponer los carbohidratos en glucosa, comienza su trabajo en el momento en que los carbohidratos llegan a la lengua. Si tu madre te decía que masticaras la comida antes de tragarla, te estaba ayudando, puede que sin saberlo, a absorber mejor los carbohidratos, ya que así les dabas a tus enzimas salivales de amilasa más tiempo para actuar. Como esta etapa de la predigestión solo dura unos segundos, a menudo pasamos por alto su importancia; sin embargo, prepara el terreno para que la amilasa pancreática termine el proceso de descomposición de los carbohidratos en glucosa a su paso por el intestino delgado.

La cantidad de amilasa varía de una persona a otra. Un nivel bajo de esta enzima se traduce en una menor tolerancia a los carbohidratos, y cuando sus niveles son altos hay una mayor tolerancia a los carbohidratos. Las investigaciones demuestran que los niveles bajos de amilasa son uno de los principales factores que contribuyen a la obesidad, el síndrome metabólico y la diabetes de tipo 2.[12] A quienes tienen niveles bajos de esta enzima les cuesta mucho la digestión de los carbohidratos; en cambio, para quienes tienen niveles adecuados de amilasa, digerir estos nutrientes es coser y cantar.

Antes de pedir una caja de enzimas de amilasa por Internet, ten en cuenta que un nivel alto de amilasa no te permite comer cualquier cantidad de hidratos de carbono alegremente. Los suplementos de amilasa son ideales para aliviar las molestias digestivas de quienes tienen problemas evidentes de tolerancia a los carbohidratos o para ayudar ocasionalmente a la digestión si has consumido más de lo que tu cuerpo puede soportar.

El principal determinante del nivel de amilasa es la genética, pero hay casos en los que factores del estilo de vida como el alcoholismo, los trastornos alimentarios o una alimentación constante de baja calidad causan niveles anormales de amilasa. Aun así, para la mayoría de las personas, los niveles de amilasa salival y pancreática son genéticos, lo que significa que su capacidad para tolerar los carbohidratos quizá no se deba únicamente a la dieta y el ejercicio. En el caso de aquellos que no pueden perder peso ni siquiera con ejercicio regular y una alimentación saludable, es posible que el motivo sea su nivel genético de amilasa.

Esta predisposición se puede medir con pruebas genéticas. El principal gen que determina la cantidad de amilasa salival se conoce como *AMY1*. Los individuos con más copias de este gen producen más amilasa salival y, como resultado, tienen una mayor tolerancia a los carbohidratos. Los investigadores han descubierto una correlación directa entre el número de copias del gen *AMY1* y el tiempo transcurrido desde que los antepasados de una persona pasaron de ser cazadores-recolectores a organizarse en sociedades basadas en la agricultura.[13] Las sociedades agrícolas, como las asiáticas, evolucionaron para tener más copias del gen y, por tanto, mayores niveles de tolerancia a los carbohidratos. Por el contrario, las personas con niveles bajos de amilasa han heredado unos antecedentes dietéticos en los que sus antepasados dependían más de los ácidos grasos como fuente de combustible.[14]

SALUD INTESTINAL

Es fácil confundir un problema de salud intestinal con una intolerancia a los carbohidratos. Por ejemplo, si desayunas galletas y antes del almuerzo ya tienes gases e hinchazón, eso no significa que la única manera de evitarlo sea eliminar los carbohidratos. La causa principal de la mayoría de los problemas de salud intestinal es un desequilibrio bacteriano. Cuando veo a un cliente que experimenta hinchazón, indigestión, un estancamiento en la pérdida de grasa o un aumento de peso inesperado en un déficit calórico (cuando no es ese momento del mes), me fijo en sus reacciones a los alimentos específicos antes de decidir cambiar sus proporciones de macros.

Las complicaciones en el intestino surgen como resultado de la inflamación. Esto podría ser debido a beber alcohol en exceso, tomar antibióticos, fumar, dormir poco, sentir mucho estrés o comer alimentos procesados y refinados. Con el tiempo, esto puede desembocar en el síndrome del intestino permeable, en el que el revestimiento del intestino comienza a deteriorarse, provocando un alto grado de permeabilidad desde el intestino al torrente sanguíneo. Cuando esto sucede, los ingredientes nocivos se filtran en el torrente sanguíneo, dando lugar a la inflamación. Si tienes un intestino permeable, lo mejor es evitar los cereales integrales, el gluten, los lácteos, los azúcares refinados, las carnes procesadas y la soja, porque pueden ser inflamatorios. Esto no siempre significa que debas consumir pocos carbohidratos, lo que es fácil que ocurra por accidente cuando eliminas estas fuentes habituales de carbohidratos.

Hacer frente a un trastorno autoinmune constituye un reto y dificulta aún más la pérdida de peso. La medicación por sí sola no es suficiente para manejar este tipo de trastornos, y la nutrición puede ser tu mayor aliado o tu mayor enemigo.

Para reducir la inflamación es esencial conocer los alimentos desencadenantes,* y esto es mucho más complicado que abstenerse de probar las comidas que obviamente te perjudican, como los alimentos procesados y refinados. Cuando las bacterias del intestino están desequilibradas, el cuerpo no es capaz de regular el azúcar en la sangre ni de absorber los nutrientes de forma óptima. En estos casos, el objetivo principal es controlar las bacterias intestinales en general prescindiendo de los alimentos que introducen bacterias perjudiciales y comiendo los que reducen la inflamación. Esto significa eliminar los productos lácteos, la soja, el gluten, los cereales y la carne de animales alimentados con maíz, así como las solanáceas y los alimentos con alto contenido en FODMAP. FODMAP es el acrónimo en inglés de oligosacáridos, disacáridos, monosacáridos y polioles fermentables; son una clase muy específica de moléculas de carbohidratos que tienden a perturbar la función intestinal saludable.[15] Si experimentas trastornos digestivos comunes como hinchazón, abdomen

* N. del T.: Los alimentos llamados «desencadenantes» o «activadores» son cualquier alimento que «desencadena» una respuesta emocional, compulsiva o alérgica.

distendido, síndrome del intestino irritable (SII), gases dolorosos o diarrea, procura cambiar tu dieta para tomar alimentos bajos en FODMAP.[16] Cualquiera que consulte una lista de alimentos con alto contenido en FODMAP se sorprenderá al ver que alimentos que parecen buenos y saludables, como el ajo, la cebolla, las manzanas, el mango, la coliflor y los espárragos, forman parte de una lista exhaustiva de alimentos que deben evitarse, al menos temporalmente, hasta recuperar el equilibrio intestinal. Ten en cuenta que mucha gente que tiene problemas de este tipo es posible que no pueda volver a consumir alimentos FODMAP sin sufrir molestias.

Aquí es donde resulta muy aconsejable trabajar con un nutricionista para escoger los carbohidratos que no inflaman tu intestino. Aunque hay pruebas anecdóticas que demuestran que un consumo muy bajo de carbohidratos, o incluso una dieta cetogénica, puede resultar útil para quienes sufren enfermedades autoinmunes, en realidad no es tan sencillo. La reducción de los carbohidratos disminuye la insulina. Bajar los niveles de insulina cuando el sistema inmunitario está debilitado podría complicar aún más la situación del sistema endocrino, que necesita la insulina para sus funciones vitales. Lo mejor es empezar con una cantidad moderada de carbohidratos no inflamatorios como punto de partida.

¿CUÁL ES TU TOLERANCIA A LOS CARBOHIDRATOS?

Cada persona tiene un punto de inflexión en el que la ingesta de carbohidratos pasa de ser algo bueno que ayuda a construir músculo a superar la capacidad del cuerpo para metabolizarlos, de modo que la insulina se convierte en una hormona que almacena grasa. La cantidad de carbohidratos que hay que consumir para llegar a este punto varía de unos a otros en función de su tolerancia general a los carbohidratos, la cantidad de ejercicio que realizan y la cantidad de energía que exigen sus niveles de actividad. Si consumes más carbohidratos de los que quemas y no realizas un entrenamiento de resistencia a un nivel que estimule el crecimiento de tus músculos, tu cuerpo almacenará este exceso de hidratos de carbono como grasa para un futuro uso energético.

Entonces, ¿cuánto es demasiado? La cantidad de glucógeno que puede almacenar el cuerpo varía de una persona a otra. Un buen efecto secundario del entrenamiento es que estos límites se expanden cuando se añade masa muscular. La capacidad total de almacenamiento de glucógeno de un adulto medio es de entre 400 y 700 gramos (lo que supone entre 1.600 y 2.800 calorías de carbohidratos). Alrededor del 80 % de esas calorías se acumula en las células musculares, el resto se deposita en el hígado y hay pequeñas cantidades acumuladas en la sangre. Con un entrenamiento intenso de más de noventa minutos al día, puedes aumentar tu capacidad de almacenamiento de glucógeno en un 15 % aproximadamente.

Si no entrenas de forma habitual o si *nunca* haces ejercicio a un nivel que requiera que tu cuerpo recurra a tus reservas de carbohidratos, cualquier consumo de estos nutrientes por encima de tus límites personales de glucógeno se acumulará como grasa. Es importante tener presente esto al pensar en la cantidad de calorías que necesitas quemar para agotar tus reservas de carbohidratos. La mayoría de la gente *sobrestima* las calorías que quema con la actividad y *subestima* la cantidad de carbohidratos que de verdad consume. Lo que para ti es una baja tolerancia a los carbohidratos en realidad puede que solo sea que estás sobrepasando los límites de carbohidratos y no seas lo suficientemente activo. Por otro lado, si eres consciente de la calidad y la cantidad de carbohidratos que consumes *y* haces ejercicio con regularidad *y* aun así sigues teniendo problemas para perder grasa, es posible que tengas una tolerancia a los carbohidratos inferior a la media.

No es fácil determinar una forma eficaz de medir si se tiene o no una intolerancia legítima a los carbohidratos. Descubrir tu nivel de tolerancia a los carbohidratos consiste en reconocer los sutiles matices de tus respuestas biológicas a ciertos alimentos. Para ayudarte a determinar tu nivel de tolerancia, te ofrezco este cuestionario de autoevaluación. Es un excelente punto de partida para determinar la forma más adecuada de cuidar y alimentar tu cuerpo utilizando una base científica.

CUESTIONARIO DE TOLERANCIA A LOS CARBOHIDRATOS

Responde a las siguientes preguntas y anota el número de puntos asignados a cada respuesta.

1. ¿Cuál es la medida de tu cintura en su parte más estrecha (entre 5 y 7,5 centímetros por encima del ombligo)?
   - A. Menos de 76 centímetros para las mujeres, menos de 89 centímetros para los hombres [0 puntos].
   - B. Menos de 89 centímetros para las mujeres, menos de 102 centímetros para los hombres [2 puntos].
   - C. 89 centímetros para las mujeres, 102 centímetros para los hombres [3 puntos].
   - D. Más de 89 centímetros para las mujeres, 102 centímetros para los hombres [5 puntos].

2. ¿Dónde tiendes a ganar peso?
   - A. Aumento de peso de manera uniforme en todo el cuerpo [0 puntos].
   - B. Mi aumento de peso se concentra más en las caderas, los glúteos y las piernas [2 puntos].
   - C. Mi aumento de peso se concentra más en el torso y tengo «barriga» cuando tengo sobrepeso [5 puntos].

3. ¿Cuál es la proporción entre tu cintura y tus caderas? (Se aplica a las mujeres). WHR = medida de la cintura ÷ medida de las caderas (ej: cintura de 89 centímetros ÷ caderas de 106 centímetros = 0,83 WHR).

A. Menos de 0,7 [0 puntos].
B. De 0,7 a 0,8 [0 puntos].
C. De 0,8 a 0,9 [1 punto].
D. 0,9 a 1,0 [3 puntos].
E. Más de 1,0 [5 puntos].

4. ¿Alguna vez te han diagnosticado alguna de las siguientes enfermedades?
   A. Diabetes/prediabetes/resistencia a la insulina de tipo 2 [5 puntos].
   B. Síndrome de ovario poliquístico [4 puntos].
   C. Hipotiroidismo [3 puntos].
   D. Ninguna de las anteriores [0 puntos].

5. ¿Hay alguna de las siguientes enfermedades en tu familia?
   A. Obesidad [1 punto].
   B. Colesterol alto [1 punto].
   C. Diabetes tipo 2 [4 puntos].
   D. Ninguna de las anteriores [0 puntos].

6. Cuando comes carbohidratos con almidón (es decir, arroz, cereales, patatas, etc.), ¿cuánto tiempo pasa antes de que vuelvas a sentir hambre?
   A. Me siento lleno y satisfecho hasta la siguiente comida en un plazo de dos a cuatro horas [0 puntos].
   B. Estoy satisfecho durante unos sesenta minutos, pero después podría volver a comer [2 puntos].
   C. Vuelvo a sentir hambre al cabo de unos treinta minutos [3 puntos].
   D. Una vez que mi hambre se «despierta», parece que nunca se satisface y experimento antojos de azúcar que aumentan continuamente [5 puntos].

7. ¿Cómo responde tu sistema digestivo después de comer carbohidratos con almidón?
   A. No tengo ningún problema para digerir los carbohidratos con almidón [0 puntos].
   B. Experimento hinchazón ocasional, pero tengo una digestión y movimientos intestinales normales [1 punto].
   C. Experimento hinchazón y molestias digestivas después de consumir determinados carbohidratos con almidón (por ejemplo, gluten), pero no todos [3 puntos].
   D. Experimento hinchazón, gases, indigestión, inflamación y movimientos intestinales irregulares después de consumir cualquier tipo de carbohidratos con almidón o azúcar [4 puntos].

8. ¿Te han diagnosticado alguno de los siguientes problemas intestinales?
   A. Sobrecrecimiento bacteriano del intestino delgado [3 puntos].
   B. Síndrome del intestino permeable [3 puntos].
   C. Síndrome del intestino irritable [3 puntos].
   D. Ninguna de las anteriores [0 puntos].
   E. No estoy seguro. Creo que podría sufrirlos, pero no me los han diagnosticado. [2 puntos].

9. ¿Cómo afectan los carbohidratos con almidón a tu energía cognitiva?
   A. Puedo concentrarme sin problemas [0 puntos].
   B. Pierdo la concentración con facilidad, pero puedo seguir adelante si elimino conscientemente las distracciones [1 punto].
   C. Tengo niebla cerebral y no puedo trabajar de forma productiva debido a la fatiga mental [2 puntos].
   D. Siento la necesidad de dormir una siesta y no puedo funcionar intelectualmente sin descansar la mente primero [3 puntos].

10. ¿Cómo afectan los carbohidratos a tu energía física?
    A. Mi energía es estable después de comer carbohidratos con almidón [0 puntos].

B. Me siento cansado cuando como en exceso carbohidratos con almidón [1 punto].
C. Siento que necesito una siesta entre una y dos horas después de comer carbohidratos con almidón [2 puntos].

11. ¿Te cuesta controlar la ingesta de carbohidratos con almidón o refinados?
A. No tengo ningún problema para controlar la ingesta de carbohidratos [0 puntos].
B. A veces [2 puntos].
C. Sí, una vez que empiezo, no puedo parar [3 puntos].

12. ¿Qué síntomas experimentas entre una comida y otra?
A. No experimento ningún síntoma; de hecho, ¡a veces me olvido de comer! [0 puntos].
B. Me siento un poco ansioso, pero puedo sobrellevarlo si bebo agua [1 punto].
C. Me siento mareado, tembloroso, irritable o ansioso si paso más de cuatro horas sin comer [2 puntos].
D. Me siento mareado, tembloroso, irritable o ansioso si paso más de dos horas sin comer [4 puntos].

13. ¿Qué es lo que mejor describe tus antojos de azúcar?
A. No experimento antojos de azúcar nunca [0 puntos].
B. No tengo antojos de azúcar cuando como comidas sanas y equilibradas [1 punto].
C. Me apetecen los dulces durante esa época del mes, pero aparte de eso, no [2 puntos].
D. Tengo antojo de azúcar y dulces a diario, independientemente de si acabo de comer o no [4 puntos].

14. ¿Tienes la sensación de que debes comer antes de hacer ejercicio?
    - A. No, no tengo ningún problema en entrenar en ayunas, nunca [0 puntos].
    - B. Sí, pero solo si entreno con pesas [1 punto].
    - C. Sí, pierdo fuerza durante mi entrenamiento si no como antes [2 puntos].
    - D. Sí, me mareo o tengo náuseas si no como antes de hacer cardio o pesas [2 puntos].

15. ¿Crees que necesitas llevar el almuerzo/la merienda contigo por miedo a que te dé hambre?
    - A. No, esto nunca se me ha ocurrido [0 puntos].
    - B. No, pero esto me ayudaría en las jornadas largas [1 punto].
    - C. Sí, suelo necesitar tentempiés a lo largo del día para equilibrar la energía y el hambre [2 puntos].
    - D. Sí, si no lo hago, me siento extremadamente hambriento y lo más probable es que coma en exceso en la siguiente comida [3 puntos].

16. ¿Sigues una dieta muy saludable con modestas porciones de carbohidratos naturales y aun así no logras perder peso?
    - A. No, puedo perder peso con relativa facilidad solo con mantenerme activo [0 puntos].
    - B. No, pero puedo perder peso si controlo mis porciones, independientemente de lo que coma [1 punto].
    - C. Sí, incluso cuando mis porciones están bien controladas, me sigue costando perder peso [3 puntos].
    - D. Sí, incluso con pequeñas porciones de carbohidratos saludables, soy incapaz de perder peso [5 puntos].

17. ¿Experimentas alguno de estos trastornos hormonales? (Incluye todos los que se apliquen a ti).
    A. Periodos extremadamente abundantes, irregulares o muy dolorosos que duran más de cinco a siete días [2 puntos].
    B. Sofocos o sudores nocturnos [3 puntos].
    C. Cambios de humor, baja libido o síndrome premenstrual importante [2 puntos].
    D. Infertilidad [3 puntos].
    E. Ninguno de los anteriores [0 puntos].

18. ¿Cómo describirías el grado de dificultad que tienes cuando intentas perder peso?
    A. No tengo ningún problema; soy delgada por naturaleza y me cuesta ganar peso [0 puntos].
    B. Gano peso con facilidad, pero también lo pierdo fácilmente cuando estoy centrada [1 punto].
    C. Me cuesta perder peso; tengo que esforzarme mucho para ver algún progreso [2 puntos].
    D. Me cuesta perder peso incluso cuando como de manera saludable y con un cien por cien de dedicación, y únicamente parece que hago algún progreso cuando reduzco mi consumo de carbohidratos [4 puntos].

19. ¿Tienes intolerancia a alguno de los siguientes alimentos?
    A. La lactosa [2 puntos].
    B. El gluten [2 puntos].
    C. Vegetales crucíferos [1 punto].
    D. Frutas específicas [1 punto].
    E. Ninguno de los anteriores [0 puntos].

Ahora, suma el total de los puntos de todas tus respuestas. Utiliza la clave para ver cuál es tu resultado.

Menos de 10 puntos: alta tolerancia a los carbohidratos.

No tienes dificultades para perder peso y puedes incorporar fácilmente carbohidratos saludables (y hasta carbohidratos refinados) sin ningún problema. Es posible que incluso estés ingiriendo menos hidratos de carbono de los que necesitas para alcanzar tu objetivo. Cuando consumes carbohidratos, te sientes con energía y satisfecho, y no tienes ningún problema con los niveles de azúcar en la sangre. Te sientan bien y eres capaz de hacer más progresos con una proporción moderada o moderadamente alta de carbohidratos en relación con las otras proporciones de macronutrientes.

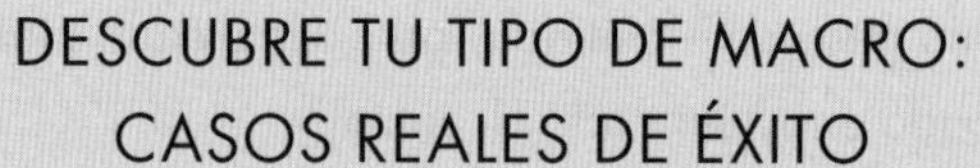

DESCUBRE TU TIPO DE MACRO: CASOS REALES DE ÉXITO

Sam, macrotipo de carbohidratos

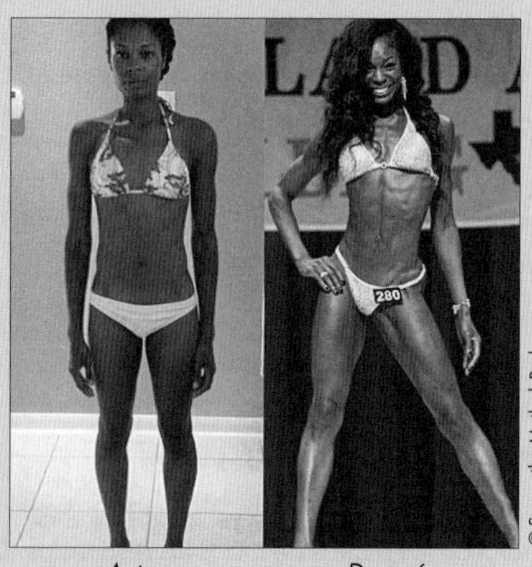

© Samantha Matlock-Burkes

Antes *Después*

Cuando Sam y yo empezamos a trabajar juntas, le costaba aumentar la masa muscular magra. Sam es ectomorfa, con un físico delgado por naturaleza. Antes de que iniciáramos la colaboración, era una corredora de fondo y entusiasta del yoga que comía entre 1.000 y 1.200 calorías al día. Su alimentación era predominantemente vegetariana, por lo que la mayoría de sus calorías procedían de los carbohidratos. Aumentamos su ingesta calórica diaria a entre 1.800 y 2.300 calorías al día en el transcurso de doce semanas, lo que supone un aumento de aproximadamente el cien por cien. Esto facilitó el crecimiento de la masa muscular magra al mismo tiempo que favoreció la pérdida de grasa corporal. Incorporó el pescado en este programa para que le resultara más fácil cumplir con los macros de proteínas. No solo estaba satisfecha con su progreso, sino que se sorprendió al ver cómo aumentar los carbohidratos la ayudaba a estar más esbelta y rellenar los músculos de las piernas y los glúteos.

De 10 a 18 puntos: tolerancia moderada a los carbohidratos.

Puedes ganar peso fácilmente, pero también puedes perderlo sin problemas cuando estás centrado y controlando la alimentación. Tienes que prestar atención a la cantidad y al tipo de carbohidratos que consumes, pero puedes incluirlos en tu dieta sin perjudicar tu capacidad de perder grasa corporal (lo que te llevará a un estilo de vida más sostenible). En ocasiones, sientes antojos de dulces, pero no es una situación persistente. Cuando empiezas a comer más carbohidratos refinados, tiendes a desearlos cada vez más, pero cuando los reduces y comes carbohidratos saludables de alimentos integrales, te sientes bien. Solo experimentas hinchazón y problemas cuando consumes demasiados carbohidratos o si consumes un carbohidrato específico que no toleras.

18 a 26 puntos: tolerancia a los carbohidratos moderadamente baja.

Engordas con facilidad y te cuesta bajar de peso incluso estando centrada y con la alimentación ajustada. Es posible que seas prediabética, que tengas problemas hormonales o que tu metabolismo general sea más lento. Has intentado eliminar los carbohidratos para perder peso, pero tiendes a recuperarlo; además, no te sientes bien en esas condiciones y tu energía disminuye al bajar excesivamente los carbohidratos. Has probado varias dietas, pero aún no consigues dar con el enfoque correcto para aprovechar al máximo tus progresos de una manera que realmente puedas integrar en tu vida. Eres consciente de que si tomas carbohidratos con almidón en todas las comidas, te hinchas. Por mucho que te gusten los hidratos de carbono, experimentas mejores resultados cuando disminuyes un poco su ingesta.

Más de 26 puntos: tolerancia muy baja a los carbohidratos.

Tienes la impresión de llevar casi toda tu vida tratando de adelgazar, o que a partir de cierta edad o acontecimiento vital todo cambió para ti. Cuando consumes cantidades moderadas de carbohidratos saludables, te hinchas, te sientes fatigado y experimentas niebla cerebral de forma habitual. Tienes antojos persistentes de azúcar, te sientes constantemente hambrienta, aunque acabes de comer, y te cuesta satisfacer tu apetito con cantidades moderadas de comida. Siempre tienes ganas de comer y picas tanto que ni siquiera te das cuenta de que lo estás haciendo. Sufres trastornos digestivos con determinados carbohidratos y te sientes inmediatamente hinchada cuando los consumes. En este punto, estás abierta a probar cualquier cosa que te ayude, porque nada de lo que intentas parece funcionar.

Ahora que has descubierto, o quizás confirmado, lo que tu instinto te decía sobre tu tolerancia a los carbohidratos, vamos a utilizar esta información para ayudarte a definir tu macrotipo específico. Si estás entre dos niveles de tolerancia a los carbohidratos, te aconsejo que te inclines por *el superior* en lugar del más bajo. Lo mejor es probar el límite superior de tu tolerancia a los carbohidratos para poder calibrar cuántos es capaz de soportar tu cuerpo. Luego, si es necesario, podrás reducir la ingesta de estos nutrientes para facilitar el progreso. No te aconsejo bajarlos a menos que el cuerpo te lo pida.

Ten presente que tu tolerancia a los carbohidratos puede cambiar con el tiempo. Esto significa que después de un periodo con una ingesta de carbohidratos baja o muy baja, tu resistencia a la insulina mejorará, y esto te permitirá tolerar una mayor ingesta. Y eso se traduce en una mayor libertad alimentaria en la que puedes incorporar carbohidratos sin aumentar de peso. Los niveles de tolerancia a estos nutrientes también pueden retroceder. El hecho de que una vez hayas podido consumir una ingesta muy elevada de carbohidratos sin que afecte a tu grasa corporal no significa que vayas a seguir así. Los desequilibrios hormonales, el consumo excesivo de almidones procesados y un estilo de vida sedentario también reducen la tolerancia a los carbohidratos.

No me veo a mí misma como una nutricionista, sino como la arquitecta que has contratado para que te ayude a construir el cuerpo de tus sueños desde cero. Cuando alguien decide construir una casa, tiende a preocuparse principalmente por la estética del proyecto final. Del mismo modo, la gente suele centrarse en la apariencia externa como una forma de medir su éxito con un programa de acondicionamiento físico. Tú quieres una figura estéticamente atractiva, pero como arquitecta bioquímica de la remodelación de tu cuerpo, necesito estar segura de que la casa que estamos construyendo puede funcionar de forma segura y sostenible desde dentro hacia fuera. Por eso es *imprescindible* conocer estos factores internos fundamentales sobre tu tolerancia a los carbohidratos. Imagínate el desastre que supondría que un arquitecto pusiera un diseño prefabricado en tu parcela sin estudiar el terreno y evaluar el tipo de suelo, el clima, etc. Desgraciadamente, esto ocurre con frecuencia con los consejos de dietas y bienestar, que a menudo no se ajustan a la casa más importante que jamás tendrás...: ¡tu cuerpo! Asegurémonos de que cuidamos al máximo nuestro cuerpo.

***

Ahora que conoces tu tolerancia a los carbohidratos, voy a ayudarte a definir tu macrotipo averiguando cuál de los tres macronutrientes (carbohidratos, proteínas o grasas) necesitas consumir más y en qué proporción. ¡Esta información te ayudará a mantener tu salud óptima seleccionando las proporciones de macronutrientes más adecuadas para que alcances tus objetivos y consigas los mejores resultados, ahorrándote así tiempo y energía!

5

Identifica tu macrotipo

Cualquier plan detallado en todos y cada uno de los libros de dietas que se hayan escrito ha funcionado bien para su autor. Sin embargo, no todas las dietas funcionan para todos debido a que nuestros perfiles biológicos son únicos. Para obtener y mantener los resultados, tienes que elegir el plan que mejor se adapte a *ti*.

Piensa que cada plan de nutrición es como el plano para construir un tipo específico de casa. Imagínate que eliges los planos para construir una hermosa cabaña tahitiana. Solo que no vives en Tahití, sino en las montañas de Alaska. Una cabaña de bambú al aire libre con techo de paja sería maravillosa en un clima cálido. Pero esa misma estructura situada en un entorno con hielo, nieve y temperaturas bajo cero no es tan agradable. No aguantarías ni la primera noche. Sin embargo, esto es lo que hacemos continuamente cuando tratamos de adoptar protocolos de nutrición que no están diseñados para manejar los factores ambientales de tu cuerpo específico. Tu casa nutricional tiene que estar construida con materiales que se adapten al entorno de tu cuerpo, no al de otra persona.

Si alguna vez te costó ver resultados después de seguir un plan de nutrición que le fue de maravilla a una amiga, es probable que dieras por hecho que habías cometido un error. Seguramente te sentiste muy desanimada y pensaste que nunca serías capaz de adelgazar, por más esfuerzos que hicieras, y te entraron ganas de mandarlo todo «al carajo». Pues bien, no tienes por qué culparte de nada, no has fracasado por falta de fuerza de voluntad o porque no te esforzaras lo suficiente. Lo que falló fue la dieta, porque no estaba diseñada para *tu* fisiología y *tus* necesidades bioquímicas únicas. En otras palabras, no se ajustaba a tu macrotipo. En este capítulo, voy a ayudarte a descubrirlo, para que no tengas que volver a pasar por eso.

Hannah estaba a punto de tirar la toalla y optar por la liposucción y la abdominoplastia cuando empecé a trabajar con ella. Era una madre trabajadora de treinta años y no se sentía segura de su cuerpo incluso ya desde antes de tener hijos. Nunca estuvo delgada y durante toda su vida adulta había sido, por naturaleza, una mujer con curvas y entrada en carnes. Aunque le encantaba su físico, se sentía incómoda en traje de baño debido a su barriga. Estaba tan acomplejada por la parte superior de sus brazos que siempre llevaba mangas largas, especialmente cuando iban a hacerle fotos.

Antes de tener a su hijo menor, logró cierto éxito con una «dieta bro» que un culturista había creado para ella. Esta dieta consistía en envases con porciones dosificadas de pechuga de pollo seca, brócoli y pequeñas cantidades de boniato. Aunque daba resultados, era un régimen que no podía mantenerse a largo plazo y que además era aburrido, insípido y sin gracia. Todos los gurús de la salud con los que se reunía le decían «come esto y no aquello», pero no la ayudaban a controlar su consumo de calorías ni a fijarse en sus macros. Hannah sabía que estaba comiendo alimentos sanos, naturales y orgánicos, pero seguía sin poder adelgazar.

Cuando se puso en contacto conmigo, se sentía muy frustrada. La examiné y descubrí que tenía una tolerancia moderadamente baja a los carbohidratos (aunque le encantan), pero no tanto como para necesitar una dieta keto. La conclusión fue que le iría mejor con un enfoque ligeramente más graso y que solo necesitaba una cantidad moderada de proteínas, por lo que la dieta bro no era la adecuada para sus objetivos. El plan que creé para ella era completamente diferente de las dietas extremas con las que estaba familiarizada, en concreto los enfoques altos en proteínas/bajos en grasas y las dietas altas en grasas/bajas en carbohidratos como la cetogénica.

El caso de Hannah resultó ser un éxito **apoteósico**. Los primeros tres o cuatro días fueron un reto para ella mientras se acostumbraba a sus raciones adecuadas. Pero comer según su macrotipo le permitió romper un estancamiento de cinco años en su peso y perder cerca de 6,5 kilos en doce semanas. Mantuvo su rutina diaria normal, que incluía una actividad de baja a moderada y un ejercicio ligero. El gran cambio fue seguir su plan de nutrición personalizado, que incluía alimentos como salmón, tostadas de aguacate, tortitas de proteínas, pasta y *pizza* de vez en cuando, alitas de pollo, ensaladas, verduras, arroz e incluso nata en el café a diario. Hannah estaba sorprendida por todos los alimentos que *podía* comer sin dejar de progresar hacia sus objetivos. Me dijo que, por primera vez, no tenía la sensación de estar a dieta. Nunca imaginó que podría comer alimentos que disfrutaba mientras obtenía resultados.

¿No te parece ilusionante?

Retrocedamos un poco para poder explicar cómo la macrotipificación le permitió a Hannah conseguir tan buenos resultados. Luego te ayudaré a identificar tu tipo de macro para que puedas iniciar el mejor plan de alimentación para ti.

TODO SOBRE LOS MACROS

Como repaso, los macronutrientes, también conocidos como macros, son los nutrientes que el cuerpo requiere en grandes cantidades: proteínas, carbohidratos y grasas. Cada dieta, en esencia, es una guía nutricional que contiene diferentes proporciones de proteínas, carbohidratos y grasas. Por ejemplo, una dieta vegana tradicional elimina la carne, el marisco, las aves de corral, los productos lácteos y los huevos. Aunque una dieta vegana no dicta rangos específicos de macronutrientes, tiende a ser más rica en carbohidratos, más baja en grasas y muy baja en proteínas. O, por ejemplo, la dieta paleo. Dado que este estilo de alimentación elimina el gluten, los cereales, los productos lácteos, los azúcares procesados, las legumbres y la soja, tiende a ser más baja en carbohidratos y más alta en grasas saludables, aunque no hay rangos de macronutrientes asignados que lo requieran.

Ninguna dieta es intrínsecamente mala y, ciertamente, optar por comer más alimentos naturales en lugar de procesados es estupendo. Pero te costará alcanzar resultados con cualquier régimen dietético si no es el adecuado para ti. Por eso, debes adaptar tu plan de alimentación a tu macrotipo. En este capítulo, te ayudaré a descubrir el equilibrio de macronutrientes que necesita tu cuerpo. Cuando conozcas tu porcentaje objetivo de proteínas, carbohidratos y grasas, podrás ajustar lo que comes a lo que tu cuerpo necesita.

Una vez que identifiques tu macrotipo, podrás aprovechar al máximo tu ingesta de nutrientes para alcanzar tus objetivos. La mayoría de mis clientes se sorprenden al descubrir que les está permitido comer más de ciertos nutrientes de lo que creían posible. No te obsesiones con lo que no puedes comer; mejor céntrate en lo que sí puedes. Tal vez puedas comer más carbohidratos de lo que pensabas, o necesites comer muchos menos, pero consigas consumir mucha más grasa. Lo importante es recordar que estás adquiriendo una herramienta que le permitirá a tu organismo reaccionar mejor a los alimentos y te ayudará a perder grasa de forma saludable y duradera.

No pierdas ni un minuto más luchando contra tu cuerpo con un plan que no te sirve. Te garantizo que, cuando empieces a comer según tu macrotipo, podrás lograr tus propósitos en materia de salud, y además notarás mejoras en tu autocuidado.

POR QUÉ LAS RECOMENDACIONES DEL USDA ('DEPARTAMENTO DE AGRICULTURA DE ESTADOS UNIDOS') SON ERRÓNEAS

Antes de seguir adelante, ten presente que las recomendaciones dietéticas del USDA se aplican únicamente a un 20 % de las mujeres y a un 30 o 35 % de los hombres. En otras palabras, las cantidades diarias recomendadas (CDR) por el USDA son contrarias a lo que necesita aproximadamente entre el 70 y el 80 % de la población. Esto resulta bastante desconcertante para la mayoría. Esta discrepancia se debe a que el enfoque recomendado por el USDA, en el que predominan los hidratos de carbono, es adecuado únicamente para personas activas que buscan mantener un peso ya saludable.

Si echas un vistazo a tu alrededor en tu próxima visita al súper, verás que mucha gente está por encima de un peso saludable. Los estándares del USDA no se corresponden con una representación exacta de lo que el ciudadano medio necesita para recuperar su salud.

La capacidad de perder grasa corporal sin reducir la masa muscular magra se basa en el consumo de una cantidad adecuada de proteínas para mantener un balance positivo de nitrógeno. Este es el requisito esencial para que el cuerpo pueda utilizar la grasa como combustible cuando se encuentra en un estado de déficit calórico. Sin embargo, determinar la cantidad de proteínas que se necesita resulta complicado, ya que hay diversos criterios para determinar la ingesta de estos nutrientes en la dieta.

Según el USDA, el valor diario recomendado de proteínas basado en una dieta de 2.000 calorías al día es de 50 gramos, o el 10 % de las calorías totales. El problema con esta norma es que el USDA basa este cálculo en el equilibrio de nitrógeno que el cuerpo necesita para mantener sus funciones básicas y apoyar la réplica del ADN. El USDA no cuenta con directrices que expliquen cuánta proteína de calidad necesita una persona para hacer frente a la actividad básica, el entrenamiento de resistencia, el estrés o el azúcar en sangre, ni para ayudar a estabilizar los músculos y el azúcar en sangre con la edad. Tampoco tiene en cuenta la proteína que pierde una persona debido al entrenamiento, el papel de la proteína como molécula de señalización para mantener un metabolismo eficiente, ni la cantidad de proteína necesaria para conservar la masa muscular magra.

La regla general en la comunidad de culturistas es consumir 1 gramo de proteína por kilo de masa corporal magra al día, que es un valor aproximado razonable para favorecer el crecimiento muscular. Estudios exhaustivos sobre el balance de nitrógeno han demostrado que los atletas y culturistas necesitan 1,7 g/kg de proteína por cada 500 gramos de peso corporal.[1] Según otros estudios los levantadores de pesas de élite pueden ganar fuerza cuando aumentan su ingesta diaria de proteínas en la dieta de 1,7 a 3,5 g/kg por cada 500 gramos de peso corporal en el transcurso de varios meses de entrenamiento con pesas. Ahora bien, no todo el mundo está tratando de batir un récord mundial de halterofilia, aunque cualquiera puede beneficiarse de una ingesta de proteínas de 1 gramo de proteína por cada 500 gramos de su peso corporal objetivo para mantener un balance positivo de nitrógeno. La recomendación del USDA de solo 50 gramos de proteína por día, o el 10% de tu ingesta calórica diaria total, es mucho más baja de lo que aconsejaría cualquier nutricionista con experiencia práctica.

ENTONCES, ¿CUÁL ES TU MACROTIPO?

Ahora viene la parte divertida: es hora de identificar tu macrotipo. Hay cinco tipos de macros distintos, diferenciados en tres categorías principales: los alimentados por carbohidratos, los alimentados por proteínas y los alimentados por grasas. Hay dos subcategorías para los tipos de proteínas y grasas, basadas en la tolerancia a los carbohidratos (macrotipo de proteínas/bajo en carbohidratos y macrotipo de grasas/bajo en carbohidratos). Aunque los macrotipos de proteínas y grasas nunca requerirán una dieta alta en carbohidratos, a algunos les favorece una ingesta moderada de estos, mientras que otros necesitarán restringirla a niveles más bajos para ver resultados y sentirse mejor.

Este cuestionario consta de preguntas cuidadosamente diseñadas para ayudarte a evaluar tu macrotipo específico. Lee cada una con atención y puntúa en función de la respuesta que mejor describa tu *situación actual*, no tu situación ideal, ni cómo eras antes, ni cómo te sientes «a veces», sino la realidad de tus circunstancias actuales. Tu macrotipo se basa en tu puntuación total al final del cuestionario. Si tu puntuación está a medias entre dos macrotipos, lee las descripciones de cada tipo y elige el que creas que se ajusta mejor a tus circunstancias actuales.

Una vez que hayas realizado la prueba y hayas encontrado tu macrotipo, describiré cada uno de los cinco tipos en detalle. Al final de este capítulo, deberías tener una idea bastante clara de cuál es tu macrotipo así como de la proporción de nutrientes que mejor se ajusta a tu caso.

DESCUBRE TU MACROTIPO

Responde a las siguientes preguntas y lleva la cuenta del número de puntos asignados a cada respuesta.

1. Basándote en los resultados de la prueba de tolerancia a los hidratos de carbono del capítulo cuatro, ¿cuál es tu tolerancia?
   - A. Alta tolerancia a los carbohidratos [0 puntos].
   - B. Tolerancia moderada a los carbohidratos [3 puntos].
   - C. Tolerancia moderadamente baja a los carbohidratos [6 puntos].
   - D. Tolerancia muy baja a los carbohidratos [12 puntos].

2. ¿Te han extirpado la vesícula biliar?
    A. Sí, me han extirpado la vesícula y soy *incapaz* de digerir alimentos ricos en grasas [0 puntos].
    B. No, pero tengo cálculos biliares o dolor ocasional al digerir alimentos ricos en grasas [3 puntos].
    C. Sí, me han extirpado la vesícula biliar, pero soy *capaz* de digerir alimentos ricos en grasas con medicamentos y suplementos [6 puntos].
    D. No, tengo la vesícula biliar y digiero las grasas sin problemas [6 puntos].

3. ¿Cuál es tu grado de dificultad a la hora de desarrollar músculo magro?
    A. Me cuesta aumentar las curvas y la definición de mi cuerpo [0 puntos].
    B. Puedo desarrollar músculo magro si me esfuerzo de forma intencionada y conseguir una definición muscular visible cuando me centro en ello [3 puntos].
    C. Puedo desarrollar músculo con bastante facilidad, pero se me hace un poco más difícil con la edad [6 puntos].
    D. Desarrollo músculo con facilidad, pero no engordé hasta la edad adulta o hasta después de tener hijos [9 puntos].
    E. Aumento de peso rápidamente y siempre he sido por naturaleza más corpulenta [12 puntos].

4. Si la velocidad a la que se pierde la grasa corporal fuera un medio de transporte, ¿qué lo describiría mejor?
    A. Un avión privado: jamás tengo problemas para llegar a mi destino sin retrasos [0 puntos].
    B. Aerolínea comercial, sin escalas: tengo que lidiar con la molestia que supone pasar por los controles de seguridad y llegar temprano al aeropuerto, pero no hay problemas para llegar al destino una vez que estoy a bordo del avión [3 puntos].

C. Aerolínea comercial, múltiples escalas: hago escalas aquí y allá, y normalmente tardo un poco más, pero siempre llego aunque suponga algunas molestias [6 puntos].
D. Vuelo cancelado, necesidad de alquilar un coche: volaría si pudiera, pero no es una opción, así que tengo que alquilar un vehículo. Conseguiré llegar de alguna manera, aunque creo que va a tardar, y esto no es ni mucho menos lo ideal [9 puntos].
E. En un coche, con una rueda pinchada, en el arcén de la carretera... No me importa conducir mientras pueda llegar, pero empiezo a preguntarme si alguna vez lo conseguiré. Ni siquiera puedo avanzar hasta que me arreglen este pinchazo [12 puntos].

5. ¿Qué frase describe la reacción de los demás hacia tus objetivos de salud?
A. «¡¿Quieres comerte un bocadillo, por favor?! ¡Tienes que comer!» [0 puntos].
B. «Ya estás sana; no hace falta que te obsesiones» [3 puntos].
C. «Tienes una edad, deberías cuidarte» [6 puntos].
D. «Tal vez deberías hacer más ejercicio» [9 puntos].
E. «Creo que tendrías que ver a un médico» [12 puntos].

6. ¿Qué describe mejor tu apetito?
A. Me cuesta comer y tiendo a saciarme con facilidad. A veces incluso me olvido de comer [0 puntos].
B. Tengo un apetito saludable con antojos ocasionales, pero nada importante [3 puntos].
C. Si no bebo agua y realizo un seguimiento de mi ingesta de alimentos, puedo pasarme fácilmente de las calorías diarias sin darme cuenta. [6 puntos].
D. Me cuesta mucho controlar mi apetito [9 puntos].

E. Tengo antojos de carbohidratos y azúcar la mayor parte del tiempo, y una vez que empiezo a comer carbohidratos, siento que no puedo aplacar mi apetito [12 puntos].

7. ¿Puedes perder peso sin dejar de comer hidratos de carbono con almidón (pan, pasta, patatas blancas)?
   A. Sí, puedo comer «lo que sea» y no engordar [0 puntos].
   B. Sí, siempre que haga ejercicio con regularidad [3 puntos].
   C. Sí, pero depende de las raciones y la frecuencia; tengo que prestar atención a lo que como [6 puntos].
   D. La verdad es que no. Puedo comer alimentos con almidón, pero no a diario [9 puntos].
   E. Ojalá. Normalmente tengo que reducir mucho los carbohidratos para ver algún cambio [12 puntos].

8. ¿Has tenido alguna vez problemas con una tiroides poco activa (hipotiroidismo)?
   A. No, pero tengo hipertiroidismo/tiroides hiperactiva [0 puntos].
   B. Nunca [0 puntos].
   C. Sí, pero estoy tomando medicación para eso y lo llevo bien [6 puntos].
   D. Sí, y me cuesta perder peso como consecuencia de ello [9 puntos].
   E. No, pero tengo un metabolismo lento [12 puntos].

9. ¿Qué describe mejor tu físico *actual*?
   A. Por naturaleza, esbelta y sin grasa; cuando dejo de hacer ejercicio, tiendo a perder peso sin proponérmelo [0 puntos].
   B. Por naturaleza, musculosa; cuando dejo de hacer ejercicio y de comer bien, tiendo a ganar peso con facilidad [3 puntos].
   C. Complexión moderada; necesito mantenerme activa para conservar un físico saludable [6 puntos].

D. Por naturaleza, con curvas o con forma de manzana; si no me mantengo activa, aumento de peso muy fácilmente [9 puntos].
E. Soy de constitución gruesa por naturaleza; me cuesta perder peso, aunque me alimente bien y haga ejercicio [12 puntos].

10. ¿Qué describe mejor tu físico de adulto (antes de tener niños o del aumento de peso relacionado con el estilo de vida)?
A. Siempre he sido delgada y sin grasa por naturaleza [0 puntos].
B. Atlética por naturaleza [3 puntos].
C. Como un yoyó, nunca he sido capaz de mantener un cuerpo saludable durante más de unos meses seguidos [6 puntos].
D. Por naturaleza, curvilínea [9 puntos].
E. Por naturaleza, más gruesa, he tenido sobrepeso toda mi vida adulta [12 puntos].

11. ¿Te han diagnosticado alguna vez un trastorno renal?
A. No, nunca he tenido problemas de riñones [0 puntos].
B. No, pero he tenido cálculos renales o gota [6 puntos].
C. Sí, mi médico me aconsejó específicamente que evitara las dietas altas en proteínas [9 puntos].

12. ¿Qué tipo de desayuno te aporta la energía más estable?
A. Tortitas proteicas cubiertas con rodajas de plátano y jarabe (sirope) de arce [0 puntos].
B. Claras de huevo, carne a elección y una guarnición de tostadas o un pequeño tazón de avena [3 puntos].
C. Huevos enteros, carne a elección para el desayuno y una guarnición de fruta baja en azúcar [6 puntos].
D. Huevos enteros, aguacate y verduras mixtas [12 puntos].

13. ¿Qué tipo de aperitivos te hacen sentir mejor?
    A. Fruta fresca, granola [0 puntos].
    B. Batido de proteínas con fruta fresca [3 puntos].
    C. Batidos de proteínas, cecina, pechuga de pavo [6 puntos].
    D. Huevos duros, frutos secos, semillas, etc. [9 puntos].
    E. Frutos secos, queso, aguacate [12 puntos].

14. ¿Qué describe mejor tus objetivos de salud?
    A. Mantener mi peso corporal, ganar músculo magro y perder algo de grasa [0 puntos].
    B. Perder entre 2 y 9 kilos y verme más definida, tonificada y delgada [3 puntos].
    C. Perder más de 11 kilos de grasa para empezar a sentirme saludable de nuevo [6 puntos].
    D. Perder grasa, pero sobre todo volver a sentirme mejor desde el punto de vista de la salud hormonal [9 puntos].
    E. Perder más de 22 kilos de grasa resistente [12 puntos].

15. ¿Alguna vez te han diagnosticado un desequilibrio hormonal?
    A. No, no tengo ningún problema y mi ciclo nunca se retrasa [0 puntos].
    B. No hay desequilibrios confirmados, pero he experimentado ciclos irregulares ocasionales que son más cortos o largos [3 puntos].
    C. No hay desequilibrios, pero he perdido la regla alguna vez [6 puntos].
    D. Sí, he tenido dominancia de estrógenos, síndrome del ovario poliquístico, o estoy atravesando la perimenopausia o la menopausia [9 puntos].
    E. Sí, tengo problemas de diabetes de tipo 2 [12 puntos].

Ahora, suma el total de los puntos de todas tus respuestas. Utiliza la clave para ver cuál es tu resultado.

Menos de 10 puntos: macrotipo de carbohidratos.
De 10 a 40 puntos: macrotipo de proteínas.
De 40 a 70 puntos: macrotipo de proteínas/bajo en carbohidratos.
70 a 90 puntos: macrotipo de grasas.
De 90 a 150 puntos: macrotipo de grasas/bajo en carbohidratos.

ENTIENDE TU MACROTIPO

Ahora que has completado la prueba y has obtenido tu puntuación, voy a ayudarte a entender tu macrotipo y te daré una explicación sobre cada uno de ellos. Hay un total de cinco, que comprenden los estilos de alimentación recomendados más habituales, basados en las proporciones relativas de los macronutrientes más dominantes a los menos dominantes. Este sencillo sistema te permite entender de forma intuitiva las diferencias fundamentales de cada enfoque nutricional basado en los macronutrientes. Una vez que conozcas tu macrotipo, podrás ver fácilmente y de un vistazo qué categoría es la que mejor se ajusta a tus necesidades.

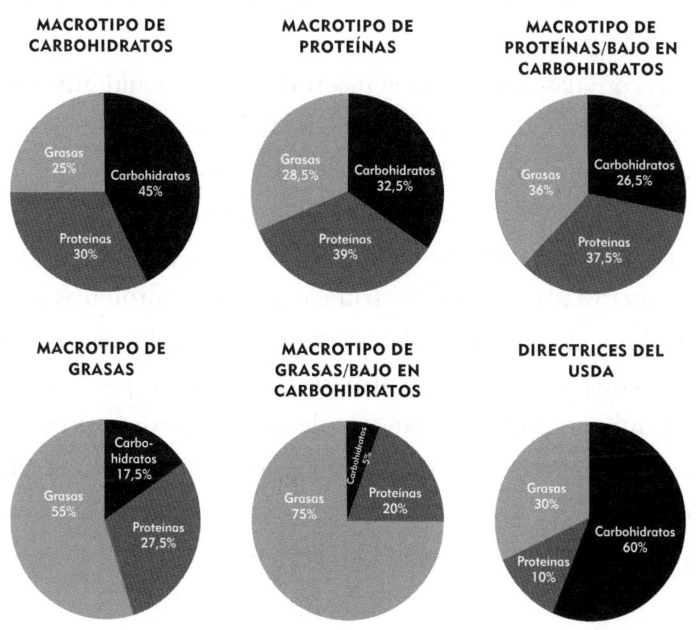

Como verás en el gráfico anterior, hay diferencias drásticas en las proporciones relativas de proteínas, carbohidratos y grasas entre los cinco macrotipos. Por eso es vital alinear tu estilo de alimentación con las necesidades de tu cuerpo. (También te facilito las proporciones de la cantidad diaria recomendada [RDA] por el USDA para que puedas compararlas).

A continuación, vamos a profundizar en cada uno de los macrotipos, para que puedas empezar a elaborar el plan de nutrición perfecto para ti.

Tipo 1: macrotipo de carbohidratos

Si tu puntuación ha sido inferior a 10 puntos o si has respondido mayoritariamente con una A, estás más en consonancia con el macrotipo de carbohidratos. Un plan de alimentación ideal para este macrotipo consiste en un 45 % de carbohidratos, un 30 % de proteínas y un 25 % de grasas. De estos tres macronutrientes, lo mejor para ti es consumir una mayor proporción de carbohidratos para tu ingesta calórica diaria total, con una ingesta moderada de proteínas y menor de grasas.

Las comidas típicas para el macrotipo de carbohidratos tendrán alrededor de la mitad del plato lleno de hidratos de carbono de calidad combinados con verduras y proteínas magras, al tiempo que se reducen las grasas dietéticas. Un desayuno saludable incluiría alimentos como proteína en polvo mezclada con avena, tortillas de claras de huevo con tostadas integrales y fruta, o tortitas de proteínas con fruta. Un almuerzo o cena saludable sería, por ejemplo, un salteado de verduras con pollo y arroz; un plato de pasta con una proteína magra, como gambas o pollo, o patatas asadas al horno con una mezcla de verduras y pescado, bistec o pollo sin grasas. Se recomienda que antes de entrenar y entre las comidas comas un plátano, una manzana o cualquier otra fruta de tu elección. Después de los entrenamientos, lo mejor es incluir un batido rico en proteínas con fruta y mantener un bajo consumo de grasas.

Si has confirmado que tienes un macrotipo de carbohidratos, esto significa que te cuesta ganar peso de calidad y que has sido delgada por naturaleza durante la mayor parte de tu vida. Los alimentos de calidad con más carbohidratos te permiten añadir curvas para conseguir un cuerpo más lleno, más sano y fuerte. Rindes y te sientes repleta de energía cuando el mayor porcentaje de tu ingesta de macronutrientes consiste en carbohidratos saludables y de alta calidad. Deberías optar por alimentos como los cereales integrales, los tubérculos, el arroz, las patatas, la fruta y las verduras. En la mayoría de los casos, esto significa que tendrás una ingesta moderada de proteínas y comerás alimentos con menos grasas en la dieta, lo que se traduce en fuentes de proteínas más magras como el aislado de proteína de suero de leche, la pechuga de pollo, el pescado blanco, las gambas, el pavo magro, el bistec sin grasa, las claras de huevo, etc.

Muchos de mis clientes con macrotipo de carbohidratos sufrían trastornos que son relativamente poco frecuentes. Si tienes un macrotipo de carbohidratos, es posible que durante años te hayan molestado por estar demasiado delgada. Puede que se burlen de ti por querer perder grasa, porque para ellos ya estás bastante «canija». Eres consciente de tu delgadez, pero tienes grasa corporal visible (lo que llaman «gordiflaca») o quizá estés demasiado «floja» para tu gusto y quieras añadir tono muscular y definición, tal vez incluso algo de curvas.

Las personas con macrotipo de carbohidratos tienden a tener un metabolismo «acelerado» en comparación con la mayoría y les cuesta engordar, coman lo que coman. Suelen ser caprichosas con poco apetito y, en la mayoría de los casos, han sido delgadas toda la vida. Este tipo de cuerpo tiene una estructura ósea pequeña, con hombros estrechos, pecho plano, cintura y caderas estrechas, muñecas pequeñas, tobillos delgados y un tipo de cuerpo general de líneas rectas. A veces, pero no siempre, son un poco altas, con extremidades más largas y abdomen más pronunciado que la media.

Se puede aumentar de peso con cualquier macro, pero cuando tienes un macrotipo de carbohidratos y aumentas de peso, tiende a ser un aumento de peso que caracteriza a los «gordiflacos», es decir, un alto porcentaje de grasa corporal y poca masa muscular. Incluso con un peso saludable, puedes tener una cantidad desproporcionada de grasa corporal, en la mayoría de los casos concentrada en el torso. Esto hace que quienes tienen estos macrotipos sientan la necesidad de hacer más ejercicio y comer aún menos. Sin embargo, esa no es la solución.

Si este es tu caso, tu cuerpo pierde grasa con la mayor facilidad y requiere menos esfuerzo para transformar su composición. Tu mayor reto será comer más. Sí, ¡has leído bien! Lo que tienes que hacer para conseguir el físico delgado y torneado que deseas puede contradecir todo lo que te han aconsejado. Necesitas seguir un enfoque nutricional con predominio de carbohidratos y con proteínas y grasas para alcanzar tus objetivos físicos. Obtener más calorías de los carbohidratos te ayudará a ganar músculo, mejorará tu recuperación y propiciará un rendimiento físico óptimo. Para el macrotipo de carbohidratos, estos son la principal fuente de combustible para entrenar al máximo, recuperarse de forma más eficiente y favorecer el crecimiento muscular.

DESCUBRE TU MACROTIPO: CASOS REALES DE ÉXITO

Liz, macrotipo de carbohidratos

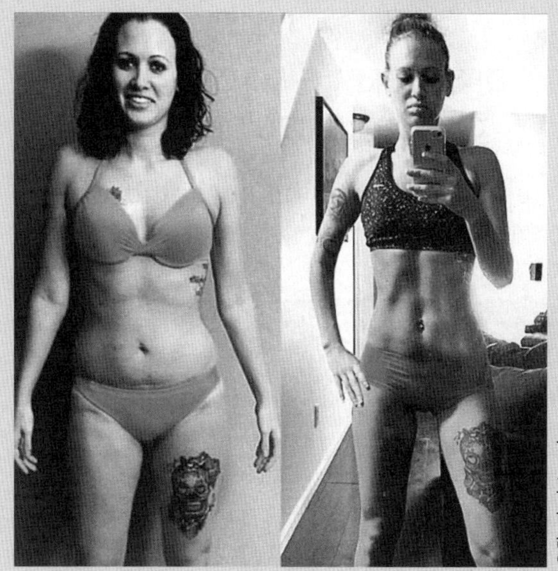
© Elizabeth Josephs

Antes *Después*

Te presento a Liz, una ectomorfa y competidora de bikini *fitness*. Cuando se interesó por primera vez en las competiciones de *fitness*, ya tenía un peso delgado de 57 kilos, 1,70 m de altura y era madre de dos hermosas niñas. El problema no era la necesidad de perder peso, sino que quería cambiar la composición de su cuerpo bajando la grasa y añadiendo músculo, para lo cual aumentó significativamente la cantidad de calorías y carbohidratos. Liz pesa lo mismo en sus fotos de antes y después, pero fue capaz de bajar su cintura de 71 a 61 centímetros mientras ganaba músculo magro y comía más de 3.000 calorías al día. Su cuerpo respondió maravillosamente al cambio en el aumento de calorías, el aumento del contenido en carbohidratos y la nutrición en general. Este es un ejemplo perfecto de cómo, en algunos casos, comer más carbohidratos y más calorías en general puede ayudarte a reducir la grasa corporal.

DESCUBRE TU MACROTIPO: CASOS REALES DE ÉXITO

Julie, macrotipo de carbohidratos

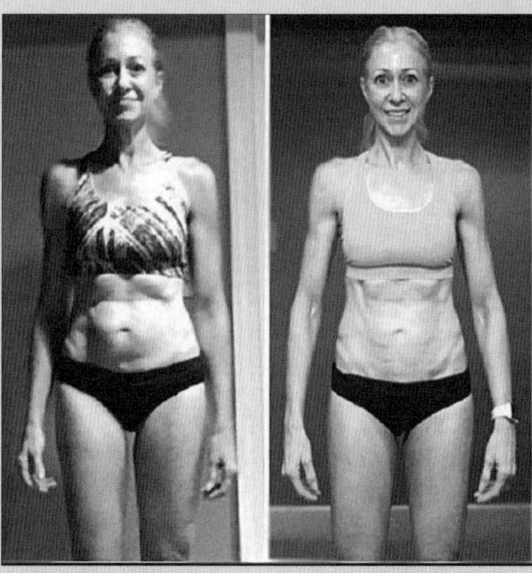

© Julie Joyce

Antes *Después*

Julie es una corredora de fondo con un físico delgado por naturaleza. Muchos piensan que está escuálida y no entienden esa necesidad que tiene de cuidar su alimentación. Sin embargo, se había propuesto pasar de un físico delgado con grasa a una figura fuerte, esbelta y atlética. Julie quería reducir la grasa corporal y ganar músculo magro. Su consumo de carbohidratos aumentó de solo 130 gramos a más de 270 gramos por día. Nunca habría hecho esto por su cuenta, ya que no se le pasaba por la cabeza la idea de comer más carbohidratos. Bajó un 3,5% de grasa corporal en doce semanas y pasó de una cintura de 66 a una de 61 centímetros. Julie es un ejemplo perfecto de que hacer más cardio y comer menos no equivale a perder grasa. A los cuarenta y nueve años de edad, fue capaz de alcanzar nuevos récords con sus tiempos de carrera, y no ha vuelto a recuperar la grasa.

El plan de alimentación con carbohidratos también es excelente para los atletas de élite que requieren más energía para sus entrenamientos. Pero antes de que empieces a cargarte de hidratos de carbono, permíteme definir a un atleta de élite. Los atletas de alto nivel suelen entrenar un mínimo de dos horas al día, seis días a la semana, y queman al menos 1.000 calorías diarias solo con los entrenamientos. Esto no quiere decir que no estés haciendo un gran trabajo si haces menos de cuarenta y cinco minutos de cardio o tu entrenamiento con pesas dura menos de una hora; lo que significa es que no caes automáticamente en el macrotipo de los carbohidratos. Hay incluso personas muy activas que no consiguen mejorar y tener éxito con un plan de alimentación con predominio de carbohidratos. Sin embargo, la mayoría de la gente con altos niveles de actividad *sí* se ajusta a estos criterios. Si realizas más de noventa minutos de ejercicio cardiovascular al día, lo más probable es que necesites un plan de nutrición con predominio de carbohidratos para compensar el volumen de calorías que quemas. Esto también puede ocurrir si tienes un trabajo físicamente exigente, como una enfermera que da entre quince mil y veinte mil pasos al día, un trabajador de la construcción o un camarero que está de pie más de ocho horas cada jornada.

Por último, el plan de alimentación del macrotipo de carbohidratos es ideal si deseas añadir curvas a tu cuerpo. La báscula te trae sin cuidado; lo que quieres es estar en forma con una *estética rotunda*[*] En el caso de las mujeres, esto significa que no desean parecer excesivamente delgadas y que quieren tener los glúteos y las piernas más llenos mientras mantienen un torso más estilizado. Los hombres quieren un pecho, una espalda y unos brazos más voluminosos con una forma de V desde los hombros hasta la cintura. Tu prioridad es ponerte en forma y quieres tener curvas en abundancia.

Seguramente hayas intentado engordar alguna vez, pero lo único que conseguiste fue un abdomen hinchado, y, en cambio, las partes de tu cuerpo que querías aumentar no cambiaron lo más mínimo. Te habrás dado por vencida y te habrás dicho a ti misma que la única manera de mejorar tu aspecto es adelgazar, sin más, ya que eso de estar en forma y, al mismo tiempo, con curvas no es para ti. Ya sabes que necesitas alimentarte de manera saludable y comer más, lo que no sabes es cómo hacerlo. Si este es tu caso, y no tienes una baja tolerancia a los hidratos de carbono debido a la diabetes, el síndrome de ovario poliquístico, la resistencia a la insulina o un desequilibrio hormonal, lo que más te conviene es un régimen alimentario basado en el macrotipo de carbohidratos.

Tipo 2: macrotipo de proteínas

El modo de alimentación basado en las proteínas se asocia normalmente con los métodos habituales de los competidores de *fitness* y los culturistas. Un plan de alimentación ideal para este macrotipo consiste en un 39% de proteínas, un 32,5% de carbohidratos y un 28,5% de grasas. Los mejores resultados se obtienen cuando, de los tres macronutrientes, la mayor proporción de la ingesta calórica diaria total procede de las proteínas, con un consumo moderado de carbohidratos y menor de grasas.

* N. del T.: *Fit-thick,* en inglés.

Las comidas típicas del macrotipo proteínico tendrán aproximadamente la mitad del plato lleno de proteínas de calidad, acompañadas de una cantidad moderada de verduras y carbohidratos con almidón, mientras que las grasas serán ligeras. Un desayuno saludable incluiría alimentos como un panecillo con tocino de pavo y huevo, batidos de proteínas y frutas bajas en azúcar, o harina de avena proteica. Un almuerzo o cena saludable consistiría en algo parecido a un bol de salteado de verduras rico en proteínas, carne picada con boniato y verduras, o fajitas de pollo. Antes de hacer ejercicio y entre las comidas, es mejor tomar tentempiés ricos en proteínas, como batidos de proteínas, yogur griego, caldo de huesos, cecina, requesón o queso en tiras.* Después de los entrenamientos, lo ideal es incluir un batido rico en proteínas con fruta, manteniendo un bajo consumo de grasas.

Este es el enfoque que siguen muchos famosos, desde las modelos de *fitness* de Instagram hasta gente como Jennifer López y La Roca.** Si encajas en el macrotipo de proteínas, te encuentras mejor cuando una gran parte de tus calorías proviene de estos nutrientes. ¿Por qué la proteína tiene tanta importancia para ti? Porque es el único macronutriente que contiene nitrógeno. Aumentar el balance de nitrógeno en el organismo favorece la pérdida de grasa cuando existe un déficit calórico.[2]

Este plan es excelente para quienes tienen un metabolismo sano, una tolerancia moderada a los carbohidratos y una función hormonal normal y buscan obtener un físico tonificado mientras reducen la grasa corporal. Para aquellos que buscan un físico más musculoso sin ser exagerado, para las mujeres que quieren un aspecto femenino pero en forma y para quienes aspiran a tener el cuerpo de un modelo de *fitness* (con abdominales definidos), el enfoque dominante de proteínas es el indicado. Aproximadamente entre el 40 y el 50 % de las personas con

* N. del T.: El queso en tiras es un queso que se prepara alineando las proteínas presentes en el queso *mozzarella*. Durante el proceso de fabricación, el queso *mozzarella* se calienta a unos 140 °F (60 ºC) y se estira para que las proteínas se alineen. Es una fuente particularmente buena de calcio, selenio y vitamina B12.

** N. del T.: Dwayne Douglas Johnson. Actor y luchador profesional estadounidense.

el macrotipo proteínico no necesitan preocuparse por lo que comen específicamente, ya que pueden ganar masa muscular y perder peso con relativa facilidad. El mayor reto de este estilo de alimentación suele ser conseguir suficientes proteínas de fuentes magras. Si estás acostumbrado a comer huevos enteros, esto no significa que tengas que eliminarlos, sino que debes prestar atención a su contenido en grasa. Las grasas se acumulan rápidamente en ciertos tipos de proteínas. Has de limitar los alimentos como la carne roja, el pescado graso y los frutos secos a raciones modestas, y convertir alimentos como las claras de huevo, el pollo magro, el pescado, el pavo y los suplementos proteicos en los principales alimentos básicos de tu día a día.

Esta combinación proporciona a quienes encajan en el macrotipo de proteínas la capacidad de lograr una fantástica definición. El problema es que pueden ganar peso con la misma facilidad con la que lo pierden. Aunque esto no parezca una dificultad insuperable, puede pasarte factura si te vuelves complaciente. Quienes tienen este macrotipo acumulan la grasa de forma relativamente uniforme y su aumento tiende a pasar desapercibido durante un tiempo, ya que normalmente no suelen tener barriga aunque haya algo de sobrepeso. Sin embargo, hay excepciones genéticas.

DESCUBRE TU MACROTIPO: CASOS REALES DE ÉXITO

Yasmin, macrotipo de proteínas

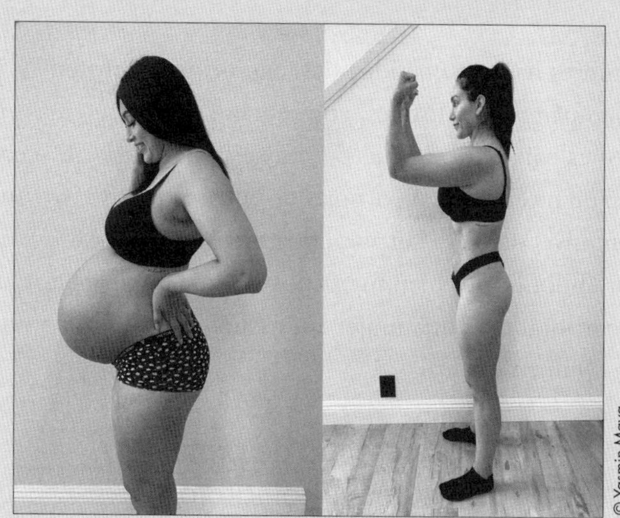

© Yasmin Maya

Antes *Después*

He tenido el privilegio de ayudar a Yasmin en varias etapas de su camino para mejorar su salud. Se trata de una mesomorfa clásica que gana peso con facilidad, pero también lo pierde rápidamente. Al principio nos centramos en la pérdida de grasa, ajustando su nutrición y asegurándonos de que conservara sus curvas. Luego el objetivo fue ganar peso, ya que quería perder grasa y ganar músculo mientras trataba de concebir. Cuando quedó embarazada, le ofrecimos un plan de gestación saludable y, más tarde, la apoyamos en el periodo que comenzó tras el parto, en el que perdió el peso del bebé, y ahora se siente perfectamente con su régimen nutricional rico en proteínas, bajo en grasas y moderado en carbohidratos. Sus planes de alimentación eran sencillos, sin complicaciones, basados en comidas precocinadas. Descubrimos que su cuerpo funciona mejor cuando aumentamos las proteínas y no nos excedemos con las grasas. Lo sorprendente es que le va muy bien con los carbohidratos y, cuando nos aseguramos de que los mantiene en su dieta, es capaz de añadir un buen tono muscular.

Si quieres hacerte una idea del macrotipo de proteínas, piensa en *masa muscular magra*. Este es, con mucho, el enfoque más eficaz si tu objetivo es conseguir un cuerpo muy esbelto. Es decir, si eres una mujer con un nivel de grasa corporal de entre el 15 y 23 % o un hombre con un nivel de grasa corporal de entre el 10 y el 18 % y quieres lucir unos abdominales bien marcados (lo que implica bajar al 13 % de grasa corporal para una mujer y a menos del 10 % para un hombre), este régimen es ideal.

Tipo 3: macrotipo de proteínas/ bajo en carbohidratos

Este enfoque es estupendo si te cuesta seguir el plan de nutrición tradicional de los competidores de *fitness* o los culturistas por su bajo contenido en grasas. El plan de alimentación ideal para este macrotipo consiste en un 37,5% de proteínas, un 36% de grasas y un 26,5% de carbohidratos. Los mejores resultados se obtienen cuando se consume una mayor proporción de la ingesta calórica diaria total a partir de las proteínas, con un consumo moderado de grasas y algo menor de carbohidratos.

Las comidas para el macrotipo de proteínas/bajo en carbohidratos estarán compuestas aproximadamente en un 40 % de fuentes de proteínas grasas. Estas proteínas irán acompañadas por carbohidratos de bajo IG como verduras crucíferas,* calabaza o verduras de hoja verde cocinadas en una fuente de grasa saludable como el aceite

* N. del T.: Ejemplos de verduras crucíferas son brócoli, coles de Bruselas, repollo, coliflor, col rizada, *bok choy*, rúcula, hojas de nabo, berros y mostaza.

de oliva. (IG significa índice glucémico. Para más información sobre la escala de IG, consulta la página 184). Un desayuno saludable incluiría platos como una tostada de salmón y aguacate, una quiche o huevos enteros con verduras de hoja verde y una guarnición de fruta baja en azúcar. Un almuerzo o cena saludable consistiría en comidas como un bol de arroz con verduras y una fuente de proteína, como salmón o muslo de pollo con calabaza asada y verduras, o patatas asadas al horno acompañadas por verduras variadas con bistec, pollo o pescado graso. Antes de hacer ejercicio y entre las comidas, lo mejor es tomar un plátano, una manzana o la fruta que prefieras. Después de los entrenamientos, lo ideal es incluir un batido rico en proteínas con fruta y mantener un bajo consumo de grasas.

Si te encuentras en esta categoría, puede que aún no necesites medicación para contrarrestar los desequilibrios hormonales relacionados con los estrógenos, la progesterona, la insulina o la tiroides, pero empiezas a notar inflamación, fatiga o niebla cerebral cuando consumes niveles más altos de carbohidratos. Algunos indicios de que podrías tener una menor tolerancia a los carbohidratos son los siguientes: te sientes más saciado comiendo huevos enteros en lugar de claras de huevo o muslos de pollo en lugar de pechuga de pollo, y necesitas unos niveles ligeramente más altos de grasas saludables en tus comidas para mantener tu apetito bajo control. Este macrotipo tiende a acumular su grasa corporal de manera uniforme o en la mitad inferior.

Como macrotipo de proteínas/bajo en carbohidratos, quizás sospeches que tu metabolismo está empezando a bajar su ritmo con la edad o los cambios hormonales. Esto no significa que se haya deteriorado; sin embargo, notas una mayor sensibilidad a los alimentos inflamatorios como el gluten, los cereales, los productos lácteos, la soja e incluso algunas verduras. Es posible que te hayan diagnosticado una enfermedad autoinmune y que tengas días en los que tengas una sensación general de flojera que no desaparece con una taza de café cargado. Un plan de proteínas/bajo en carbohidratos también es muy bueno para quienes empiezan a experimentar periodos irregulares con respecto a la duración tanto de la menstruación en sí como del ciclo completo, pero no necesariamente la falta de periodos. Este plan es ideal para quienes prefieren cultivar la estética de la masa muscular magra y se proponen alcanzar un objetivo de al menos un 20 a un 23 % de grasa corporal para las mujeres o un 13 a 18 % para los hombres.

DESCUBRE TU MACROTIPO: CASOS REALES DE ÉXITO

Lory, macrotipo de proteínas/ bajo en carbohidratos

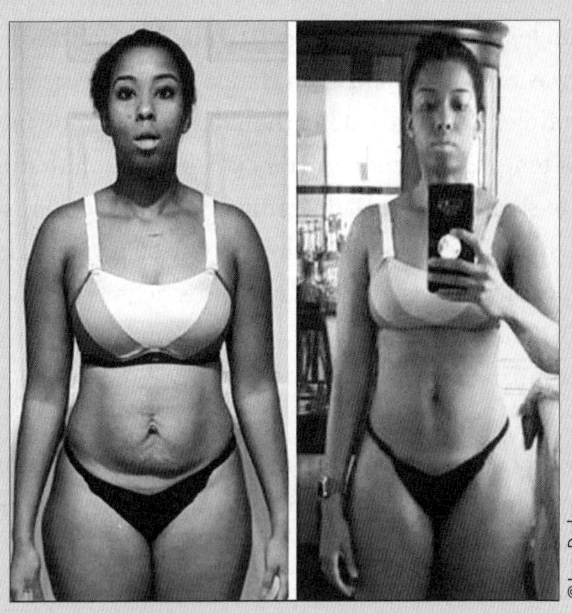

Antes *Después*

Lory es una madre trabajadora de dos hijos que lleva un año y medio siguiendo este programa. Pese a no tener diabetes ni resistencia a la insulina, padece de intolerancias y sensibilidades específicas a la lactosa y a los alimentos con alto contenido en FODMAP, por lo cual le conviene seguir un plan moderadamente bajo en hidratos de carbono (75 a 100 gramos de carbohidratos). Responde mejor a un alto nivel de proteínas, un nivel ligeramente inferior de carbohidratos y un nivel moderado de grasas. Cuando empezó, su cintura medía más de 89 centímetros y ahora está por debajo de los 66; ha bajado casi 25 centímetros en el torso, pero conserva sus curvas. Al ver estas fotos, muchos suponen que se ha sometido a una liposucción; sin embargo, estos increíbles resultados se deben en un cien por cien a la nutrición y al ejercicio constante.

Para elaborar el mejor plan de nutrición para el macrotipo proteico/bajo en carbohidratos, piensa en comidas con fuentes de proteínas grasas (como salmón, huevos o muslos de pollo), acompañadas de muchas verduras y porciones más pequeñas de carbohidratos con almidón (de 55 a 85 gramos por comida o menos). Aunque puedes consumir estas proteínas grasas sea cual sea tu macrotipo, suelen ser un alimento básico para el proteico/bajo en carbohidratos debido a su mayor efecto de saciedad. Mucha gente que necesita un régimen bajo en hidratos de carbono para adelgazar los restringe y reduce al máximo, y termina abandonando. Porque, aunque tengas una menor tolerancia a los carbohidratos, los sigues *necesitando*. Este estilo de alimentación consiste en seleccionar los alimentos correctos para tus macros y aprender a combinarlos y a preparar comidas satisfactorias que te permitan cumplir tus objetivos. Te aliviará saber que aún puedes seguir consumiendo carbohidratos con moderación, pero no olvides que ya no puedes permitirte el lujo de hacer paréntesis prolongados en los que comas todo lo que quieras, porque, con la edad, cada vez te resultará más difícil mantener a raya la grasa corporal.

En esta categoría, tu margen de error es mucho menor que en los otros macrotipos. Si no te ajustas a tu macrotipo, tu pérdida de peso se estancará durante periodos prolongados. En el caso de que tengas un metabolismo sano, pero ligeramente en declive y hayas empezado a experimentar problemas de tolerancia a los carbohidratos, este es, con mucho, el mejor régimen para adelgazar. Si eres mujer y tu pérdida de grasa se ha estancado entre el 25 y 32 % de grasa corporal o eres hombre, y estás entre el 18 y el 23 % y quieres dejar de perder grasa y mantener un nivel de grasa corporal saludable por debajo del 25 % en el caso de las mujeres y del 18 % en el caso de los hombres, este es el plan que debes seguir para tu macrotipo.

Tipo 4: macrotipo de grasas

He descubierto que este es el macrotipo más descuidado, en el que abundan las personas que se han quedado *estancadas* en lo que respecta a su salud. La primera vez que advertí este macrotipo fue en clientes mayores de treinta y cinco años que no respondían bien al enfoque basado en las proteínas (también conocido como rico en proteínas y bajo en grasas) que tan buenos resultados me había dado. En 2015, empecé a ver más clientes cuya prioridad era sentirse mejor en general, seguido poco después por el deseo de perder grasa (muchos venían de protocolos de nutrición de solución rápida, orientados a los resultados, que los dejaban sintiéndose hormonal o metabólicamente «inertes»). Un plan de alimentación ideal para este macrotipo consiste en un 55 % de grasas, un 27,5 % de proteínas y un 17,5 % de carbohidratos. Los mejores resultados a partir de los tres macronutrientes se obtienen cuando se consume una mayor proporción de la ingesta calórica diaria total a base de grasas, con un consumo moderado de proteínas y menor de carbohidratos.

La comida típica para el macrotipo de grasas consistirá en llenar más de la mitad del plato con fuentes de proteínas grasas y carbohidratos de bajo índice glucémico, como las verduras crucíferas, la calabaza o las verduras de hoja verde cocinadas con una fuente de grasa saludable, como el aceite de oliva. Un desayuno saludable podría consistir en huevos enteros con verduras de hoja verde y aguacate, tortillas rellenas o salmón ahumado en una tostada baja en carbohidratos con aguacate o queso fresco. Un almuerzo o cena saludable incluiría platos como una ensalada de salmón, muslos de pollo con calabaza asada y verduras, o un filete a la parrilla con verduras salteadas. Antes del ejercicio y entre las comidas, te vendrá bien picar algo con grasas saludables, como frutos secos y semillas. Después de los entrenamientos, lo mejor es incluir un batido rico en proteínas con fruta y mantener un bajo consumo de grasas.

Hay excepciones, pero la mayoría de las personas con macrotipo de grasas tienen por naturaleza un cuerpo con forma de pera o de manzana y cargan la mayor parte de su peso en la mitad inferior o en el torso. Es posible que hayas tenido sobrepeso durante la mayor parte de tu vida o que hayas llegado a un punto en el que ya no pierdas grasa debido a una enfermedad. Te sientan mejor los planes de alimentación con menos carbohidratos, pero esto no significa que tengas que hacer una dieta cetogénica. Si tu objetivo es perder peso y has padecido alguna de estas afecciones, lo más probable es que necesites reducir los carbohidratos y aumentar las grasas.

Este plan es excelente para quienes tienen un metabolismo más lento, una tolerancia a los carbohidratos moderadamente baja o una función hormonal ligeramente deteriorada que están tratando desesperadamente de perder grasa corporal sin tener que pasar hambre durante todo el día. Este enfoque es más alto en grasas saludables, moderado en proteínas y moderadamente bajo en carbohidratos. Aunque hay mucha gente que necesita este tipo de enfoque, no es un nicho de dieta bien definido porque no es extremadamente bajo en grasas, como lo que comen los culturistas, ni extremadamente alto en grasas, como la dieta keto.

Piensa que la prioridad es *restaurar la salud interna*, y en segundo lugar la pérdida de grasa. Si estás enfermo y cansado de sentirte sin fuerzas, hambriento, exhausto, y no tienes ni idea de cómo equilibrar un plato, este plan de nutrición es para ti. Estás en el punto en el que solo sabes lo que *no funciona* y no tienes ni idea de cómo trazar un camino que sí funcione. Es posible que estés pasando por la perimenopausia, sufras el síndrome de ovario poliquístico, te estés medicando para las hormonas o tengas prediabetes y, sin embargo, no quieras comprometerte a seguir un enfoque cetogénico porque necesitas algo más sostenible.

Este es también el plan para quienes buscan una estética femenina y a la vez saludable y no quieren una figura musculosa. Si eres una mujer con más del 30 % de grasa corporal o un hombre con más del 23 % y estás buscando no solo bajar la grasa corporal sino además restaurar tu salud y finalmente sentirte mejor desde dentro hacia fuera, este enfoque es ideal.

PLANES BAJOS EN CARBOHIDRATOS Y RICOS EN GRASAS

Para las personas que tienen un macrotipo de grasas y quieren perder peso la dieta keto es extremadamente eficaz. Es ideal para aquellos con una tolerancia muy baja a los hidratos de carbono que tienen problemas para gestionar la insulina adecuadamente. Los demás pueden probar este método, pero no les resultará necesariamente más eficaz que otros programas. Ten en cuenta que tu cuerpo tarda en pasar de funcionar con carbohidratos a adaptarse realmente a las grasas, lo que significa que estás creando cetonas. Algunos se adaptan a las cetonas en uno o dos días, mientras que otros tardan una o dos semanas. Durante este periodo de transición, es común experimentar lo que se conoce como la *gripe cetogénica*, que es causada por un desequilibrio de electrolitos que se produce cuando los niveles de insulina descienden por primera vez.

Al principio, esto puede provocarte dolores de cabeza, náuseas y mareos. Podrás superar este desequilibrio electrolítico añadiendo más sal a tu comida (cinco veces la cantidad diaria recomendada). Aunque parezca una tonelada de sal, la excretas mucho más rápido de lo normal, por lo que no se acumulará en tu cuerpo.

Este plan no es una solución rápida, sino un verdadero cambio de estilo de vida. Para tener éxito con el enfoque cetogénico es importante la constancia. Si te excedes en la ingesta de carbohidratos con este estilo de alimentación, tu cuerpo se saldrá de la cetosis y tendrás que volver a adaptarte a las grasas. De manera que si te desvías de las recomendaciones dietéticas, procura hacerlo de una manera que te mantenga en un estado de cetosis; por ejemplo, comiendo más calorías, pero en proporciones cetogénicas, es decir, con más grasas saludables y proteínas, no más hidratos de carbono.

Continuamente me preguntan si es posible «adelgazar más rápidamente con la dieta keto». Depende. Para algunos, rotundamente sí. Si tienes una tolerancia muy baja a los carbohidratos y no puedes perder peso con un plan de nutrición que los incluya por problemas de gestión de la insulina, la dieta cetogénica te ayudará muchísimo. Este es un enfoque estupendo para quienes tienen diabetes de tipo 2, prediabetes, resistencia a la insulina, síndrome de ovario poliquístico o desequilibrios hormonales.

Cuando otros macrotipos siguen una dieta keto, podrán adelgazar más rápidamente al principio debido al peso del agua, pero esto no significa que vayan a perder la grasa corporal almacenada antes de lo que lo harían con una dieta más cargada de carbohidratos. Y si de verdad quieres aprovechar al máximo los beneficios del enfoque cetogénico, tienes que preguntarte si estás dispuesto a comprometerte a llevar este estilo de vida durante un mínimo de tres a seis meses.

Muchos se preguntan si es posible reducir los carbohidratos y aumentar las grasas, pero sin llegar a los mismos extremos que la dieta keto. La respuesta también es afirmativa. Si estás tratando de ajustar tu porcentaje de grasa corporal por debajo del 15 al 20 %, en el caso de la mujer, o por debajo del 10 %, en el del hombre, un enfoque bajo en carbohidratos/rico en grasas será menos específico que un método rico en proteínas/bajo en grasas o un método cetogénico. Aun así, una dieta baja en carbohidratos/rica en grasas tiene un valor inmenso.

Tipo 5: macrotipo de grasas / bajo en carbohidratos

Si encajas en el macrotipo de grasas/bajo en carbohidratos, rendirás más cuando una mayor parte de tus calorías provenga de las grasas. Un plan de alimentación ideal para este macrotipo consiste en un 75 % de grasas, un 20 % de proteínas y un 5 % de carbohidratos. El mejor resultado de los tres macronutrientes se consigue cuando se consume una mayor proporción de la ingesta calórica diaria total a partir de las grasas, con una ingesta moderada de proteínas y muy baja de carbohidratos.

Curiosamente las comidas típicas del macrotipo de grasas/bajo en carbohidratos tienen raciones más pequeñas debido a la densidad calórica de los alimentos con alto contenido en grasa. Con un énfasis en la grasa dietética, más del 75 % de la comida en tu plato provendrá de grasas saludables, con proteínas moderadas, y los carbohidratos procederán de fuentes de bajo IG como las verduras de hoja verde, las verduras crucíferas, la calabaza o la fruta baja en azúcar. Un desayuno saludable consistiría en alimentos como huevos enteros con bacon y una guarnición de espinacas salteadas en aceite de oliva o de coco, salchicha de pollo con aguacate y un huevo entero con una guarnición de verduras mixtas, o una *frittata*. Un almuerzo o cena saludable incluiría alimentos como una ensalada cubierta con grasas saludables con un pequeño trozo de salmón o bistec de animales alimentados con pasto, muslos de pollo con verduras salteadas o una cazuela de espaguetis cargada de grasas saludables. Antes de un entrenamiento y entre las comidas, te sentirás mejor si comes grasas saludables como frutos secos y semillas. Después de los entrenamientos, lo mejor es incluir un batido rico en proteínas con fruta baja en azúcares y mantener un bajo consumo de grasas.

Las grasas proporcionan una forma alternativa de energía funcional, que es especialmente útil para quienes no pueden procesar adecuadamente los carbohidratos. Cuando tu cuerpo tiene dificultades para asimilar los carbohidratos, tus niveles de energía descenderán sea cual sea la cantidad de estos nutrientes que consumas. Si este es tu caso, lo más probable es que sufras problemas médicos más graves, como resistencia a la insulina, prediabetes, diabetes, síndrome de ovario poliquístico u otros desequilibrios hormonales. Probablemente te cueste perder peso y hayas probado otros enfoques de dietas extremas que incluían niveles más altos de carbohidratos para luego terminar decepcionado por su ineficacia. Quizá te hayas convencido de que no puedes bajar la grasa corporal por más que lo intentes. Sientes una gran frustración porque tu cuerpo no responde en lo más mínimo a tus denodados esfuerzos por mejorar físicamente. Ganas peso con tanta facilidad y lo pierdes tan lentamente que intentar seguir cualquier plan de alimentación te frustra enormemente y ya ni siquiera quieres intentarlo. Tienes antojos de azúcar con frecuencia, hasta el punto de que te cuesta mucho sentirte satisfecho al final de una comida. Por más azúcar que consumas, te sabe a poco.

Si te sucede algo parecido, lo primero que quiero que sepas es que no estás perdiendo la cabeza y lo que sientes está plenamente justificado porque desde el punto de vista bioquímico y a un nivel celular tu cuerpo pasa hambre. Esto significa que los carbohidratos que *consumes* no están siendo utilizados por tu cuerpo como combustible debido a la resistencia a la insulina. Tus células no reciben la energía de los alimentos que ingieres, así que, aunque comas, no eres capaz de acceder a la energía que se supone que te proporcionan los alimentos. Para empeorar aún más las cosas, tu cuerpo está en un estado perpetuo de retención de grasa, lo que hace que tampoco puedas aprovechar tu grasa corporal almacenada para obtener energía. Por este motivo, cambiar de alimentación dejando de lado los carbohidratos será el cambio definitivo para ti. Cuando lo hagas, tu cuerpo será capaz de aprovechar la grasa como fuente de combustible con una gran facilidad porque no tendrá otra opción que convertir las grasas de la dieta en combustible fácilmente utilizable.

Cuando pienses en una alimentación para el macrotipo de grasas/bajo en carbohidratos, piensa que se trata de un *formidable avance para perder grasa*. Cuando te ajustas a un estilo de nutrición que permite que tu cuerpo funcione como siempre debió hacerlo, es como encontrar el amor de tu vida después de años de infelicidad con alguien que simplemente no te entendía. Imagina poder disfrutar de días llenos de energía, sin antojos de azúcar; y cuando te esfuerzas en hacer ejercicio, ya no pierdes el tiempo sin llegar a ninguna parte. ¡Quemas grasa y te sientes muy bien!

Este es un enfoque de nutrición con alto contenido en grasas, proteínas moderadas y muy bajo contenido en carbohidratos, que se conoce comúnmente como la dieta cetogénica. Tiene este nombre porque el cuerpo ya no se alimenta de carbohidratos, sino de grasas saludables que generan cetonas como fuente de energía primaria. Esto le permite al organismo utilizar la grasa como fuente de combustible y es un magnífico método para aquellos con los niveles más bajos de tolerancia a los carbohidratos. Esta estrategia es genial para quienes necesitan una forma simple y directa de perder grasa corporal. También es ideal en el caso de aquellos que prefieren tener unos límites bien definidos, ya que les resulta más fácil cumplir con el plan cuando existen directrices más rígidas sobre lo que se puede y no se puede comer. Si eres una mujer con más del 35 % de grasa corporal o un hombre con más del 30 % y necesitas un planteamiento simple pero eficaz para comenzar el viaje de pérdida de grasa, este es un gran comienzo.

¿QUÉ OCURRE SI QUIERES PROBAR LA DIETA KETO, PERO NO ES TU MACROTIPO?

Mientras que una dieta alta en grasa, como la keto, es ideal para el macrotipo de grasas y cualquier persona con ciertas enfermedades como la diabetes o el síndrome de ovario poliquístico, esto no significa que otros macrotipos no puedan beneficiarse de un enfoque en el que predomine la grasa. En 2016 y 2017, probé la dieta keto para conocerla más a fondo y poder guiar mejor a mis clientes. Aunque no tengo ninguno de los problemas médicos enumerados que me llevarían a pertenecer al macrotipo de grasas, descubrí que aun así era capaz de obtener resultados con la dieta keto. Si bien dejé de seguir esta alimentación, porque a largo plazo era insostenible para mí, disfruté de la comida, la energía y la claridad mental, y aprecié la sensación de saciedad que me proporcionaba comer más grasas. Sin embargo, no necesitaba eliminar los carbohidratos de mi dieta para adelgazar.

Si al igual que yo, no tienes ninguna razón médica específica para seguir una dieta muy baja en carbohidratos, puedes probar una dieta keto. Solo ten en cuenta que, como se trata de un plan de alimentación más restrictivo, es probable que sea una solución temporal y posiblemente termines haciendo la transición a un enfoque más alto en carbohidratos con el tiempo. Seguir este estilo de alimentación durante un periodo de tres a seis meses para revertir los problemas de tolerancia a los carbohidratos es genial, pero no es algo que deberías hacer de por vida a no ser que tengas una razón médica válida para ello.

***

Ahora que conoces tu macrotipo y sus correspondientes proporciones de nutrientes, es el momento de entrar en el meollo de tu plan: qué comerás, cuánto y cuándo.

6

Cómo elaborar tu plan

La parte más importante del diseño de un programa saludable es comenzar con una visión clara de lo que significa el éxito para ti. Para esto, tienes que conocer tu porcentaje de grasa corporal actual y definir un objetivo de composición corporal saludable y sostenible.

Puede que tengas claro el aspecto que te gustaría conseguir. Tal vez tengas fotos en el móvil de tu artista o personaje influyente favorito y quieres llegar a su nivel. Tal vez deseas volver a ponerte la ropa de antes del embarazo. Quizá tu salud lleva años decayendo y temes que si no haces algo al respecto ahora, acabarás como los miembros de tu familia que descuidaron su salud y perdieron años y calidad de vida por ello. O puede que solo quieras dejar encendida la luz cuando tengas relaciones sexuales con tu pareja sin sentir vergüenza.

Para convertir tu visión del éxito en un plan factible, primero debemos traducir tu estado de salud actual en un porcentaje aproximado de grasa corporal. Puedes obtener una cifra exacta encargando a un profesional que te haga una prueba de composición corporal, pero también puedes estimarla a ojo. Una autoevaluación es más que suficiente para calibrar tu punto de partida. Utiliza la tabla visual que aparece en la página anterior para estimar tu composición corporal actual.[1]

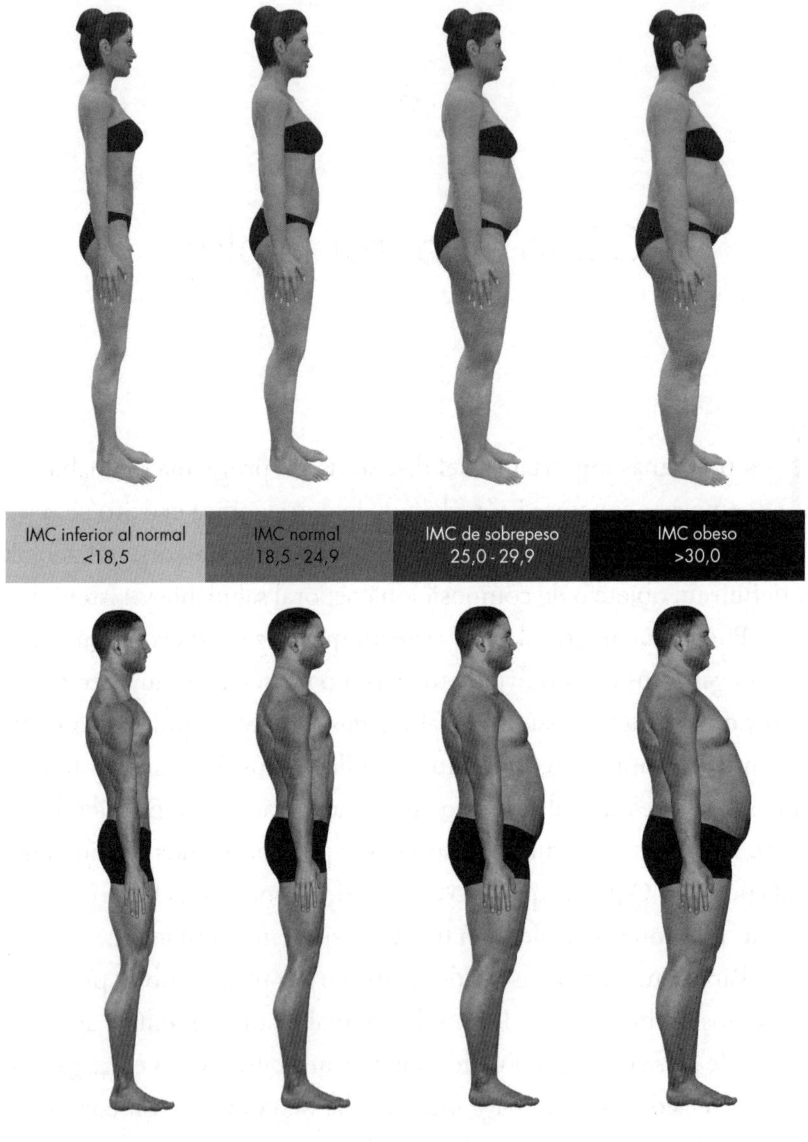
IMC inferior al normal
<18,5
IMC normal
18,5 - 24,9
IMC de sobrepeso
25,0 - 29,9
IMC obeso
>30,0

Lo más probable es que te sitúes en una de estas cuatro categorías, dependiendo del punto en el que te encuentres en tu camino hacia la salud:

OBESO (DEBES PERDER MÁS DE 22 KILOS). Si este es tu caso, recuerda que no es necesario que hagas muchos cambios de golpe. Cuando tienes más peso que perder, puedes ver el progreso si realizas cambios positivos en tu estilo de vida actual, no hace falta que sigas un programa intensivo. Por ejemplo, si estás acostumbrado a comer más de 3.000 calorías al día, llevar un estilo de vida sedentario y beber vino todos los días, no tienes que adoptar un régimen radical de ejercicio y nutrición para ver un cambio en tu salud. Para empezar, bastarán cambios sencillos como dejar de consumir alcohol, dar paseos diarios y reducir los alimentos procesados. En términos de progreso, es mucho lo que se puede conseguir en estas circunstancias, que solo requerirá un modesto esfuerzo por tu parte para ver una mejora significativa.

SOBREPESO (DEBES PERDER DE 11 A 22 KILOS). Tanto si el sobrepeso se ha producido en los últimos meses como si se ha ido acumulando a lo largo de los años, la pérdida de peso en esta fase requerirá un esfuerzo más consciente. Esto es más cierto para las mujeres y los hombres mayores de treinta y cinco años, ya que los factores hormonales y metabólicos hacen que resulte más difícil perder grasa corporal. Esto significa que pequeños cambios como caminar, dejar de beber alcohol y reducir el consumo de azúcar no serán suficientes si tienes un objetivo de pérdida de grasa con un plazo de tiempo limitado, aunque sean grandes cambios en el estilo de vida. Para hacer grandes progresos y de forma rápida, tendrás que establecer objetivos macro específicos y mantenerte dentro de un margen de error del 10 % al seguirlos.

DESCUBRE TU MACROTIPO: CASOS REALES DE ÉXITO

Alva, macrotipo de proteínas

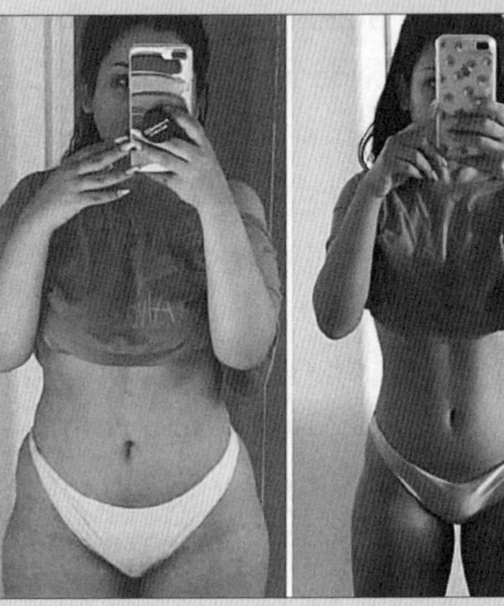

© Alva Velasco

Antes *Después*

Alva es endomorfa, con figura en forma de pera, y es un ejemplo perfecto de por qué escribí este libro. La mayoría de las personas asumen que los endomorfos deben consumir menos carbohidratos. Aunque Alva es endomorfa, no tiene una baja tolerancia a los carbohidratos, y logró perder peso con una nutrición y entrenamientos adecuados. Su consumo de calorías osciló entre 1.200 y 1.500 a lo largo de su programa, con ajustes semanales para apoyar su progreso. Tardó aproximadamente seis meses en alcanzar su objetivo físico para su pequeña estatura de 1,55 m, y luego pasó a una dieta de mantenimiento de más de 2.000 calorías al día.

PESO NORMAL (PUEDES PERDER DE 0 A 10 KILOS) Si te encuentras en esta categoría, puede que tus amigos y familiares te digan que se te ve «bien» y que no necesitas perder peso. Sin embargo, quieres verte y sentirte más en forma, con músculos definidos y un vientre más plano. Tal vez sientas que tu energía no es la que solía ser o desearías poder ponerte esos vaqueros de hace unos años que tanto te gustaban. Cuanto más te acerques a tus objetivos y menos peso tengas que perder, más exigente deberás ser con tus macros. Para obtener los máximos resultados, tendrás que seguir tu protocolo de nutrición con un margen de error mucho más ajustado, en torno al 5 %.

POR DEBAJO DEL PESO NORMAL (NECESITAS AUMENTAR DE PESO). Aunque esto no es tan frecuente, muchas personas luchan por aumentar de peso. Puede ser tan difícil añadir peso de calidad como perder grasa. Si este es tu caso, tendrás que seguir tu protocolo de nutrición con la mayor determinación posible, porque los macros tienen un gran impacto en la calidad del peso que ganas. Mucha gente adopta el enfoque de «comer de todo» para engordar, lo que puede elevar el número en la báscula pero no te proporcionará el tipo de físico sano, bien formado y fuerte que deseas.

El aumento de peso de calidad se consigue incrementando la masa muscular magra sin ganar grasa corporal. Esto solo es posible cuando se consumen los macros correctos para desarrollar el músculo magro. Sin un enfoque específico, es posible que aumentes de peso, pero la mayor parte de ese peso será grasa.

Cualquiera que sea tu punto de partida, la magia se produce al comenzar tu plan. Aquí es donde tus sueños se convierten en objetivos, y esos objetivos pasan a ser una estrategia factible. Los resultados serán inevitables una vez que domines esa estrategia. No es cuestión de *si* alcanzarás tus objetivos, sino de *cuándo*. Ahora que sabes dónde te encuentras, es el momento de establecer objetivos.

ESTABLECER TU OBJETIVO

Pero primero hemos de hablar con franqueza sobre cuánto tiempo durará este proceso y qué resultados son posibles. A lo largo de los años he descubierto que tendemos a ser impacientes con el proceso de pérdida de grasa y a menudo tenemos expectativas poco realistas. Un objetivo realista es fundamental para el éxito. Con demasiada frecuencia, solemos pensar que no hacemos ningún progreso y nos desanimamos, cuando en realidad estamos mejorando al ritmo más rápido posible para obtener resultados saludables y sostenibles.

Todo el que lea esto puede conseguir mejoras cuantificables. Para la pérdida de grasa, la tasa máxima de progreso que una mujer puede esperar cuando se adhiere al cien por cien a un plan de nutrición y entrenamiento diseñado para perder medio kilogramo de grasa por semana es una disminución de alrededor de un 0,5 % de grasa corporal por semana. La tasa máxima absoluta de pérdida de grasa que puede alcanzar de forma natural es una disminución del 0,8 % por semana (esta es la tasa que utilizo para desarrollar protocolos para competidores de *fitness*). No es práctico esperar que se pierda grasa más rápido sin incorporar esteroides o cirugía. Dicho esto, vamos a asegurarnos de que tu porcentaje de grasa corporal actual y tu porcentaje de grasa corporal objetivo se ajusten a la realidad.

Un objetivo común para la mayoría de las mujeres y los hombres es perder la barriga. No quieres ponerte cachas, pero quieres verte y sentirte más saludable. Si eres una mujer con una cintura de más de 89 centímetros o un hombre de más de 102, corres el riesgo de padecer varias enfermedades debido a los altos niveles de grasa visceral. En este caso, un objetivo práctico es reducir la grasa visceral y llevar la medida de la cintura a menos de 76 centímetros para las mujeres o 92 para los hombres.

Si no tienes una forma precisa de controlar tu porcentaje de grasa corporal (la mayoría de la gente no lo tiene), es más práctico establecer un objetivo basado en la medida de tu torso. En mi trabajo con más de cuarenta mil clientes durante la última década, he descubierto que entre el 80 y el 90 % de las personas pueden reducir la medida de su cintura en un máximo de 1,25 centímetros por semana cuando están al cien por cien comprometidas con la nutrición y el entrenamiento. Con los clientes que se adhirieron a sus planes de nutrición y entrenamiento entre el 70 y el 80 % del tiempo, encontré que la mayoría fue capaz de progresar a un ritmo de 0,63 centímetros de pérdida por semana. Así que si tu objetivo es pasar de una cintura de 89 centímetros a una de 76, te llevará de diez semanas (a un ritmo medio de aproximadamente 1,5 centímetros por semana) a veinte (a un ritmo medio de aproximadamente 0,65 centímetros por semana). Esto significa que todo el proceso durará de tres a seis meses, es decir, un proceso mucho más largo de lo que la mayoría espera. Ten en cuenta estos cálculos cuando calcules tu propio proceso. Sé paciente, sé constante y obtendrás el mejor resultado.

Si eres mujer y quieres lucir una tableta de chocolate, tendrás que estar en torno al 13 % de grasa corporal o menos. O tal vez no aspires a tener unos abdominales visibles, pero quieras eliminar esa barriga baja que parece no desaparecer nunca. En realidad, no es que la grasa del bajo vientre no vaya a desaparecer jamás, sino que aún no has bajado tu porcentaje de grasa corporal lo suficiente como para facilitar un cambio notable en esa zona.

Supongamos que tienes un 30 % de grasa corporal y que llevas un mes esforzándote por seguir el plan de nutrición para tu macrotipo. Ahora, con un 28 % de grasa corporal, te sientes decepcionada. Lo único que ves es tu estómago. Me preguntas: «Christine, ¿por qué no he perdido aún la parte baja del estómago? ¿Qué ejercicio puedo hacer para deshacerme de mi barriga?».

Repaso tu progreso y veo que has bajado un 2 % de grasa corporal en un mes, has eliminado 5 centímetros de cintura y has hecho una seria revisión de tus hábitos alimentarios. Amiga mía, ¡lo has hecho increíblemente bien! Todavía ves grasa en la parte inferior del vientre porque tu grasa corporal no ha bajado lo suficiente para el resultado que estás buscando. Lo conseguirás.

La mayoría de las mujeres no empiezan a ver sus torsos completamente lisos hasta que han reducido su grasa corporal al menos a un 23 %. En nuestro ejemplo, esto significa que si puedes seguir manteniendo una pérdida de grasa del 0,5 % por semana, pasar del 28 al 23 % de grasa te llevará diez semanas, o dos meses y medio más.

La conclusión es que alcanzar el objetivo lleva más tiempo del que se piensa. Si crees que tu progreso es lento, no significa que estés haciendo algo mal, sino que tienes que seguir. Abandonar no te hará llegar más rápido. Y tampoco hay atajos que te lleven allí.

Ahora que has preparado tu mente, tus emociones y tu cuerpo para iniciar tu viaje, ¡pongamos en marcha tu plan!

1. Determinar la tasa metabólica basal

El número de calorías que el cuerpo necesita para su funcionamiento se llama tasa metabólica basal, o TMB. Este valor te indica cuánta energía necesitas para mantener tu masa corporal actual, suponiendo que estés en reposo y sin gastar energía física. Puedes pedir a los profesionales que midan este valor o calcularlo tú mismo utilizando las ecuaciones de Mifflin-St Jeor,* un modelo que se basa en la edad, la altura y el peso para estimar la TMB. Los hospitales y las clínicas de nutrición emplean estas ecuaciones para determinar las necesidades calóricas de sus pacientes. (Hay cuatro ecuaciones de la TMB de uso generalizado, pero las ecuaciones Mifflin-St Jeor suelen dar los resultados más fiables). Las ecuaciones de Mifflin-St Jeor son:

* N. de la E.: La opción de la autora nos obliga –para evitar confusiones– a mantener, en este apartado y los relacionados con él, unidades de medida que no se suelen utilizar en el ámbito hispanohablante (onzas, pulgadas...). Otra opción sería hacer los cálculos utilizando las ecuaciones de Harris Benedict (con kilogramos, centímetros...) actualizadas por organizaciones internacionales como la FAO y la OMS.

Mujer: TMB = (4,536 × peso en libras*) + (15,88 × altura en pulgadas**) – (5 × edad en años) – 16

Hombre: TMB = (4,536 × peso en libras) + (15,88 × altura en pulgadas) – (5 × edad en años) + 5

Por ejemplo, una mujer de 35 años que mida 5 pies*** y 5 pulgadas y pese 175 libras:

TMB = (4,536 × 175 libras) + (15,88 × 65 pulgadas) – (5 × 35 años) – 161

TMB = (793,8) + (1.032,2) – (175) – 161

TMB = 1.490 calorías

2. Determinar el factor de actividad

Utilizando tu TMB con tu nivel de actividad, puedes calcular cuántas calorías necesita tu cuerpo para satisfacer tus necesidades diarias de gasto energético en función de tus niveles de actividad. Sé sincero contigo mismo sobre tu nivel de actividad actual. Los siguientes factores de actividad (abreviados como FA) reflejan diferentes niveles de actividad en una semana promedio:

- Si eres una persona sedentaria y no haces ejercicio, tu FA es de 1,2.
- Si haces poco ejercicio de una a tres veces por semana, tu FA es de 1,375.
- Si haces ejercicio de tres a cuatro veces por semana, tu FA es de 1,4.

---

* N. del T.: Para calcular tu peso en libras, multiplica el número de kilogramos por 2,2.

** N. del T.: Para calcular tu estatura en pulgadas, divide los centímetros que mides por 2,54.

*** N. del T.: Un pie son 12 pulgadas.

- Si haces ejercicio de cuatro a cinco veces por semana, tu FA es de 1,55.
- Si haces ejercicio de cinco a seis veces por semana, tu FA es de 1,65.
- Si haces ejercicio seis o siete veces por semana, tu FA es de 1,725.
- Si haces ejercicio siete veces por semana y tienes un trabajo físicamente exigente, tu FA es de 1,9.

Por lo tanto, una mujer que tiene un trabajo sedentario y hace ejercicio de tres a cuatro veces por semana tiene un factor de actividad de 1,375. Pese a hacer ejercicio, el hecho de que sea sedentaria la mayor parte del tiempo la sitúa en un rango inferior. Siempre es mejor subestimar el factor de actividad.

3. Determinar el gasto energético diario total

El gasto energético diario total (GEDT) es el número de calorías que necesitas para mantener tu masa corporal actual, teniendo en cuenta las calorías que quemas mediante la actividad. Determinamos el GEDT multiplicando el TMB por el factor de actividad.

Ejemplo: una mujer de treinta y cinco años de edad que mide 5 pies y 5 pulgadas (165 cm aprox.) y pesa 175 libras (80 kg aprox.), y tiene una TMB de 1.490 y un factor de actividad de 1,375 produce el siguiente gasto energético diario total:

GEDT = TMB × factor de actividad
GEDT = 1.490 × 1,375
GEDT = 2.048,75

4. Determinar el objetivo de ingesta calórica

El siguiente paso es determinar el objetivo de ingesta calórica, que depende de cuál sea tu meta. Si lo que quieres es perder grasa, resta 500 de tu GEDT para obtener tu objetivo de ingesta calórica. Si, en cambio, deseas ganar peso, añade 500 a tu GEDT. Para mantener tu peso actual, tu GEDT es tu objetivo de ingesta calórica. Por lo tanto, dependiendo de tu meta, debes cambiar tu ingesta calórica de la siguiente manera:

Ingesta calórica de pérdida de grasa (para 500 g de pérdida de grasa/semana) = GEDT – 500
Ingesta calórica de mantenimiento = GEDT – 0
Ingesta calórica de aumento de peso (para 500 g de aumento de masa/semana) = GEDT + 500

Por ejemplo, una mujer de treinta y cinco años de edad que mide 5 pies y 5 pulgadas (165 cm aprox.) y pesa 175 libras (80 kg aprox.), tiene un GEDT de 2.048,75 y quiere perder 500 gramos de grasa corporal por semana necesita la siguiente ingesta calórica objetivo:

Ingesta calórica para la pérdida de grasa = GEDT – 500
Ingesta calórica para la pérdida de grasa = 2.048,75 – 500
Ingesta calórica para la pérdida de grasa = 1.548,75 (redondeado a 1.550)

5. Aplicar las proporciones de macronutrientes para cada macrotipo

Ahora vas a tener en cuenta tu macrotipo para obtener tu ingesta diaria adecuada de macronutrientes. Calcúlalo multiplicando tu ingesta calórica diaria por la proporción de macronutrientes prevista para cada macrotipo (proteínas, carbohidratos y grasas). (Y recuerda que, si quieres perder grasa corporal, deberás tener un *déficit calórico* adecuado, o estas recomendaciones no importarán, incluso si tus *proporciones de macros* son perfectas. Solo cuando tus calorías estén en el nivel correcto, el cambio de tus proporciones de grasas, carbohidratos y proteínas impulsará el progreso).

Esto significa que tomas tu objetivo de ingesta calórica (por ejemplo, 1.550 calorías) y la multiplicas por los porcentajes de cada macro para obtener las calorías diarias que necesitas de cada una. (Así, por ejemplo, para el 39 %, se multiplicaría por 0,39). A continuación, se toma la cantidad diaria de calorías de cada macro y se divide por las calorías por gramo de ese nutriente para obtener el número de gramos de cada macro que debes consumir cada día.

MACROTIPO	CARBOHIDRATOS %	PROTEÍNAS %	GRASAS %
DE CARBOHIDRATOS	45,0	30,0	25,0
DE PROTEÍNAS	32,5	39,0	28,5
DE PROTEÍNAS/BAJO EN CARBOHIDRATOS	26,5	37,5	36,0
DE GRASAS	17,5	27,5	55,0
DE GRASAS/BAJO EN CARBOHIDRATOS	5,0	20,0	75,0
USDA	60,0	10,0	30,0

Por ejemplo, una mujer de treinta y cinco años de edad que mide 5 pies y 5 pulgadas (165 cm aprox.) y pesa 175 libras (80 kg aprox.), con un GEDT de 2.049 y que desea perder 500 gramos de grasa corporal por semana, tiene un objetivo de ingesta de 1.550 calorías. Si su macrotipo es de proteínas (ver arriba) y tiene una tolerancia moderada a los carbohidratos, tendría que establecer sus macros de la siguiente manera:

39% de proteínas: 0,39 × 1.550 = 604,5 calorías de proteínas
604,5 cal ÷ 4 cal por g de proteínas = **150*** **g de proteínas al día**

* N. de la E.: El resultado matemático exacto sería 151,125 g. Redondeamos las cifras de los resultados finales para facilitar la aplicación práctica de las cantidades.

28,5% de grasas: 0,285 × 1.550 = 441,75 calorías de grasas
441,75 cal ÷ 9 cal por g de grasas = **50* g de grasas al día**

32,5% de carbohidratos: 0,325 × 1.550 = 503,75 calorías de carbohidratos
503,75 calorías ÷ 4 cal por g de carbohidratos =
125 g de carbohidratos al día**

AHORA TE TOCA A TI

Con suerte, el plan está empezando a encajar en tu mente: ya has determinado qué macrotipo se adapta mejor a ti, tienes tu objetivo de ingesta calórica diaria y has utilizado esa información para determinar tus objetivos de macronutrientes para cada día. Ahora que has visto cómo funciona esto en el ejemplo, es el momento de que introduzcas tus valores personales.

1. Determina tu tasa metabólica

Mujer: TMB = (4.536 × peso en libras) + (15.88 × altura en pulgadas) − (5 × edad en años) − 161

Mi TMB = (4.536 × _____ **libras**) + (15.88 × _____ **pulgadas**) − (5 × _____ **años**) − 161 TMB = (_____) + (_____) − (_____) − 161= _____

Hombre: TMB = (4.536 × peso en libras) + (15.88 × altura en pulgadas) − (5 × edad en años) + 5

Mi TMB = (4.536 × _____ **libras**) + (15.88 × _____ **pulgadas**) − (5 × _____ **años**) + 5 TMB = (_____) + (_____) − (_____) + 5 =
Mi TMB = _____ calorías

* Resultado matemático exacto 49,08 (ver nota anterior).
** Resultado matemático exacto 125,93 (ver nota anterior).

2. Determina tu factor de actividad

- Si eres sedentario y no haces ejercicio, tu FA es de 1,2.
- Si haces poco ejercicio de una a tres veces por semana, tu FA es de 1,375.
- Si haces ejercicio de tres a cuatro veces por semana, tu FA es de 1,4.
- Si haces ejercicio de cuatro a cinco veces por semana, tu FA es de 1,55.
- Si haces ejercicio de cinco a seis veces por semana, tu FA es de 1,65.
- Si haces ejercicio seis o siete veces por semana, tu FA es de 1,725.
- Si haces ejercicio siete veces por semana y tienes un trabajo físicamente exigente, tu FA es de 1,9.

Mi factor de actividad =

3. Determina tu gasto energético diario total

GEDT = TMB x factor de actividad

GEDT = _____ x _____ = _____

Mi GEDT = ____

4. Determina tu objetivo de ingesta calórica

Ingesta calórica de pérdida de grasa (para perder 500 g de grasa/semana) = GEDT - 500

Ingesta calórica de mantenimiento = GEDT - 0

Ingesta calórica de ganancia de peso (para ganar 500 g de masa/semana) = GEDT + 500

Calcula tu consumo calórico según su objetivo:

Consumo calórico de pérdida de grasa = ______ (GEDT) – 500 = ______

Consumo calórico de mantenimiento= ______ (GEDT) – 0 = _____
Consumo calórico de aumento de peso= ______ (GEDT) + 500 = ______

Mi objetivo de ingesta calórica = _____

5. Aplica las proporciones de macronutrientes para tu macrotipo

MACROTIPO	CARBOHIDRATOS %	PROTEÍNAS %	GRASAS %
DE CARBOHIDRATOS	45,0	30,0	25,0
DE PROTEÍNAS	32,5	39,0	28,5
DE PROTEÍNAS/BAJO EN CARBOHIDRATOS	26,5	37,5	36,0
DE GRASAS	17,5	27,5	55,0
DE GRASAS/BAJO EN CARBOHIDRATOS	5,0	20,0	75,0
USDA	60,0	10,0	30,0

_____ **% de proteínas** (de la tabla): _____
(**% de proteínas** ÷ 100) _____ × (objetivo de ingesta calórica)
_____ = _____ calorías de proteínas
_____ calorías de proteínas ÷ 4 calorías por g de proteínas =
_____ **g de proteínas al día**

_____ **% de grasas** (de la tabla): _____
(**% de grasas** ÷ 100) _____ × (objetivo de ingesta calórica)
_____ = _____ calorías de grasas
calorías de grasas ÷ 9 calorías por g de grasas = _____ **g de grasas al día**

_____ **% de carbohidratos** (de la tabla): _____
(**% de carbohidratos** ÷ 100) _____ × (objetivo de ingesta calórica _____ = _____ calorías de carbohidratos
_____ calorías de carbohidratos ÷ 4 calorías por g de carbohidratos = _____ **g de carbohidratos al día**

6. Aplica un plan de entrenamiento para tu macrotipo

Aunque entre el 80 y el 90 % de tu progreso vendrá de la nutrición específica, los métodos de entrenamiento adecuados también son esenciales para conseguir tu objetivo. La mayor parte de lo que hemos visto hasta ahora estaba relacionado con los macronutrientes individuales y la pérdida de grasa. Sin embargo, cambiar tu composición corporal no consiste únicamente en perder grasa, sino también en ganar músculo. (Consulta el capítulo nueve para conocer todos los detalles sobre cómo entrenar según tu macrotipo).

Déjame mostrarte cómo esto mejorará tus resultados. Puedes perder 500 gramos de grasa corporal por semana estableciendo un déficit calórico de 500 calorías por día. Por lo que respecta a la ganancia de masa muscular, en promedio el hombre puede ganar entre 1 y 2 kilos de músculo al mes, aproximadamente, y la mujer entre medio kilo y 1 kilo. El tejido muscular que se desarrolla a través del ejercicio aumentará la cantidad de calorías que se gastan a lo largo de todo el día, no solo mientras se hace ejercicio. De esta manera, lograrás perder más grasa con mayor rapidez que si solamente comes para tu macrotipo.

Ahora bien, lo mismo que sucede con la dieta, ganar músculo no consiste en seguir un esquema único que sirva para todos los casos. El volumen y la intensidad de entrenamiento óptimos dependen de variables como la genética, los niveles hormonales y el descanso. Todo esto quiere decir que el método de entrenamiento que elijas debe coincidir con tu macrotipo dominante.

Cada macrotipo presenta varios rangos de adaptabilidad en lo que respecta a la composición corporal. El de carbohidratos es el que tiene más facilidad para perder grasa, pero es también al que más le cuesta ganar músculo. El macrotipo de proteínas puede perder grasa sin problemas, pero no tan fácilmente como el de carbohidratos. Las personas con macrotipo proteico pueden ganar músculo más rápidamente que aquellas con macrotipo de carbohidratos. Las que pertenecen al macrotipo de grasas tienden a batallar más con la pérdida de grasa; sin embargo, ganan músculo con facilidad y no necesitan levantar tanto peso para experimentar cambios físicos notables. Consulta las directrices detalladas en el capítulo nueve para conocer las pautas de entrenamiento para tu macrotipo y crea tu régimen de entrenamiento con objetivos personalizados.

PLANIFICAR LAS COMIDAS: LO QUE COMERÁS EN UN DÍA

Una vez que tengas tus objetivos personalizados de macronutrientes y tu meta de consumo calórico diario, podrás comer lo que quieras dentro de esos límites. No importa lo que comas para sumar las proporciones correctas de macros, siempre y cuando estés alcanzando tu objetivo de gramos de proteínas, carbohidratos y grasas para el día.

Si no estás familiarizado con los macros, esto quizá te parezca abrumador, así que para facilitarte las cosas te daré unas pautas sencillas de cómo sería un día completo de alimentación según tu macrotipo. Esto es ideal si te agobia la idea de agregar números y matemáticas a los alimentos. Ten en cuenta que hay infinitas formas de organizar tu ingesta diaria de alimentos y seguir cumpliendo tus objetivos de macros. Sin embargo, a veces mucha flexibilidad no es lo ideal porque te deja demasiadas opciones cuando lo que necesitas es una orientación específica para empezar y saber qué alimentos comprar en el supermercado. Desglosar tu macrotipo recomendado en ejemplos de alimentos integrales reales en lugar de en números hará que te resulte más fácil comprender cómo deben ser tus comidas en comparación con tu alimentación actual.

Para empezar, tenemos que entender a qué categorías de macronutrientes pertenecen los alimentos integrales. Si estás iniciándote en el tema de los macros, tendrás que aprender un poco. Si tienes un macrotipo proteico, deberás aprender qué alimentos son más ricos en proteínas. Si necesitas un menor consumo de carbohidratos, tendrás que conocer mejor los alimentos que debes consumir en pequeñas cantidades. Si tu macrotipo es el de las grasas, necesitarás saber qué alimentos lo favorecen. El problema es que los alimentos reales no siempre se componen de un solo macronutriente (aunque algunos lo son). Por ejemplo, la mayoría piensa que los huevos son «proteínas», pero en realidad un solo huevo entero tiene 6,5 gramos de proteínas y 5 gramos de grasa. Por otro lado, es obvio que el pan es un carbohidrato, pero también lo es el brócoli. Por esta razón, conviene analizar brevemente cómo vemos los alimentos reales en términos de macronutrientes.

Aunque hay tres macronutrientes, a la hora de planificar las comidas, yo divido los alimentos en seis categorías, no en tres: proteínas magras, proteínas grasas, carbohidratos de bajo IG, carbohidratos de alto IG, grasas saludables y carbohidratos grasos de bajo IG.

Proteínas magras

Pollo, claras de huevo, pescado, pavo, carne magra, suero de leche, colágeno, etc.

He dividido las proteínas en dos categorías en función de su contenido relativo en grasa. Cuando escuches la expresión *proteína magra*, piensa en un contenido bajo en grasa. Si no tienes en cuenta el contenido en grasa de tus fuentes de proteína, podrías sobrepasar fácilmente tu ingesta diaria de grasa porque hay muchas proteínas con una parte sustancial de sus calorías procedentes de las grasas alimentarias. Una vez más, las grasas no son «malas»; se trata más bien de asegurar que te mantienes dentro de tus objetivos diarios específicos. Considero que cualquier proteína con menos de 10 gramos de grasa por ración (asumiendo que estás obteniendo al menos 25 gramos de proteína por ración) es una fuente de proteína «magra». Aquí es donde alimentos como la pechuga de pollo sin piel, el pescado blanco, el atún, el pavo, la carne de vacuno magra, las proteínas en polvo y las claras de huevo tienden a ser excelentes alimentos básicos para asegurarte de que estás alcanzando tu objetivo diario de proteínas sin sobrepasar tu consumo de grasa.

Proteínas grasas

Salmón, huevos enteros, cerdo, costillas, pato, cordero, etc.

Las recetas con proteínas grasas tienden a ser más sabrosas y pueden parecerte más «comida normal» si no estás acostumbrado a la cocina basada en macros. Sin embargo, es importante reconocer que contienen grandes cantidades de grasa y, por lo tanto, hay que tenerlas en cuenta. Recuerda que puedes comer lo que quieras siempre que se ajuste a tus macros; sin embargo, si tienes un macrotipo basado en las proteínas, quizá descubras que si consumes proteínas grasas en todas las comidas (por ejemplo, huevos enteros en el desayuno, salmón en el almuerzo y pato en la cena) es muy probable que sobrepases tu límite diario de grasa. Del mismo modo, si tienes un macrotipo graso, tienes que elegir fuentes de proteínas *más* grasas en lugar de proteínas magras. En lugar de las claras de huevo (que son comunes en muchos planes de alimentación de tipo culturista), es mejor que elijas proteínas más grasas, como los huevos enteros. Recuerda que hay que evitar complicarse demasiado en este apartado. Considero que una fuente de proteína es «grasa» si tiene *más* de 10 gramos de grasa por ración (asumiendo que cada una contiene aproximadamente de 20 a 25 gramos de proteína). Aquí es donde los alimentos como los cortes más grasos de pescado como el salmón, la caballa, la trucha y el atún blanco son excelentes opciones. Además, piensa en los muslos de pollo con piel, los huevos enteros, el costillar, el pato, el cordero o el tofu de cáñamo como opciones alimentarias con alto contenido en proteínas y que proporcionan una buena fuente de grasas alimentarias.

Carbohidratos con alto índice glucémico

Arroz, cereales integrales, avena, pasta, patatas, plátano, etc.

Los carbohidratos se desglosan en función de su clasificación según la escala del índice glucémico (IG). Esta escala describe la rapidez con la que un determinado carbohidrato aumentará tu nivel de glucosa en sangre. Si un carbohidrato se encuentra en una posición más elevada en la escala del IG, significa que se convierte en energía utilizable rápidamente, lo cual es estupendo, ya que tu cuerpo requiere esa energía si vas a hacer ejercicio o practicar deportes intensos o si te cuesta ganar peso. Sin embargo, si eres relativamente sedentario, un exceso de esta categoría de alimentos puede provocar un aumento de grasa. El seguimiento de los carbohidratos de alto índice glucémico te abrirá los ojos si nunca has hecho un seguimiento de tus alimentos ni los has dividido en raciones. Esto se debe a que los tamaños de las raciones que suelen servir los restaurantes o incluso las que estás acostumbrado a preparar en casa tienden a ser mucho mayores que todo lo que voy a recomendar aquí. Como se ha dicho antes, el USDA recomienda 300 gramos de carbohidratos al día para los adultos y la OMS aconseja 400 gramos. Como es natural, esto se aplicaría únicamente a las personas con macrotipos de carbohidratos que además sean activas, por lo que a la mayoría no nos sirve. Prepárate para recalibrar tu mente, tus ojos y tu plato. Ten presente que con tus nuevas porciones de carbohidratos *no* vas a pasar hambre, pero que durante la primera semana tendrás que hacer un ajuste, ya que tu organismo, de forma natural, se desintoxica de los alimentos con más carbohidratos que tienden a incluir azúcares vacíos. El cuerpo se adapta muy bien, y en poco tiempo se sentirá más satisfecho alimentándote a base de comidas con una composición de macronutrientes diferente. Si tu macrotipo requiere carbohidratos de alto índice glucémico, lo mejor es que consumas alimentos como plátanos, arroz, avena, patatas, etc., como fuentes de carbohidratos.

Carbohidratos bajos en calorías

Hojas verdes, verduras, mezcla de bayas, calabaza, verduras crucíferas, etc.

Los carbohidratos de bajo IG son alimentos que se consideran carbohidratos en función de su composición química, pero tienen un impacto diferente en el cuerpo en comparación con los de alto IG. Al consumirlos, no elevan tanto el nivel de azúcar en sangre y, por lo tanto, son una gran alternativa para quienes tienen problemas de gestión de la insulina. Los carbohidratos de bajo IG son alimentos con más fibra y menos azúcar y que no tienen un gran impacto en la insulina cuando se consumen en cantidades moderadas (es decir, menos de 10 a 15 gramos de carbohidratos por ración). Esto significa incorporar verduras verdes sin almidón, como espárragos, calabaza, verduras de hoja verde, bayas bajas en azúcar y cualquier otra verdura que no provoque un fuerte pico de insulina. Los carbohidratos de bajo IG no solo te permiten sentirte lleno y satisfecho durante más tiempo, sino que también te ayudan a perder peso, ya que consumes una menor cantidad de calorías a pesar de que el volumen de alimentos es mayor.

Carbohidratos de bajo índice glucémico

Pan bajo en carbohidratos y alto en grasas, tortillas (tortas) de harina de almendras, tortillas de harina de coco, verduras salteadas en grasas saludables, guisos de verduras, cortezas de pizza de coliflor, salsas/cremas o purés saludables (como el hummus), coco en trozos

Tal vez te preguntes qué demonios son los carbohidratos grasos bajos en IG. Se trata de comidas que presentan alimentos y métodos de preparación similares a los que caracterizan las dietas paleo, baja en carbohidratos/alta en grasas y keto. Esto significa que el alimento es rico en grasa pero bajo en carbohidratos, aunque no tanto como para que estos sean insignificantes. Merece la pena considerarlo un grupo recomendado especialmente a los macrotipos 3 a 5, ya que este tipo de alimentos puede convertirse en la base de la alimentación diaria y es más fácil organizar la forma de comer en torno a ellos.

Las recetas bajas en carbohidratos contienen ingredientes o alimentos ricos en grasa y bajos en carbohidratos. Puede ser algo tan sencillo como coles de Bruselas salteadas en al menos 10 mililitros de aceite de oliva. Para que se considere un carbohidrato graso de bajo IG, es necesario que haya al menos 10 gramos de grasa presentes en la ración, con lo que se convierte en una fuente significativa de ingesta de grasa dietética.

Grasas saludables

Aceite de oliva, aceite de coco, aceite de aguacate, frutos secos, semillas, ghee, mantequilla de ganado alimentado con pasto, aceitunas, nueces, almendras, chía, lino, cáñamo

Esta es una de las categorías más sencillas, ya que todos estos alimentos son principalmente grasa, y algunos de ellos, como el aguacate, los frutos secos y las semillas, contienen fibra. Cuando se incorpora una grasa saludable a las comidas como ingrediente independiente, normalmente forma parte del método de cocción, a menos que sea un aderezo de una ensalada o un añadido a un batido. Para que se considere una grasa saludable, la mayor parte del alimento debe ser grasa. A la mayoría le sorprenderá ver el aporte calórico de estos alimentos que se consideran saludables. Lo son, pero hay que tener en cuenta las raciones, ya que las calorías se acumulan rápidamente. Si necesitas consumir menores cantidades de grasas alimentarias debido a tu macrotipo, descubrirás que has de elegir sabiamente para no excederte en esta categoría, que es uno de los errores más comunes.

Alimentos que no es necesario contar

Estos alimentos contienen menos de 3 gramos de carbohidratos por ración y suelen contener fibra. Entre ellos: pimientos, pepinos, apio, verduras de hoja verde y otras verduras bajas en calorías, aderezados con hierbas frescas y un chorrito de limón o lima. Estos alimentos añaden un número insignificante de calorías a tus comidas y te permiten aumentar el volumen de tu plato sin disparar tu insulina. El objetivo es permitirte tener elementos que puedas consumir libremente cuando sientas que necesitas «más», sin preocuparte y sin necesidad de hacer un seguimiento o estresarte.

Si te quedas con hambre, puedes consumir los siguientes alimentos en cualquier momento sin tener que contar calorías o hacer un seguimiento:

Agua con gas
Ajo
Café americano
Café negro
Cebolla
Chile güero
Col rizada
Especias
Espinacas
Estevia
Fruta del monje
Guindillas picantes
Hierbas frescas
Kimchi
Lima
Limón
Pepinillo encurtido
Pepino
Pimientos morrones
Rúcula
Salsa picante
Té
Verduras mixtas
Vinagre

RESUMEN DE LAS PAUTAS ALIMENTARIAS

¿Cómo debes comer según tu macrotipo? Considera estas pautas como los planos de una casa. La estructura fundamental del edificio ya está diseñada de antemano, pero puedes elegir las características principales, como los colores exteriores, las persianas, las encimeras, los azulejos, el suelo, etc. Solo entonces puedes escoger el tipo de proteína magra cuando se especifica, el tipo de carbohidratos, etc. La estructura fundamental de cómo se organiza un día completo de alimentación varía en función de tu macrotipo.

Estas directrices te permiten ver las principales distinciones entre los macrotipos y cómo eso se traduce en los tipos de alimentos que debes poner en tu plato.

He desglosado los parámetros de un día completo de comidas según las porciones estimadas que deberías consumir de las diferentes categorías de macronutrientes basadas en alimentos reales. Dentro de cada categoría, podrás escoger. Lo bueno es que tú eliges los alimentos, y esto te proporcionará opciones ilimitadas y mucha libertad culinaria para cada macrotipo. Ten en cuenta que las porciones exactas detalladas en los planes que veremos a continuación variarán en función de tu ingesta calórica específica; sin embargo, este es un gran punto de referencia para empezar a organizar un día completo de comidas. Para ver ejemplos específicos de planes de comidas y recetas para cada macrotipo, consulta los capítulos siete y ocho.

MACROTIPO DE CARBOHIDRATOS

Es conveniente que el plato para el desayuno, el almuerzo y la cena incluya este tipo de desglose:

De 110 a 170 gramos de proteínas magras
De 220 a 280 gramos de carbohidratos de alto IG
De 55 a 110 gramos de carbohidratos de bajo IG
<14 gramos de grasas saludables

Antes de los entrenamientos, incluye:

110 gramos de carbohidratos de alto IG

Después de los entrenamientos, incluye:

De 110 a 170 gramos de proteínas magras (o una cucharada de un suplemento proteico)
110 gramos de carbohidratos de alto IG

Aperitivos:

>110 gramos de carbohidratos de alto IG

MACROTIPO DE PROTEÍNAS

Es conveniente que el plato para el desayuno, el almuerzo y la cena incluya este tipo de desglose:

De 110 a 170 gramos de proteínas magras
<110 gramos de carbohidratos de alto IG
De 55 a 110 gramos de carbohidratos de bajo IG
<14 gramos de grasas saludables

Antes de los entrenamientos, incluye:

55 gramos de carbohidratos de alto IG

Después de los entrenamientos, incluye:

De 110 a 170 gramos de proteínas magras (o una cucharada de un suplemento proteico)
55 gramos de carbohidratos de alto IG

Aperitivos:

De 110 a 170 gramos de proteínas magras (o una cucharada de un suplemento proteico)

MACROTIPO DE PROTEÍNAS/BAJO EN CARBOHIDRATOS

Es conveniente que el plato para el desayuno, el almuerzo y la cena incluya este tipo de desglose:

110 gramos de proteínas grasas
De 55 a 110 gramos de carbohidratos de alto IG
De 110 a 170 gramos de carbohidratos de bajo IG
De 15 a 30 gramos de grasas saludables

Antes de los entrenamientos, incluye:

55 gramos de carbohidratos de alto IG

Después de los entrenamientos, incluye:

De 110 a 170 gramos de proteínas magras (o una cucharada de un suplemento proteico)
55 gramos de carbohidratos de alto IG

Aperitivos:

De 110 a 170 gramos de proteínas grasas

MACROTIPO DE GRASAS

Es conveniente que el plato del desayuno, el almuerzo y la cena incluya este tipo de distribución:

110 gramos de proteínas grasas
De 55 a 110 gramos de carbohidratos de alto índice glucémico (solo debes mantener esta porción en una de las tres comidas principales; se aconseja incluirla en el desayuno y omitirla en el almuerzo y la cena)
De 110 a 170 gramos de carbohidratos de bajo IG
De 15 a 30 gramos de grasas saludables

Antes de los entrenamientos, incluye:
55 gramos de carbohidratos de alto IG

Después de los entrenamientos, incluye:
De 110 a 170 gramos de proteínas magras (o una cucharada de un suplemento proteico)
55 gramos de carbohidratos de alto IG

Aperitivos:
Reduce al mínimo los aperitivos y céntrate en los alimentos que no es necesario contar (ver la página 187).

MACROTIPO DE GRASAS/BAJO EN CARBOHIDRATOS

Es conveniente que el plato para el desayuno, el almuerzo y la cena incluya este tipo de desglose:

85 gramos de proteínas grasas
<110 gramos de carbohidratos de bajo IG
>30 gramos de grasas saludables

Antes de los entrenamientos incluye:
85 gramos de proteínas grasas

Después de los entrenamientos, incluye:
De 110 a 170 gramos de proteínas magras (o una cucharada de un suplemento proteico)
55 gramos de carbohidratos de bajo IG

Aperitivos:
30 gramos de grasas saludables

***

Ahora que ya tienes tu plan y entiendes los fundamentos científicos en los que se basa, estás prácticamente listo para emprender tu viaje de transformación corporal. Pero primero echemos un vistazo a lo que esto significa en tu día a día con algunos planes de comidas más detallados para cada macrotipo.

7

Alimentación para cada macrotipo y ejemplos de planes de comidas

A menudo, el principal reto para quienes emprenden un programa de macros consiste en volver a aprender a comer. Este es un concepto difícil ya que tenemos ideas muy arraigadas sobre la alimentación, que hemos adquirido a lo largo de los años, procedentes de nuestra educación, cultura y preferencias.

Por desgracia, la forma de comer a la que estamos acostumbrados la mayoría es incompatible con una nutrición óptima. Esto lo he visto innumerables veces con mis clientes. Cuestionan todas mis recomendaciones y se convencen a sí mismos de que esta nueva forma de comer es tan diferente que es imposible seguirla. Sin embargo, al cabo de unos días, se encuentran mejor que nunca. Sus niveles de energía son más elevados, su piel está radiante, experimentan menos hinchazón y antojos de azúcar, y su digestión ha mejorado. Al cabo de unas semanas, la ropa les queda mejor o incluso holgada y ven y sienten cambios en su cuerpo que no creían posibles. Al volver a aprender a comer, es importante recordar que vas a experimentar un reajuste físico y emocional. ¿Te resulta confuso? Déjame que te lo explique.

Casi todo el mundo come hasta que se siente lleno físicamente, satisfecho a nivel emocional o ambas cosas. Lo más probable es que, antes de comprometerte a hacer un esfuerzo por llevar una alimentación saludable, comas lo que te resulte más sencillo preparar o lo que en ese momento sea más asequible y te satisfaga más. Cuando pensamos así, no tenemos en cuenta las necesidades reales de nutrientes de nuestro organismo.

Dependiendo de tu macrotipo, tal vez descubras que necesitas comer mucha mayor cantidad del macronutriente dominante de lo que acostumbras. Veamos estos macrotipos de alimentación y los ejemplos de planes de comidas.

Tipo 1: Macrotipo de carbohidratos

EJEMPLO DE PLAN DE COMIDAS DE 2.000 CALORÍAS

30% de proteínas | 45% de carbohidratos | 25% de grasas

Resumen

La mayoría de los planes de nutrición con predominio de carbohidratos son para los que tienen dificultades para ganar peso (denominados ectomorfos) o para quienes desean aumentar el músculo magro. Estos planes tienen un mayor volumen de carbohidratos por comida y aperitivos con más carbohidratos. Los planes con predominancia de carbohidratos suelen incluir una ingesta calórica para el mantenimiento del peso corporal (como mínimo) o un superávit calórico. A quienes están intentando aumentar su masa muscular magra, les recomiendo añadir 300 calorías a su GEDT (gasto energético diario total). Para quienes quieren ganar peso en general, mi recomendación es que añadan un máximo de 500 calorías a su GEDT. En el caso de las mujeres, este tipo de plan suele comenzar con no menos de 1.700 a 1.800 calorías, y en el de los hombres, con entre 2.000 y 2.200 calorías. Recuerda que, dependiendo de lo activo que seas, estos planes de alimentación pueden estar fácilmente en el rango de 3.000 a 5.000 calorías.

Nutrición previa al entrenamiento

Si entrenas a primera hora de la mañana, te aconsejo que tomes al menos 25 gramos de carbohidratos antes de comenzar. Si entrenas más tarde a lo largo del día, tu última comida puede servir como comida previa al entrenamiento.

Nutrición para después del entrenamiento

Aconsejo consumir al menos 25 gramos de proteínas y 10 gramos de carbohidratos después del entrenamiento. Es importante mantener el contenido de grasa muy bajo en tu comida de después del entrenamiento para no ralentizar la absorción de las proteínas, que ayudan a la recuperación muscular, y de los carbohidratos, que ayudan a la reposición de glucógeno.

Horario de las comidas

Cuando comas de acuerdo con un protocolo más rico en carbohidratos, te saciarás bastante rápido. Puede que incluso te quejes de que necesitas comer demasiados carbohidratos. ¡A mí me costaría trabajo creerte! ¿Sabes a cuánta gente le encantaría tener que comer más carbohidratos? En la mayoría de los casos, dado que ya tienes una alta tolerancia a este tipo de nutrientes, no te aconsejo el ayuno intermitente. Es posible que necesites un respiro entre las comidas para digerir los alimentos antes de tener que volver a comer. Recomiendo hacer tres comidas y tres aperitivos: un aperitivo antes entrenar, otro después y luego un tercer aperitivo. Puedes condensar las comidas, pero a la mayoría de las personas les resulta difícil comer tanto en una sola sesión y disfrutan de un horario de comidas más repartido para evitar llenarse demasiado. Te sugiero que esperes al menos dos horas entre las comidas, con la excepción de la posterior al entrenamiento. Puedes comer tu siguiente comida justo después de un batido posentrenamiento, si eso te sienta mejor. Por ejemplo, si vas al gimnasio por la mañana temprano, deberías comer un aperitivo antes de ir, y luego beber un batido en los treinta minutos siguientes al entrenamiento. Después, ya no es necesario esperar a desayunar.

Aperitivos

Entre las comidas, lo mejor es que los aperitivos sean ricos en carbohidratos de calidad. Esto significa elegir alimentos integrales ricos en micronutrientes, antioxidantes y fibra. La fruta fresca, las verduras y los cereales integrales son excelentes aperitivos para el macrotipo de carbohidratos. Si tienes dificultades para alcanzar tus macros de carbohidratos, las mejores opciones son los alimentos ricos en nutrientes, como los pasteles de arroz, los plátanos, el agua de coco, las uvas, las tostadas con jalea, los frutos secos, la avena y los batidos de frutas. Si las porciones de carbohidratos de tus comidas son demasiado grandes para tu gusto, prueba a reducir el volumen de estas y a tomar algunos de los carbohidratos entre unas y otras, como aperitivos.

El plan

La tabla que verás a continuación esboza un ejemplo de plan de alimentación desglosado en un día completo de comidas para un macrotipo de carbohidratos. El objetivo de ingesta calórica diaria para este plan de comidas es de 2.000 calorías con un 30 % de proteínas, un 45 % de carbohidratos y un 25 % de grasas.

El menú se divide en comidas antes y después del entrenamiento, el descanso, el almuerzo, la cena y los aperitivos. El plan está configurado como si entrenaras a primera hora de la mañana. Si entrenas a una hora diferente del día, solo tienes que desplazar las comidas previas y posteriores al entrenamiento como corresponda.

Cada comida se divide en alimentos, cantidades y macronutrientes. El plan está organizado de esta forma para que puedas ver claramente la contribución de los alimentos a cada una de las comidas, así como el panorama general de todo el día. Esto es especialmente útil para realizar sustituciones, ya que así sabrás exactamente la cantidad de cada macronutriente que tienes que reemplazar. Observarás que las comidas tienden a ser más ricas en carbohidratos, moderadas en proteínas y más bajas en grasas alimentarias.

En la parte inferior de la tabla, verás los totales diarios de calorías, carbohidratos, fibra, grasas y proteínas ingeridos en comparación con los objetivos diarios. Este ejemplo de plan se ha redactado con 2.000 calorías para una mujer con un macrotipo de carbohidratos porque, en líneas generales, esto es aproximadamente lo que comen como punto de partida mis clientes que entran en esta categoría. Para ajustar este plan de comidas para un hombre, hay que multiplicar las porciones por un factor de 1,6. Dado que conocemos los porcentajes previstos para las proteínas, los carbohidratos y las grasas, el objetivo de macronutrientes se tradujo en gramos siguiendo los cálculos básicos del paso 5 para determinar los macronutrientes (consulta la página 179). En este ejemplo de plan de comidas, el objetivo diario de macronutrientes es de 215 gramos de carbohidratos, 60 gramos de grasas y 150 gramos de proteínas.

PLAN DE COMIDAS PARA EL MACROTIPO DE CARBOHIDRATOS

COMIDA	CANTIDAD DE ALIMENTOS	DESCRIPCIÓN	CAL (KCAL)	CARBOHIDRATOS (G)	FIBRA (G)	GRASAS (G)	PROTEÍNAS (G)
Antes de entrenar	110 g	Plátano crudo	100,0	26,0	2,8	0,4	1,2
		Total antes de entrenar	**100,0**	**26,0**	**2,8**	**0,4**	**1,2**
Después de entrenar	1	Batido proteínico de fresa y piña (página 259)	177,0	12,0	1,0	3,0	25,0
		Total después de entrenar	**177,0**	**12,0**	**1,0**	**3,0**	**25,0**

PLAN DE COMIDAS PARA EL MACROTIPO DE CARBOHIDRATOS

COMIDA	CANTIDAD DE ALIMENTOS	DESCRIPCIÓN	CAL (KCAL)	CARBOHIDRATOS (G)	FIBRA (G)	GRASAS (G)	PROTEÍNAS (G)
Desayuno	1 ración	Arroz frito para el desayuno (página 239)	309,0	30,0	2,0	7,0	31,0
		Total desayuno	**309,0**	**30,0**	**2,0**	**7,0**	**31,0**
Aperitivo	110 g	Plátano crudo	100,0	26,0	2,8	0,4	1,2
		Total aperitivo	**100,0**	**26,0**	**2,8**	**0,4**	**1,2**
Almuerzo	170 g (1 ½ ración)	Pollo al cilantro y a la lima en cocción lenta (página 244)	256,5	4,5	0,0	10,5	36,0
	280 g (2 ½ raciones)	Batatas al comino y al cilantro (página 301)	285,0	60,0	10,0	2,5	5,0
	1 ración	Salteado de col rizada con limón y ajo (página 304)	36,0	7,0	1,0	0,0	2,0
		Total almuerzo	**577,5**	**71,5**	**11,0**	**13,0**	**43,0**
Aperitivo	1	*Blondies* proteínicos con chispas de chocolate (página 285)	165,0	12,0	2,0	10,0	11,0
	55 g	Plátano crudo	50,0	13,0	1,4	0,2	0,6
		Aperitivos total	**215,0**	**25,0**	**3,4**	**10,2**	**11,6**

PLAN DE COMIDAS PARA EL MACROTIPO DE CARBOHIDRATOS

COMIDA	CANTIDAD DE ALIMENTOS	DESCRIPCIÓN	CAL (KCAL)	CARBOHIDRATOS (G)	FIBRA (G)	GRASAS (G)	PROTEÍNAS (G)
Cena	170 g (1 ½ raciones)	Pollo al cilantro y a la lima en cocción lenta (página 244)	256,5	4,5	0,0	10,5	36,0
	220 g (2 raciones)	Arroz con cilantro y jalapeño al ajillo (página 295)	352,0	50,0	2,0	14,0	6,0
	1	Salteado de col rizada con limón y ajo (página 304)	36,0	7,0	1,0	0,0	2,0
		Total cena	**644,5**	**61,5**	**3,0**	**24,5**	**44,0**
		Tus totales diarios	2.123	**252**	26	**58,5**	157
		Tu objetivo diario	2.000	**225**	17	**56**	150
		Porcentajes de macronutrientes	45%	**25%**	30%		

LISTA DE ALIMENTOS PARA EL MACROTIPO DE CARBOHIDRATOS	
	PROTEÍNAS
☐	Aislado de proteína de suero, suplementos Gauge Life
☐	Pechugas de pollo, sin piel
☐	Claras de huevo
	CARBOHIDRATOS
☐	Plátano crudo
☐	Fresas crudas
☐	Piña cruda
☐	Extracto de almendra

LISTA DE ALIMENTOS PARA EL MACROTIPO DE CARBOHIDRATOS	
☐	Arroz, blanco de grano largo (jazmín, basmati)
☐	Batatas crudas (2 grandes)
☐	Guisantes, congelados
☐	Limas
☐	Ajo crudo
☐	Ajo en polvo
☐	Pimienta de Cayena
☐	Jalapeño
☐	Salsa de soja (o aminos de coco)
☐	Salsa picante *sriracha*
☐	Chispas de chocolate
	GRASAS
☐	Aceite de oliva
☐	Mantequilla de almendras, Justin's Classic
☐	Leche de almendras sin azúcar
☐	Beicon

Tipo 2: Macrotipo de proteínas

EJEMPLO DE PLAN DE COMIDAS DE 1.500 CALORÍAS

39% de proteínas | 32,5% de carbohidratos | 28,5% de grasas

Resumen

Los planes de nutrición basados en las proteínas tienden a ser para quienes ganan y pierden peso fácilmente cuando están centrados en ello (mesomorfos). Estos planes tienen una cantidad mucho mayor de este nutriente por comida, con un enfoque diario en la obtención de suficientes proteínas. La mayoría de los planes de nutrición con proteínas incluyen una ingesta calórica total de, como mínimo, 500 calorías menos que su GEDT. Estos planes oscilan entre 1.200 y 1.700 calorías para la mayoría de las mujeres y entre 1.700 y 2.300 para la mayoría de los hombres. Recuerda que estos valores variarán en función del ritmo al que quieras perseguir tu objetivo. Cuando se come siguiendo un protocolo de alto contenido en proteínas, especialmente por primera vez, es difícil alcanzar las proporciones de las macros sin un programa específico. Por esta razón, no aconsejo comenzar un protocolo de proteínas con una dieta flexible (ver el capítulo ocho). Sugiero seguir un plan de comidas durante al menos tres semanas para tener una idea de las porciones y los alimentos que debes comer.

Nutrición previa al entrenamiento

Aconsejo ingerir al menos 15 gramos de carbohidratos antes del entrenamiento si se entrena a primera hora de la mañana. Si entrenas más tarde a lo largo del día, tu última comida puede servir como comida de antes del entrenamiento.

Nutrición para después del entrenamiento

Recomiendo consumir al menos 25 gramos de proteínas y 5 gramos de carbohidratos después de entrenar. Es importante mantener el contenido de grasa muy bajo en la comida de después del entrenamiento para no ralentizar la absorción de proteínas del organismo y favorecer así la recuperación y el crecimiento muscular.[1] También es importante que ingieras tu comida de después del entrenamiento entre treinta y cuarenta y cinco minutos tras hacer ejercicio. Los estudios demuestran que esperar dos horas o más para comer después de un entrenamiento ralentiza la síntesis de glucógeno en al menos un 50 %.[2]

Horario de las comidas

Se ha demostrado científicamente que la nutrición rica en proteínas aumenta la sensación de saciedad.[3, 4] Si estás acostumbrado a comidas más ricas en carbohidratos y grasas, que son habituales en la dieta estándar de los países occidentales desarrollados, el cambio abrupto en tu experiencia de saciedad con este estilo de alimentación será una agradable sorpresa. Si normalmente tomas porciones más grandes de carbohidratos, podrías combinar las comidas y, en lugar de tres, hacer dos comidas más grandes y tomar aperitivos ricos en proteínas entre ellas. Se suele creer que el cuerpo solo puede absorber un máximo de 20 a 30 gramos de proteínas por comida o aperitivo, y que por lo tanto es mejor dividir las proteínas en cinco o seis comidas al día. Esto es falso. La realidad es que el cuerpo tiene una capacidad ilimitada de absorber aminoácidos.

Aunque el ayuno intermitente no es necesario para quienes tienen una tolerancia moderada a los carbohidratos, no hay ningún problema si quieres incluirlo.

Sugiero esperar de dos a cuatro horas entre las comidas con la excepción de tu comida posentrenamiento. Una vez que hayas tomado un batido después de entrenar, puedes comer tu siguiente comida de inmediato. Por ejemplo, si vas al gimnasio por la mañana temprano, deberías comer un aperitivo antes de ir, y luego beber un batido tras el entrenamiento en los treinta minutos siguientes al ejercicio. Después de eso, no necesitas esperar para desayunar o para la siguiente comida si entrenas más tarde.

Aperitivos

Es fundamental que todos los aperitivos que consumas sean a base de proteínas. Esto supone un gran cambio si estás acostumbrado a picar carbohidratos. Lee las etiquetas de los alimentos para saber qué tentempiés son más ricos en proteínas y cuáles contienen algo de proteínas, pero predominan otros macronutrientes. La granola, por ejemplo, puede parecer una opción saludable, ya que está compuesta por ingredientes naturales como los frutos secos. Sin embargo, si lees la etiqueta, verás que tiene un alto contenido en carbohidratos y grasas, y mucho menos en proteínas, y no es el aperitivo más adecuado.

Tendrás que elegir alimentos ricos en proteínas y más bajos en carbohidratos y grasas como los batidos y las barritas de proteínas, las almendras, los frutos secos, las semillas, el queso en tiras, el requesón, el yogur griego, la cecina, los embutidos, los huevos, el atún y las sardinas, entre otros.

Los suplementos proteicos pueden resultarles útiles a quienes tienen dificultades para alcanzar su consumo de proteínas. Es una forma cómoda y económica de lograr tus objetivos proteicos. No hay nada malo en obtener una parte sustancial de tu ingesta de proteínas mediante suplementos si eso te resulta más sencillo. Sin embargo, ten en cuenta que puedes alcanzar tus macros consumiendo únicamente alimentos integrales.

El plan

La tabla que verás a continuación esboza un modelo de plan de alimentación desglosado en un día completo de comidas para un macrotipo de proteínas. El objetivo de ingesta calórica diaria para este plan es de 1.500 calorías con un 39% de proteínas, un 32,5% de carbohidratos y un 28,5% de grasas.

El menú se divide en comidas antes y después del entrenamiento, el descanso, el almuerzo, la cena y los aperitivos. Está redactado como si se entrenara a primera hora de la mañana. Si haces ejercicio a otra hora del día, solo tienes que desplazar las comidas previas y posteriores al entrenamiento en consecuencia.

Cada comida se desglosa en alimentos, cantidades y macronutrientes. El plan está organizado así para que veas claramente la contribución de cada alimento a las comidas, así como el panorama general de todo el día. Esto es especialmente útil para hacer sustituciones, ya que así sabrás exactamente la cantidad de cada macronutriente que necesitas reemplazar. Observarás que todas las comidas incluyen proteínas, a excepción de la de antes del entrenamiento. Es fundamental centrar las comidas en torno a las proteínas e incluir cantidades moderadas de carbohidratos y niveles más bajos de grasas alimentarias.

En la parte inferior de la tabla, verás los totales diarios de calorías, carbohidratos, fibra, grasas y proteínas en comparación con los objetivos diarios. Este ejemplo de plan se ha redactado con 1.500 calorías para un macrotipo de proteína diseñado para mujeres porque, en líneas generales, esto es aproximadamente lo que mis clientes que entran en esta categoría suelen comer como punto de partida. Este valor puede ser mayor o menor según tu tasa metabólica basal (TMB) y tu nivel de actividad. Para adaptar este plan de comidas a un macrotipo de proteínas para hombres, hay que multiplicar las porciones por un factor de 1,6. Dado que conocemos los porcentajes previstos para las proteínas, los carbohidratos y las grasas, los macronutrientes fijados como objetivo se tradujeron en gramos siguiendo los cálculos básicos del paso número 5 para determinar tus macronutrientes (ver la página 179). En este ejemplo de plan de comidas, el objetivo de macronutrientes diarios es de 122 gramos de carbohidratos, 48 gramos de grasas y 146 gramos de proteínas.

PLAN DE COMIDAS PARA EL MACROTIPO DE PROTEÍNAS							
COMIDA	**CANTIDAD**	**DESCRIPCIÓN DE LOS ALIMENTOS**	**CAL (KCAL)**	**CARBOHIDRATOS (G)**	**FIBRA (G)**	**GRASAS (G)**	**PROTEÍNAS (G)**
Antes de entrenar	55 g	Plátano crudo	50,0	13,0	1,4	0,2	0,6
		Total antes de entrenar	**50,0**	**13,0**	**1,4**	**0,2**	**0,6**
Después de entrenar	1	*Smoothie detox* antioxidante (página 256)	239,0	17,0	5,0	8,0	28,0
		Total después de entrenar	**239,0**	**17,0**	**5,0**	**8,0**	**28,0**
Desayuno	1 ración	Arroz frito con salchichas de pollo (página 241)	263,0	21,0	2,0	9,0	22,0

PLAN DE COMIDAS PARA EL MACROTIPO DE PROTEÍNAS

COMIDA	CANTIDAD	DESCRIPCIÓN DE LOS ALIMENTOS	CAL (KCAL)	CARBOHIDRATOS (G)	FIBRA (G)	GRASAS (G)	PROTEÍNAS (G)
		Total desayuno	**263,0**	**21,0**	**2,0**	**9,0**	**22,0**
Almuerzo	170 g (1 ½ ración)	Pollo en adobo al estilo filipino (página 246)	270,0	7,5	0,0	13,5	28,5
	110 g (1 ración)	Arroz con cilantro y jalapeño al ajillo (página 295)	176,0	25,0	1,0	7,0	3,0
	1 ración	Salteado de col rizada con limón y ajo (página 304)	36,0	7,0	1,0	0,0	2,0
		Total almuerzo	**482,0**	**39,5**	**2,0**	**20,5**	**33,5**
Aperitivo	1 ración	Pudin proteínico de manzana y canela (página 287)	165,0	17,0	4,0	0,0	25,0
		Total aperitivo	**165,0**	**17,0**	**4,0**	**0,0**	**25,0**
Cena	170 g (1 ½ ración)	Bistec de falda al tequila y limón (página 242)	238,5	6,0	1,5	10,5	28,5
	1 ración	Espárragos salteados (página 307)	69,0	5,0	4,0	4,0	6,0
		Total cena	**307,5**	**11,0**	**5,5**	**14,5**	**34,5**
		Tus totales diarios	1.506,5	**118,5**	19,9	**52,2**	**143,6**
		Tu objetivo diario	1.500	**122**	17	**48**	**146**
		Porcentajes de macronutrientes		**33%**		**28%**	**39%**

LISTA DE ALIMENTOS PARA EL MACROTIPO DE PROTEÍNAS	
	PROTEÍNAS
☐	Aislado de proteína de suero, suplementos Gauge Life
☐	Salchicha de pollo con sirope de arce (Trader Joe's)
☐	Muslos de pollo, sin hueso y sin piel
☐	Bistec de falda
	CARBOHIDRATOS
☐	Plátano crudo
☐	Arándanos crudos
☐	Rodajas de manzana crudas
☐	Manzanas picadas crudas
☐	Col rizada
☐	Espinacas
☐	Espárragos
☐	Arroz blanco de grano largo
☐	Vinagre balsámico
☐	Ajo crudo
☐	Hojas de laurel
☐	Salsa de soja (o aminos de coco)
☐	Limón
☐	Jalapeño
☐	Cilantro fresco, picado
☐	Extracto de vainilla
☐	Goma xantana
☐	Canela molida
☐	Sobres de edulcorante sin calorías (2 gramos cada uno)
☐	Ajo en polvo
☐	Tequila

LISTA DE ALIMENTOS PARA EL MACROTIPO DE PROTEÍNAS	
	GRASAS
☐	Aceite de oliva
☐	Aceite de oliva en espray
☐	Aceitunas de Kalamata sin hueso
☐	Linaza
☐	Leche de coco sin azúcar
☐	Tocino

Tipo 3: Macrotipo de proteínas/bajo en carbohidratos

EJEMPLO DE PLAN DE COMIDAS DE 1.500 CALORÍAS

37,5% de proteínas | 26,5% de carbohidratos | 36% de grasas

Resumen

Los planes de nutrición basados en proteínas suelen ser para quienes ganan y pierden peso fácilmente cuando están centrados en ello (mesomorfos). Sin embargo, cada vez son más las personas con problemas para tolerar los carbohidratos. Necesitan reducir su ingesta de estos nutrientes, pero no tanto como para estar en un plan de nutrición de estilo cetogénico. Este enfoque híbrido tiende a ser ideal para los mayores de treinta y cinco años que sufren de sensibilidad a los carbohidratos o los que están en las primeras etapas de la prediabetes.

Los planes de nutrición con proteínas/bajos en carbohidratos para quienes tienen una baja tolerancia a los carbohidratos deben ajustarse cuidadosamente a los niveles de actividad y suelen incluir un déficit calórico de al menos 500 calorías. Sin embargo, a algunos les va mejor con un déficit calórico menor y un ritmo de progreso más lento (entre 225 y 450 gramos de grasa corporal perdida por semana).

Adoptar un enfoque demasiado agresivo para la pérdida de grasa puede ir en contra de los que llevan años haciendo una dieta excesiva. Estos planes oscilan entre 1.200 y 1.800 calorías para la mayoría de las mujeres y entre 1.700 y 2.400 para la mayoría de los hombres. Recuerda que estos valores varían en función del ritmo al que quieras acercarte a tu objetivo.

Para aquellos con una baja tolerancia a los carbohidratos, comer de acuerdo con un protocolo más rico en proteínas supone un gran ajuste durante los primeros cuatro a siete días, especialmente si es la primera vez que lo hacen. En la mayoría de los casos, esto se debe a una desintoxicación natural del azúcar. Es de esperar que esto ocurra si has estado comiendo más carbohidratos de los que tu cuerpo necesita. Si tienes un problema de tiroides, no deberías saltar inmediatamente a un déficit calórico intenso. Te aconsejo que comiences con las calorías de mantenimiento o con un ligero déficit de 225 gramos por semana, haciendo solo modestos ajustes y procurando no superar un déficit de 450 gramos por semana.

No aconsejo comenzar este estilo de alimentación únicamente con dietas flexibles (ver el capítulo ocho). Sugiero seguir un plan de comidas durante un mínimo de veintiún días para tener una idea de las porciones y los alimentos que debes comer. El mayor cambio que experimentarás es en el tipo de carbohidratos que debes comer. Tal vez estés acostumbrado a los carbohidratos con almidón, como el pan, el arroz, la pasta, los aperitivos y las patatas fritas, y aunque puedes seguir disfrutando de ellos con moderación, tendrás que pasarte a otros más ricos en fibra y más bajos en la escala del índice glucémico, lo que significa que no provocan un pico de azúcar en sangre. Alimentos como las hortalizas de raíz, las verduras de hoja verde, las verduras crucíferas, la calabaza y la fruta baja en azúcar deberían convertirse en tus nuevos alimentos básicos. Es posible que pruebes nuevas comidas y experimentes una nueva sensación de saciedad con alimentos que nunca imaginaste comer, y mucho menos disfrutar. ¿Calabaza espagueti? ¿Cómo?

Nutrición previa al entrenamiento

Aconsejo tomar al menos 10 gramos de carbohidratos antes del entrenamiento si entrenas a primera hora de la mañana. Si lo haces más tarde, tu última comida puede servir como alimentación previa al entrenamiento.

Nutrición para después del entrenamiento

Aconsejo consumir al menos 25 gramos de proteínas y 5 gramos de carbohidratos después de entrenar. Es importante mantener el contenido de grasa muy bajo en tu comida de después del entrenamiento para no ralentizar la absorción de proteínas y apoyar la recuperación y el crecimiento muscular.[5] Aunque puedes tomar un poco más de grasas que quienes tienen una tolerancia moderada a los carbohidratos, procura evitar estas grasas extra en la comida posterior al entrenamiento. No hay nada malo en incluir grasas en un batido que sustituya una comida, pero no después de un entrenamiento de resistencia.

Horario de las comidas

Si estás empezando, lo ideal es hacer tres comidas principales con aperitivos antes y después del entrenamiento. Esta no es la única manera de enfocar esto, pero tiende a funcionar mejor para la mayoría. A los que siguen este estilo de alimentación también les va bien el ayuno intermitente, ya que minimiza los picos de insulina al concentrarlos en una ventana más corta. Esto no significa que haya que comer menos, sino que lo mejor es concentrar la comida en periodos de ocho a doce horas, a ser posible ocho. Este horario suele consistir en una comida tipo *brunch* y una cena temprana, con aperitivos a lo largo del día para completar los macros.

Aperitivos

Los aperitivos en este estilo de alimentación tienden a ser fuentes de proteínas grasas como los frutos secos, las semillas, los huevos enteros y el queso, aunque muchos de los que siguen este plan no comen ningún aperitivo. A mis clientes que siguen este estilo de alimentación les conviene tomar comidas ligeramente más abundantes para aumentar la saciedad y consumir café negro, té caliente, agua con gas y alimentos que no es necesario contar (ver página 187) como aperitivos. Un alimento que no es necesario contar es un artículo tan bajo en calorías que puede incluirse en cualquier comida sin tener que considerar las calorías añadidas. Entre ellos están los pepinillos, los pepinos, las verduras de hoja verde, los chips caseros de col rizada, el kimchi, el chucrut, las guindillas y las verduras verdes.

El plan

La tabla que viene a continuación esboza un ejemplo de plan de alimentación desglosado en un día completo de comidas para un macrotipo de proteínas/bajo en carbohidratos. El objetivo de ingesta calórica diaria para este plan de comidas es de 1.500 calorías con un 37,5% de proteínas, un 26,5% de carbohidratos y un 36% de grasas.

El menú se divide en comidas antes y después del entrenamiento, desayuno, almuerzo, cena y aperitivo. Está redactado como si hicieras ejercicio a primera hora de la mañana. Si entrenas a otra hora del día, solo tienes que desplazar las comidas previas y posteriores al entrenamiento según corresponda.

Cada comida se desglosa en alimentos, cantidades y macronutrientes. El plan está organizado de esta manera para que puedas ver con precisión cómo contribuye cada alimento a la comida, así como el panorama general de todo el día. Esto es especialmente útil para hacer sustituciones, ya que así sabrás exactamente la cantidad de cada macronutriente que necesitas reemplazar. Observarás que todas las comidas incluyen proteínas, a excepción de la previa al entrenamiento. Es fundamental centrar las comidas en torno a las fuentes de proteínas grasas, reduciendo ligeramente los carbohidratos.

En la parte inferior de la tabla, verás los totales diarios de calorías, carbohidratos, fibra, grasas y proteínas en comparación con los objetivos diarios. Este ejemplo de plan se ha redactado con 1.500 calorías para una mujer con un macrotipo de proteínas/bajo en carbohidratos porque, de media, esto es lo que suelen comer mis clientes que entran en esta categoría como punto de partida. Este valor puede ser mayor o menor, según tu TMB y tu nivel de actividad. Para adaptar este plan de comidas a un macrotipo de proteínas/bajo en carbohidratos para hombres, hay que multiplicar las porciones por un factor de 1,6. Dado que conocemos los porcentajes objetivo de proteínas, carbohidratos y grasas, el objetivo de macronutrientes se tradujo a gramos siguiendo las ecuaciones básicas del paso número 5 para determinar tus macronutrientes (ver la página 179). En este ejemplo de plan de comidas, el objetivo de macronutrientes diarios es de 99 gramos de carbohidratos, 60 gramos de grasas y 141 gramos de proteínas.

PLAN DE COMIDAS PARA EL MACROTIPO DE PROTEÍNAS/BAJO EN CARBOHIDRATOS

COMIDA	CANTIDAD	DESCRIPCIÓN DE LOS ALIMENTOS	CAL (KCAL)	CARBO-HIDRATOS (G)	FIBRA (G)	GRASAS (G)	PROTEÍNAS (G)
Antes de entrenar	55 g	Plátano crudo	50,0	13,0	1,4	0,2	0,6
		Total antes de entrenar	**50,0**	**13,0**	**1,4**	**0,2**	**0,6**
Después de entrenar	1	Batido proteínico de melón, col rizada y chía (página 253)	206,0	15,0	6,0	3,0	30,0
		Total después de entrenar	**206,0**	**15,0**	**6,0**	**3,0**	**30,0**
Desayuno	1 ración	Quiche vegetariana de queso feta y pimientos rojos (página 277)	255,0	4,0	1,0	20,0	15,0
		Total desayuno	**255,0**	**4,0**	**1,0**	**20,0**	**15,0**

PLAN DE COMIDAS PARA EL MACROTIPO DE PROTEÍNAS/BAJO EN CARBOHIDRATOS

COMIDA	CANTIDAD	DESCRIPCIÓN DE LOS ALIMENTOS	CAL (KCAL)	CARBOHIDRATOS (G)	FIBRA (G)	GRASAS (G)	PROTEÍNAS (G)
Almuerzo	170 g (1½ ración)	Pollo con albahaca al estilo tailandés (página 251)	205,5	3,0	0,0	6,0	36,0
	110 g (1 ración)	Arroz con cilantro y jalapeño al ajillo (página 295)	176,0	25,0	1,0	7,0	3,0
	1 ración	Salteado de col rizada con limón y ajo (página 304)	36,0	7,0	1,0	0,0	2,0
		Total almuerzo	**417,5**	**35,0**	**2,0**	**13,0**	**41,0**
Aperitivo	1	Batido proteínico de almendras y bayas surtidas (página 254)	173,0	7,0	2,0	4,0	26,0
		Total aperitivo	**7,0**	**2,0**	**4,0**	**26,0**	**173,0**
Cena	1 ración	Salmón con parmesano y mantequilla con ajo y romero (página 266)	352,0	0,4	0,0	23,0	33,0
	110 g	Calabaza asada con romero (página 309)	55,0	13,0	3,0	0,0	1,0
		Total cena	**407,0**	**13,4**	**3,0**	**23,0**	**34,0**
		Tus totales diarios	1.508,5	**87,4**	15,4	**63,2**	**146,6**
		Tu objetivo diario	1.500	**99**	17	**60**	**141**
		Porcentajes de macronutrientes		**27%**		**36%**	**38%**

LISTA DE ALIMENTOS PARA EL MACROTIPO DE PROTEÍNAS/BAJO EN CARBOHIDRATOS	
	PROTEÍNAS
☐	Aislado de proteína de suero, suplementos Gauge Life
☐	Huevos enteros, grandes
☐	Pechugas de pollo sin piel
☐	Filete de salmón con piel
☐	Queso parmesano rallado
	CARBOHIDRATOS
☐	Plátanos crudos
☐	Melón, cortado en cubos
☐	Mezcla de bayas, congeladas
☐	Pimiento rojo, mediano
☐	Col rizada
☐	Espinacas
☐	Jalapeño
☐	Arroz, blanco de grano largo
☐	Calabaza
☐	Vinagre
☐	Ajo crudo
☐	Salsa de soja (o aminos de coco)
☐	Limón
☐	Guindilla picante, seca
☐	Cilantro, fresco, picado
☐	Albahaca tailandesa, fresca, picada
☐	Romero, fresco
☐	Extracto de almendras
☐	Pimienta negra, seca
☐	Tomillo, seco
☐	Romero, seco
	GRASAS
☐	Aceite de oliva
☐	Aceite de oliva en espray
☐	Mantequilla salada de ganado alimentado con pasto
☐	Nata para montar espesa
☐	Queso feta desmenuzado

LISTA DE ALIMENTOS PARA EL MACROTIPO DE PROTEÍNAS/BAJO EN CARBOHIDRATOS	
☐	Semillas de chía
☐	Leche de almendras sin azúcar

Tipo 4: Macrotipo de grasas

EJEMPLO DE PLAN DE COMIDAS DE 1.500 CALORÍAS

27,5% de proteínas | 17,5% de carbohidratos | 55% de grasas

Resumen

Los planes de nutrición basados en las grasas suelen ser para quienes ganan peso con facilidad y tienen dificultades para perder grasa corporal (endomorfos). En la mayoría de los casos, este enfoque es ideal para aquellas personas con desequilibrios hormonales, SOP, prediabetes, un nivel de tolerancia a los carbohidratos más bajo o que están tratando de concebir. Este plan es ideal para quienes saben que necesitan reducir los carbohidratos, pero no están dispuestos a prescindir *por completo* de ellos.

Los planes nutricionales basados en grasas para aquellos con una baja tolerancia a los carbohidratos deben ajustarse cuidadosamente a los niveles de actividad y suelen incluir un déficit calórico de al menos 500 calorías. Para quienes estén en esta categoría el camino será más lento que el de los tres primeros macrotipos. Si sufres un desequilibrio de hormonas, es importante que primero abordes tu nutrición desde un estado de reequilibrio hormonal durante al menos una o tres semanas. Esto significa comer según las proporciones de macros sugeridas, pero calculando solo tus calorías específicas de mantenimiento (o, lo que es lo mismo, tu GEDT). Es importante dar este paso primero, ya que lo más probable es que estés experimentando deficiencias nutricionales y, antes de acercarte a un déficit calórico, necesites dejar que tu cuerpo se reequilibre a nivel hormonal. Estos planes oscilan entre 1.200 y 1.700 calorías para la mayoría de las mujeres y entre 1.700 y 2.300 para la mayoría de los hombres. Recuerda que los valores variarán en función del ritmo al que quieras abordar tu objetivo. Comer basándose en un protocolo con más grasas y menos carbohidratos con una baja tolerancia a los carbohidratos requiere, especialmente si es tu primera vez, realizar un ajuste durante los primeros siete días. En la mayoría de los casos, esto se debe a la desintoxicación natural de azúcar que experimentará tu cuerpo si estás acostumbrado a comer muchos más carbohidratos de los que necesita.

Mi recomendación es que no emprendas este estilo de alimentación solo con dietas flexibles (ver el capítulo ocho). Te sugiero que sigas un plan de comidas durante al menos veintiún días para hacerte una idea de las raciones y los alimentos que necesitas comer. El mayor cambio que experimentarás es en los *tipos* de carbohidratos y proteínas que debes comer. Probablemente estés acostumbrado a los carbohidratos con almidón, como el pan, el arroz, la pasta, los bocadillos y las patatas fritas. No es que ya no puedas comer estos alimentos, pero debes controlar el tamaño y la frecuencia de las raciones. Alimentos como la calabaza de invierno y de verano, las hortalizas de raíz, las verduras de hoja verde, las crucíferas y la fruta baja en azúcar se convertirán en tus nuevos alimentos básicos. Mis clientes con más éxito en este estilo de alimentación son los que están más abiertos a nuevas formas de alimentarse.

Nutrición previa al entrenamiento

Aconsejo tomar al menos 10 gramos de carbohidratos antes del entrenamiento si entrenas a primera hora de la mañana. Si entrenas más tarde, tu última comida puede servir como comida previa al entrenamiento.

Nutrición para después del entrenamiento

Aconsejo consumir al menos 25 gramos de proteínas y 5 gramos de carbohidratos después del entrenamiento. Es importante mantener el contenido de grasa muy bajo en tu comida posterior al ejercicio físico para no ralentizar la absorción de proteínas y favorecer la recuperación y el crecimiento muscular.[6] Aunque puedes tomar grasas ligeramente más elevadas que las personas con una tolerancia ligera a los carbohidratos, recuerda que, en la comida posterior al entrenamiento, no debes incluir grasas adicionales. No hay nada malo en añadir grasas a un batido de reemplazo de comidas, pero nunca justo después de un entrenamiento de resistencia.

Horario de las comidas

Si estás empezando, lo ideal son tres comidas principales con un aperitivo antes y después del entrenamiento. Aunque no es la única forma de hacerlo, suele ser la que mejor funciona para la mayoría. A este macrotipo también le va bien el ayuno intermitente porque reduce al mínimo sus picos de insulina a lo largo del día al concentrarlos en un periodo de tiempo más corto. Esto no significa comer menos, sino concentrar la alimentación en un plazo de ocho a doce horas, a ser posible ocho. El resultado es una comida tipo *brunch* y una cena temprana, con aperitivos a lo largo del día o para completar los macros.

Aperitivos

En este estilo de alimentación los aperitivos, si es que tomas alguno, suelen ser fuentes de proteínas grasas, como frutos secos, semillas, huevos enteros y queso. A mis clientes que siguen esta alimentación les van mejor las comidas más copiosas para aumentar la saciedad y tomar café negro, té caliente, agua con gas y alimentos que no es necesario contar (ver la página 187) como aperitivos.

El plan

La tabla que aparece a continuación esboza un ejemplo de plan de alimentación desglosado en un día completo de comidas para un macrotipo de grasa. El objetivo de ingesta calórica diaria para este plan de comidas es de 1.500 calorías con un 27,5% de proteínas, un 17,5% de carbohidratos y un 55% de grasas.

El menú se divide en comidas antes y después del entrenamiento, el descanso, el almuerzo, la cena y los aperitivos. Está redactado como si hicieras ejercicio a primera hora de la mañana. Si lo haces a otra hora del día, simplemente desplaza las comidas previas y posteriores al entrenamiento como corresponda.

Cada comida se desglosa en alimentos, cantidades y macronutrientes. El plan está organizado así para que puedas ver con precisión cómo contribuye cada alimento a la comida, así como la visión general de todo el día. Esto es especialmente útil para hacer sustituciones, de modo que sepas exactamente la cantidad de cada macronutriente que debes reemplazar. Observarás que las comidas tienden a ser más ricas en proteínas grasas y moderadas en carbohidratos ricos en fibra, como las verduras cocinadas con grasas saludables como el aceite de oliva, mientras que son más bajas en carbohidratos con almidón.

En la parte inferior de la tabla, verás los totales diarios de calorías, carbohidratos, fibra, grasas y proteínas ingeridos en comparación con los objetivos diarios. Este plan de muestra se ha redactado con 1.500 calorías para una mujer con un macrotipo de grasas porque, por término medio, esto es aproximadamente lo que mis clientes que entran en esta categoría tienden a comer como punto de partida. Para adaptar este plan de comidas a un hombre, multiplica las raciones por un factor de 1,6. Como conocemos los objetivos de porcentajes de proteínas, carbohidratos y grasas, hemos traducido los objetivos de macronutrientes en gramos siguiendo los cálculos básicos del paso número 5 para determinar tus macros de nutrición (ver la página 179). En este ejemplo de plan de comidas, el objetivo de macronutrientes diarios es de 66 gramos de carbohidratos, 92 gramos de grasas y 103 gramos de proteínas.

PLAN DE COMIDAS PARA EL MACROTIPO DE GRASAS							
COMIDA	**CANTIDAD**	**DESCRIPCIÓN DE LOS ALIMENTOS**	**CAL (KCAL)**	**CARBO-HIDRATOS (G)**	**FIBRA (G)**	**GRASAS (G)**	**PROTEÍNAS (G)**
Antes de entrenar	85 g	Manzana cruda	45,0	12,0	2,1	0,0	0,0
		Total antes de entrenar	**45,0**	**12,0**	**2,1**	**0,0**	**0,0**
Después de entrenar	1	Batido proteínico de almendras y bayas surtidas (página 254)	173,0	7,0	2,0	4,0	26,0
		Total después de entrenar	**173,0**	**7,0**	**2,0**	**4,0**	**26,0**
Desayuno	1 ración	Quiche vegetariana de queso feta y pimientos rojos (página 277)	255,0	4,0	1,0	20,0	15,0
	85 g	Aguacate	135,0	7,2	5,7	12,6	2,1
		Total desayuno	**390,0**	**11,2**	**6,7**	**32,6**	**17,1**
Almuerzo	1 ración	Salmón con parmesano y mantequilla con ajo y romero (página 266)	352,0	0,4	0,0	23,0	33,0
	1 ración	Salteado de col rizada con limón y ajo (página 304)	36,0	7,0	1,0	0,0	2,0
	85 g (¾ ración)	Patatas asadas al horno con especias (página 299)	128,3	21,0	3,0	5,3	3,0
		Total almuerzo	**516,3**	**28,4**	**4,0**	**28,3**	**38,0**
Cena	3 trozos	*Pizza* blanca con setas al ajillo (página 268)	408	6,0	1,2	30	27,0
		Total cena	**408**	**6,0**	**1,2**	**30**	**27,0**
		Tus totales diarios	1.532	**64,6**	16	**94,9**	**108,1**

PLAN DE COMIDAS PARA EL MACROTIPO DE GRASAS							
COMIDA	CANTIDAD	DESCRIPCIÓN DE LOS ALIMENTOS	CAL (KCAL)	CARBO-HIDRATOS (G)	FIBRA (G)	GRASAS (G)	PROTEÍNAS (G)
		Tu objetivo diario	1.500	**66**	17	**92**	**103**
		Porcentajes de macronutrientes		**17%**		**55%**	**28%**

LISTA DE ALIMENTOS PARA EL MACROTIPO DE GRASAS	
	PROTEINAS
☐	Aislado de proteína de suero, suplementos Gauge Life
☐	Huevos enteros, grandes
☐	Queso *mozzarella* entero, rallado
☐	Filete de salmón con piel
☐	Queso parmesano, rallado
	CARBOHIDRATOS
☐	Rodajas de manzana
☐	Mezcla de bayas, congeladas
☐	Pimiento rojo mediano
☐	Col rizada
☐	Espinacas
☐	Arroz de coliflor, congelado
☐	Champiñones
☐	Ajo, crudo
☐	Limón
☐	Albahaca, fresca
☐	Romero, fresco
☐	Extracto de almendra
☐	Pimienta negra, seca
☐	Tomillo, seco
☐	Romero, seco
	GRASAS
☐	Aceite de oliva
☐	Aceite de oliva en espray

LISTA DE ALIMENTOS PARA EL MACROTIPO DE GRASAS	
☐	Mantequilla salada de ganado alimentado con pasto
☐	Nata para montar
☐	Queso feta desmenuzado
☐	Aguacate
☐	Leche de almendras sin azúcar

Tipo 5: Macrotipo de grasas/bajo en carbohidratos

EJEMPLO DE PLAN DE COMIDAS DE 1.500 CALORÍAS

20% de proteínas | 5% de carbohidratos | 75% de grasas

Resumen

A los macrotipos de grasas y bajo contenido en carbohidratos les conviene una dieta cetogénica. En la mayoría de los casos, este estilo de alimentación es para quienes tienden a ganar peso con facilidad, pero les cuesta bajar la grasa corporal (también conocidos como endomorfos). Sin embargo, a quienes tienen otros tipos corporales también les puede beneficiar este enfoque. El keto es ideal para ti si estás preparado para una revisión nutricional y harto de sentirte cansado, letárgico e hinchado. No es que los carbohidratos no te gusten o no los disfrutes, lo que no te gusta es la sensación que te producen. El consumo de carbohidratos te provoca niebla mental, te impide perder peso y te deja sin energía. La dieta cetogénica (keto) es estupenda para quienes sufren desequilibrios hormonales, síndrome de ovario poliquístico, prediabetes, diabetes o una tolerancia extremadamente baja a los carbohidratos.

Los planes de nutrición con grasas/bajos en carbohidratos deben ajustarse cuidadosamente a los niveles de actividad y suelen incluir un déficit calórico de al menos 500 calorías. Estos planes suelen oscilar entre 1.200 y 1.700 calorías para la mayoría de las mujeres y entre 1.700 y 2.300 para la mayoría de los hombres. Recuerda que los valores variarán en función del ritmo al que quieras alcanzar tu objetivo. La primera vez que se come según un protocolo cetogénico es necesario realizar un ajuste durante los primeros cuatro a siete días. Al empezar este plan, mucha gente experimenta lo que se conoce como la gripe keto, es decir, un desequilibrio electrolítico que puede provocar náuseas y mareos durante uno a tres días. Cuando reduces la ingesta de carbohidratos, tu cuerpo pasa de utilizarlos como combustible a usar la grasa y tus niveles de insulina descienden (este es el objetivo de hacer una dieta cetogénica). Sin embargo, la insulina envía mensajes a los riñones para que retengan una cierta cantidad de sodio, potasio y magnesio, por lo que cuando la insulina es baja, los riñones expulsan niveles mucho más altos de estos electrolitos. Todo esto provoca una sensación de mareo y vértigo que se puede solucionar aumentando la ingesta de sal, hasta cinco veces la CDR de sodio para el día, ya que tu cuerpo, en lugar de retenerla, la está expulsando.

Mi recomendación es no empezar este estilo de alimentación solo con dietas flexibles (ver el capítulo ocho). Te sugiero que sigas un plan de comidas durante al menos veintiún días para hacerte una idea de las raciones y los alimentos que debes comer. El mayor cambio que experimentarás es en el *tipo* de carbohidratos que puedes comer, que ahora incluye únicamente fruta, verduras y hortalizas de hoja verde con bajo contenido en azúcar. También es posible que te resulte más difícil de lo que habías imaginado alcanzar la ingesta de grasas. Podrás comer bistec, mantequilla, aguacate, frutos secos, salmón, queso y otros alimentos ricos en grasa que antes considerabas prohibidos.

Nutrición previa al entrenamiento

Aconsejo ingerir al menos 10 gramos de grasa antes de entrenar; sin embargo, en keto puedes omitir el aperitivo previo al entrenamiento. Tu cuerpo dependerá de la grasa como combustible, y cuando estás en cetosis, puede recurrir a la grasa corporal almacenada como combustible.

Nutrición para después del entrenamiento

En keto, la nutrición posterior al entrenamiento es crucial solo si entrenas con pesas a un nivel intenso. Si haces cardio ligero, no es necesaria una comida especial para después del entrenamiento. Podrías hacer que tu siguiente comida natural sea tu comida para después del entrenamiento.

Si tomas una comida después del entrenamiento, te aconsejo que consumas 10 gramos de proteínas con al menos 5 gramos de carbohidratos. Es importante mantener el contenido de grasa muy bajo en tu comida posterior al entrenamiento para no ralentizar la absorción de proteínas y favorecer la recuperación y el crecimiento muscular.[7] Mantener el contenido de grasa bajo en las comidas posteriores al entrenamiento es ideal para una dieta cetogénica, ya que la grasa ralentiza la digestión de las proteínas en el organismo.

Horario de las comidas

A quienes siguen este estilo de alimentación también les sienta bien el ayuno intermitente, porque minimiza sus picos de insulina a lo largo del día al concentrarlos en una ventana más corta. Por ejemplo, tomar un café con una grasa saludable por la mañana, esperar hasta las 11:00-12:00 horas para la primera comida y terminar la ventana de alimentación entre las 19:00 y las 20:00 horas es lo mejor para la mayoría.

Aperitivos

Los aperitivos en este estilo de alimentación suelen ser fuentes de proteínas grasas, como los frutos secos, las semillas, los huevos enteros y el queso. No es necesario incluir aperitivos, ya que te sentirás muy lleno por el alto contenido en grasa. La mayoría de las personas se sienten tan llenas que no solo desaparecen los antojos, sino que les cuesta comer porque su nivel de saciedad es muy elevado. Es importante eliminar los aperitivos a base de carbohidratos y buscar únicamente alimentos que te permitan permanecer en un estado de cetosis nutricional.

El plan

El cuadro que presentamos a continuación esboza un ejemplo de plan de alimentación desglosado en un día completo de comidas para un macrotipo a base de grasas/bajo en carbohidratos (también conocido como dieta cetogénica). El objetivo de ingesta calórica diaria para este plan de comidas es de 1.500 calorías con un 20% de proteínas, un 5% de carbohidratos y un 75% de grasas.

El menú se divide en comidas antes y después del entrenamiento, desayuno, almuerzo, cena y aperitivos. Está redactado como si hicieras ejercicio a primera hora de la mañana. Si entrenas a otra hora del día, basta con desplazar las comidas previas y posteriores al entrenamiento según corresponda.

Cada comida se desglosa en alimentos, cantidades y macronutrientes. Está organizada de esta manera para que puedas ver con precisión cómo contribuye cada alimento a la comida, así como la imagen general de todo el día. Esto es especialmente útil para realizar sustituciones, de modo que sepas exactamente la cantidad de cada macronutriente que debes reemplazar. Observarás que las comidas tienden a ser más ricas en proteínas grasas, moderadas en carbohidratos ricos en fibra, como las verduras cocinadas con grasas saludables como el aceite de oliva, mientras que son significativamente más bajas en carbohidratos con almidón.

En la parte inferior de la tabla, verás los totales diarios de calorías, carbohidratos, fibra, grasas y proteínas ingeridas en comparación con los objetivos diarios. Este plan de muestra se ha redactado con 1.500 calorías para un macrotipo femenino de grasa/carbohidratos bajos porque, por término medio, esto es aproximadamente lo que suelen comer mis clientes que entran en esta categoría como punto de partida. Para ajustar este plan de comidas a un macrotipo masculino, multiplica las raciones por un factor de 1,6. Como conocemos el porcentaje objetivo de proteínas, carbohidratos y grasas, el objetivo de macronutrientes se tradujo en gramos siguiendo las ecuaciones básicas del paso número 5 para determinar tus macronutrientes (ver la página 179). En este ejemplo de plan de comidas, el objetivo de macronutrientes diarios es de 19 gramos de carbohidratos, 117 gramos de grasas y 93 gramos de proteínas.

PLAN DE COMIDAS PARA EL MACROTIPO DE GRASAS/BAJO EN CARBOHIDRATOS							
COMIDA	CANTIDAD	DESCRIPCIÓN DE LOS ALIMENTOS	CAL (KCAL)	CARBO-HIDRATOS (G)	FIBRA (G)	GRASAS (G)	PROTEÍNAS (G)
Antes de entrenar	≈250 ml (1 taza)	Café (normal o descafeinado)	0,0	0,0	0,0	0,0	0,0
	≈30 ml	Aceite de coco (manna)	200,0	6,0	4,0	18,0	2,0
		Total antes de entrenar	**200,0**	**6,0**	**4,0**	**18,0**	**2,0**
Después de entrenar	8,5 g	Péptidos de colágeno, sin sabor, marca Prime, Gauge Life (1 cucharada = 22 g)	34,4	0,0	0,0	0,0	7,6
	250 ml	Leche de almendras sin azúcar	30,0	1,0	1,0	2,5	1,0
	30 g	Fresas crudas	9,0	2,2	0,6	0,1	0,2
		Total después de entrenar	**73,4**	**3,2**	**1,6**	**2,6**	**8,8**
Desayuno	110 g	Huevos grandes (1 huevo = 55 g)	143,0	1,0	0,0	10,0	13,0
	15 g	Beicon, marca Sunday, Applegate Naturals/ Organics (2 lonchas fritas = 14 g)	70,0	0,0	0,0	5,0	6,0
	1 ración	Salteado de col rizada con limón y ajo (página 304)	36,0	7,0	1,0	0,0	2,0
		Total desayuno	**249,0**	**8,0**	**1,0**	**15,0**	**21,0**

PLAN DE COMIDAS PARA EL MACROTIPO DE GRASAS/BAJO EN CARBOHIDRATOS

COMIDA	CANTIDAD	DESCRIPCIÓN DE LOS ALIMENTOS	CAL (KCAL)	CARBO-HIDRATOS (G)	FIBRA (G)	GRASAS (G)	PROTEÍNAS (G)
Almuerzo	1 ración	Salmón con parmesano y mantequilla con ajo y romero (página 266)	352,0	0,4	0,0	23,0	33,0
	1 ración	Salteado de col rizada con limón y ajo (página 304)	36,0	7,0	1,0	0,0	2,0
	7 ml	Aceite de oliva (1 cucharada = 15 ml)	56,0	0,0	0,0	6,5	0,0
		Total almuerzo	**444,0**	**7,4**	**1,0**	**29,5**	**35,0**
Aperitivo	≈250 ml (1 taza)	Té verde caliente	0,0	0,0	0,0	0,0	0,0
	2 raciones	Huevos a la diabla con hummus (página 267)	152,0	4,0	2,0	12,0	10,0
		Total aperitivo	**152,0**	**4,0**	**2,0**	**12,0**	**10,0**
Cena	1 ración	Muslos de pollo al chimichurri (página 260)	308,0	4,0	1,0	23,0	20,0
	55 g	Aguacate	90,0	4,8	3,8	8,4	1,2
	30 g	Espinacas crudas	7,0	1,0	1,0	0,0	1,0
	7 ml	Aceite de oliva (1 cucharada = 15 ml)	56,0	0,0	0,0	6,5	0,0
		Total cena	**461,0**	**9,8**	**5,8**	**37,9**	**22,2**
		Tus totales diarios	1.579,4	**38,4**	15,4	**115**	**99**
		Tu objetivo diario	1.500	**19**	17	**117**	**93**

PLAN DE COMIDAS PARA EL MACROTIPO DE GRASAS/BAJO EN CARBOHIDRATOS							
COMIDA	CANTIDAD	DESCRIPCIÓN DE LOS ALIMENTOS	CAL (KCAL)	CARBO-HIDRATOS (G)	FIBRA (G)	GRASAS (G)	PROTEÍNAS (G)
		Porcentajes de macronutrientes		**5%**		**75%**	**20%**

LISTA DE ALIMENTOS PARA EL MACROTIPO DE GRASAS/BAJO EN CARBOHIDRATOS	
	PROTEÍNAS
☐	Péptidos de colágeno, suplementos Gauge Life
☐	Huevos enteros, grandes
☐	Filete de salmón con piel
☐	Queso parmesano rallado
☐	Muslos de pollo, con hueso
	CARBOHIDRATOS
☐	Fresas
☐	Mezcla de bayas, congeladas
☐	Pimiento rojo mediano
☐	Col rizada
☐	Espinacas
☐	Ajo crudo
☐	Limón
☐	Lima
☐	Cilantro, fresco, picado
☐	Perejil italiano, fresco, picado
☐	Romero, fresco
☐	Jalapeño
☐	Comino, molido
☐	Orégano, seco
	GRASAS
☐	Aceite de oliva
☐	Aceite de oliva en espray
☐	Aceite de coco (manna)

LISTA DE ALIMENTOS PARA EL MACROTIPO DE GRASAS/BAJO EN CARBOHIDRATOS	
☐	Tocino
☐	Mantequilla salada de ganado alimentado con pasto
☐	Hummus
☐	Aguacate
☐	Leche de almendras sin azúcar
	MISCELÁNEA
☐	Té verde
☐	Café

8

Cocinar según tu macrotipo

Ahora que conocemos los fundamentos científicos de la nutrición y los macros, ¡es hora de aplicar lo que hemos aprendido a la cocina! La falta de planificación es la principal razón por la que nos desviamos del camino de la nutrición. La diferencia entre alcanzar tus objetivos manteniéndote fiel a tu plan y dejarte arrastrar por los inconvenientes de la vida cotidiana estriba en planificar tus comidas para que se ajusten a tus macros.

Si no estás acostumbrado a cocinar en grandes cantidades, la planificación de las comidas quizá te parezca complicada, pero te aseguro que es fácil de dominar. No solo te hace más organizado, sino que también te ahorra tiempo y dinero. Cuando preparas las comidas, organizas tus alimentos y recetas como las piezas de un puzle, en el que la imagen del conjunto es tu contenido diario de proteínas, carbohidratos y grasas. Aunque un plan de comidas detallado basado en los macros facilita el seguimiento, no siempre es práctico para quienes tienen un estilo de vida ajetreado. Si este es tu caso, un enfoque de dieta flexible también funcionará. Llevar una dieta flexible significa utilizar una aplicación de seguimiento de macros que te permita buscar alimentos en una base de datos *online* a medida que los comes y registrar la cantidad que has consumido. Así calcularás automáticamente las cantidades de proteínas, carbohidratos y grasas que consumes en un día en relación con tus objetivos diarios. Esto te facilita la elección libre de alimentos siempre que te mantengas dentro de tus objetivos de macronutrientes del día. La razón por la que este método es tan atractivo es que no hay absolutamente nada que no puedas incluir. Esto significa que puedes comer platos «dietéticos» no convencionales, como la *pizza*, siempre que hagas un seguimiento de los alimentos y ajustes tu ingesta de comida durante el resto del día para mantenerte dentro de tus objetivos diarios de macronutrientes para las proteínas, los carbohidratos y las grasas. Para bajar la grasa corporal, no es imprescindible consumir comidas rígidas y monótonas con poca o ninguna variedad. Mientras la suma de todos los alimentos que consumes en un día se ajuste a tus macros, estarás bien. Este método también se conoce comúnmente como SSAATM o «si se ajusta a tus macros».

Se necesita algo de práctica para cogerle el tranquillo a este enfoque. Si lo intentas sin tener ni idea de macros, lo más probable es que te pases de ciertos macros y te quedes corto en otros, así que te recomiendo que, si puedes, inviertas tiempo y energía en la preparación de las comidas antes de utilizar la dieta flexible. Una vez que tengas algo de experiencia práctica pesando y racionando tus comidas, sabrás cómo son aproximadamente las raciones correctas para los alimentos que comes con más frecuencia. La preparación de comidas también te ofrece una mejor base para presupuestar tus macros a lo largo del día con el fin de alcanzar tus objetivos.

PRIMEROS PASOS

Antes de preparar las comidas, asegúrate de adquirir los utensilios y las especias imprescindibles. Tener a mano los artículos adecuados es esencial para llevar a cabo con éxito la transición a un estilo de vida saludable. Equipar tu cocina y tu sartén con los alimentos y los materiales apropiados hace que sea fácil y divertido adoptar hábitos más saludables. Estos son los utensilios que necesitarás:

- Balanza para alimentos.
- Sartén antiadherente no tóxica.
- Atomizador de aceite de cocina.
- Bandeja antiadherente para hornear.
- Papel pergamino.
- Tazas de medir.
- Cucharas medidoras.
- Recipientes de almacenamiento.
- Suplementos (opcional).

Una vez que tengas el equipo adecuado, el siguiente paso es conseguir condimentos y especias de calidad. El sabor es una prioridad absoluta. ¡No tengas miedo de sazonar tus platos! Ten siempre a mano una amplia gama de condimentos básicos para que incluso las comidas más sencillas resulten atractivas y sabrosas. Los siguientes artículos son un buen punto de partida para crear una gran variedad de perfiles de sabor:

- Hojas de laurel.
- Pimienta negra.
- Pimienta de Cayena.
- Chili en polvo.
- Canela molida.
- Cilantro.
- Comino molido.
- Curri en polvo.
- Ajo en polvo.
- Jengibre.
- Orégano seco.
- Pimentón.
- Pimienta roja, triturada.
- Romero, seco.
- Sal del Himalaya (ten en cuenta que utilizo sal del Himalaya para todas las recetas).
- Tomillo, seco.
- Cúrcuma.

Ahora que tienes lo esencial, ¡es hora de ponerse manos a la obra! Sigue estos tres sencillos pasos para preparar una comida excelente.

1. Organiza tu estrategia de cocina

Al prepararte para seguir tu plan de comidas, en primer lugar, deberás decidir los alimentos que necesitas cocinar de antemano. Tal vez prefieras hacerte el desayuno cada mañana o quieras algo ya preparado que puedas comer en tu trayecto al trabajo. Una vez que sepas qué comidas debes preparar con antelación, sabrás en qué centrar tus esfuerzos. Por ejemplo, si te gusta hacerte el desayuno prácticamente cada mañana, eso te deja con el almuerzo, la cena y los aperitivos que debes preparar con antelación. No tendrás que cocinar la mayoría de los aperitivos, así que, en realidad, se reduce a preparar el almuerzo y la cena. Una vez que definas tu estrategia culinaria, tendrás que considerar tus métodos de cocción. Esto significa ser consciente de los ingredientes que pueden añadir calorías a tus comidas diarias sin que te des cuenta. Esto incluye los condimentos, los aderezos, los aceites de cocina, el alcohol y las bebidas (es decir, las bebidas deportivas, los refrescos y los zumos).

2. Determina lo que tienes que cocinar con antelación

Escribe o imprime una copia de tu plan de comidas y rodea con un círculo los elementos que tendrás que cocinar de antemano. Por ejemplo, si tanto tus almuerzos como tus cenas tienen pollo a la parrilla, tendrás que preparar bastante cantidad de esta carne con antelación. Si utilizas arroz o batatas en más de una comida, prepáralo a granel para usarlo. Cuantas más comidas utilicen alimentos que puedes preparar en grandes cantidades, más sencillo será cocinarlas.

3. Prepara tus ingredientes

Tanto si decides cocinar de una vez para toda la semana como si cocinas cada día, la preparación de los ingredientes es uno de los factores *fundamentales* que debes tener en cuenta. *Preparar* los ingredientes significa lavar y trocear previamente las verduras para dejarlas listas. Y también, dividir los ingredientes de los batidos en porciones, de modo que solo tengas que poner una bolsita en la batidora. Significa cocinar tus proteínas en grandes lotes y tenerlas reservadas en un recipiente para utilizarlas fácilmente cuando llegue el momento de preparar una comida. Cualquier medida que puedas tomar para organizar tus ingredientes con antelación te facilitará enormemente el seguimiento de tu plan.

COCINA DE ACUERDO CON TU MACROTIPO

Ahora que estás listo para preparar la comida, es importante contar con buenas recetas. Esta es la parte en la que se disfruta siendo creativo con las comidas. Puedes llevar un estilo de vida saludable con un plan de alimentación delicioso para tu macrotipo. Lo que viene a continuación son recetas sencillas y riquísimas que hacen que este enfoque sea *práctico*. Si quieres recetas complicadas, *gourmet* y con ingredientes de lujo, este libro no es para ti. Pero si lo que quieres son comidas que sepan bien, sean fáciles de cocinar, no supongan un gasto excesivo *y* le gusten a tu familia, ¡estás en el lugar adecuado!

Mi filosofía culinaria consiste en preparar ingredientes de calidad de forma que resalten sus sabores naturales. La verdadera prueba de la cocina basada en los macros es encontrar formas creativas de sacarle partido al sabor sin añadir aditivos químicos o ingredientes baratos que lo potencien artificialmente, como los azúcares refinados, los aceites hidrogenados y los aromatizantes llenos de conservantes a base de sal. Esto requiere un poco de adaptación, y te animo a que la aceptes. Estás transformando tu cuerpo desde dentro, de molécula en molécula y de célula en célula, como resultado directo de los alimentos que consumes. Disponer de las recetas adecuadas es fundamental para pasar de la esperanza de mejorar la salud a dar los pasos necesarios para conseguirlo.

Mucha gente no consigue llevar una vida sana simplemente porque no sabe cocinar. *Cualquiera* puede darle sabor a la comida añadiendo una cantidad exagerada de azúcar, grasa y sal. El verdadero reto consiste en preparar alimentos con un sabor extraordinario y sin salirte de tus macros. Tanto si te asustan los fogones como si eres todo un chef, tendrás que replantearte todo lo que sabes sobre la cocina.

Para empezar, deja a un lado las nociones preconcebidas acerca de cómo sabe la comida sana. La principal idea errónea es que para comer de forma saludable hay que sacrificar el sabor y la satisfacción general. Quizá te estés preparando mentalmente para «hacer dieta» y estés dispuesto a sacrificar una comida deliciosa a cambio del cuerpo que deseas. Si eso es lo que crees, *olvídalo*.

La cocina basada en macros exige un proceso de aprendizaje, pero en general puedes convertirte en un experto cocinero de macros siguiendo las instrucciones. Si sabes hervir agua, podrás cocinar comidas macro deliciosas. Ten paciencia contigo, utiliza los utensilios adecuados y lee las recetas hasta el final. Estas recetas pueden incluir pasos que son nuevos para ti, así que lee todas las instrucciones de la preparación en lugar de hacer suposiciones.

Aquí tienes cuatro principios generales que debes tener en cuenta para cocinar apropiadamente de acuerdo con tu macrotipo:

EVITA LA COCCIÓN EXCESIVA. El principal error que se suele cometer en la cocina macro es aplicar demasiado calor a las carnes y las verduras. Al cocinar carnes magras, hay que prestar más atención a evitar que se resequen. La clave es cocinar a fuego lento, sin excederse, y utilizar agua, vapor, caldo, limón, lima o adobos ligeros para resaltar el sabor de los alimentos.

UTILIZA CON CUIDADO LOS ACEITES DE COCINA. El aceite con el que cocinas cuenta para tus macros. Esto significa evitar las frituras pesadas o los salteados con mucho aceite y acostumbrarse a saltear en sartenes antiadherentes de calidad. Asimismo, significa asar a la parrilla, cocinar a la brasa, hornear en papel pergamino, cocinar al vapor y freír al aire. Tendrás que ser más consciente de la textura y el contenido de humedad de tus alimentos y de cómo influye cada método de preparación. Esto es más difícil con las carnes más magras. Sin embargo, no te preocupes por el efecto de cocinar con menos aceite; ¡este capítulo está cargado de recetas de calidad, jugosas y riquísimas!

SUSTITUYE CON PRECAUCIÓN. Puedes personalizar cualquiera de las recetas de este capítulo para que se ajusten más a tu paladar. La clave está en asegurarte de que las sustituciones no alteren tus macros. Si, por ejemplo, vas a preparar el pollo con albahaca al estilo tailandés (página 251) y, en lugar de utilizar pollo, decides hacer la receta con gambas, tus macros se mantendrán dentro de lo previsto porque las gambas y la pechuga de pollo contienen cantidades muy similares de proteínas y grasas. Sin embargo, si cambias el pollo por una fuente de proteínas más grasa, como la ternera, deberás tener en cuenta esas calorías extra.

PIÉNSALO BIEN ANTES DE RECALENTAR LAS COMIDAS. Cuando cocines estas recetas, ten en cuenta las sobras y qué alimentos se recalientan bien y cuáles no. No todo lo que preparas puede congelarse y descongelarse sin alterar su sabor y su textura. Antes de cocinar cualquiera de estas recetas en grandes cantidades, pruébalas y familiarízate con ellas. La mayoría de las proteínas y los carbohidratos con almidón se recalientan bien, pero las verduras no, así que recomiendo que, si puedes, las cocines cada día. Pero si no tienes tiempo para realizar todo el proceso de cocción, puedes preparar las verduras con antelación lavándolas, cortándolas y preparándolas para que estén listas.

La estrategia de combinar los alimentos

Las recetas de este capítulo están organizadas para que se ajusten fácilmente a las pautas del plan de comidas de los capítulos seis y siete. Encontrarás las recetas organizadas por categorías: proteínas magras, proteínas grasas, carbohidratos grasos de bajo IG, aperitivos proteicos, carbohidratos de alto IG, carbohidratos de bajo IG y grasas saludables. Por ejemplo, si las directrices de tu macrotipo (páginas 188 a 192) sugieren proteínas grasas + carbohidratos de bajo IG para una comida, puedes buscar entre las recetas de la categoría respectiva (en este caso, elige una proteína grasa y un carbohidrato de bajo IG) para encontrar las que se ajusten a tu paladar.

EJEMPLOS DE MODELOS DE MENÚ POR CATEGORÍA

Proteínas magras

Aislado de suero de leche
Cangrejo
Claras de huevo
Corvina
Gambas
Langosta
Lubina
Mahi mahi
Pargo
Pechuga de pavo
Pechuga de pollo
Solomillo
Trucha
Vieiras

Proteínas grasas

Alitas de pollo
Cerdo
Cordero
Hamburguesa de ternera
Huevos
Mantequilla de frutos secos
Muslos de pollo
Nueces
Ojo de costilla (ojo de bife)
Pato
Queso
Salmón
Tocino
Wagyu (ternera japonesa)

Carbohidratos grasos de bajo IG

Frituras de coco
Frutos secos/mantequilla de frutos secos + fruta baja en azúcar
Guisos de verduras
Pan bajo en carbohidratos
Salsas/*dips* saludables (por ejemplo, hummus)
Tortillas de harina de almendra
Tortillas de harina de coco
Verduras salteadas en grasas saludables

Carbohidratos de alto IG

Arroz
Avena
Batata
Cuscús
Fruta seca
Maíz
Mango
Pan germinado
Pasta

Carbohidratos de bajo IG

Arándanos
Berenjenas
Brócoli
Calabacín
Calabaza
Coliflor
Fresas
Guisantes
Judías verdes
Legumbres
Manzanas
Melocotones
Setas
Tomate
Verduras de hoja verde
Zanahorias
Piña
Plátano
Pretzels
Quinoa
Tortillas
Uvas

Grasas saludables

Aceite de aguacate
Aceite de coco
Aceite de oliva
Aceite de sésamo
Aceitunas
Aguacate
Almendras
Frutos secos
Ghee
Lino
Mantequilla de animales alimentados de pasto
Nueces
Pesto
Semillas
Semillas de calabaza
Semillas de chía

He elaborado esta sencilla colección de recetas con cuidado y mucho cariño, de mi cocina a la tuya. Puede ser un reto convertirse en un experto en la elaboración de recetas deliciosas y saludables al mismo tiempo, ¡pero, en cierto modo, te he ahorrado ese trabajo! Muchos de mis clientes, familiares y amigos me cuentan que cuando utilizan mis recetas no sienten que estén a dieta. Este es uno de los mejores cumplidos que se pueden recibir. Las siguientes recetas son fáciles, sencillas, asequibles y aptas para toda la familia. No solo te nutrirán a ti y a tus seres queridos, sino que te ayudarán a transformar tu cuerpo a lo largo de los años.

Recetas con proteínas magras

Arroz frito para el desayuno

Para 1 ración

Tiempo de preparación: 5 minutos

Tiempo de cocción: 5 minutos

CLAVE DEL PLAN DE COMIDAS: PROTEÍNAS MAGRAS + CARBOHIDRATOS DE ALTO IG

Bienvenido al mundo de los desayunos a base de arroz y beicon con esta sabrosa y sencilla comida rica en proteínas. Este plato es apto para toda la familia, se ajusta al presupuesto y hace que preparar comida sea algo que realmente te apetezca. Puedes comerlo para desayunar, almorzar o cenar. ¿He mencionado el beicon? Sí, se puede comer a diario y seguir bajando la grasa corporal. Además, yo utilizo guisantes ecológicos, pero puedes optar por los convencionales.

Ingredientes

2 lonchas de beicon
2 dientes de ajo picados
¾ de taza de claras de huevo líquidas (de unos 6 huevos grandes)
¼ de taza de guisantes congelados
½ taza de arroz blanco cocido
2 cucharadas de salsa de soja*
¼ de cucharadita de pimentón
Salsa picante (opcional)

1. Fríe el beicon en una sartén antiadherente con una espátula no metálica hasta que esté crujiente. Pasa el beicon a un plato y resérvalo.
2. Añade el ajo a la grasa del beicon en la sartén y saltéalo a fuego medio-alto durante treinta segundos, luego reduce el fuego

* Usa aminos de coco si prefieres prescindir de la soja.

a medio. A continuación, vierte las claras de huevo y revuélvelas durante diez segundos. Añade los guisantes y tapa durante treinta segundos. Destapa y remueve el contenido durante quince segundos o hasta que los guisantes tengan un color verde brillante y ya no estén congelados.

3. Añade el arroz a la sartén y cubre con la salsa de soja y el pimentón. Saltea todo junto hasta que todos los ingredientes se distribuyan por igual.
4. Desmenuza el beicon y mézclalo con el arroz frito si quieres o simplemente sírvelo en trozos enteros aparte. Si lo deseas, añádele salsa picante.

Consejos para preparar la comida

- Si duplicas o triplicas la receta, deja que el contenido se enfríe a temperatura ambiente durante diez minutos antes de refrigerarlo.
- Se conserva de cuatro a cinco días refrigerado.
- Se puede preparar fácilmente a granel para tres o más días a la vez.

Macros por ración

Calorías (kcal): 309
Grasas totales: 7 g (grasas saturadas: 3 g; grasas trans: 0 g)
Colesterol: 15 mg
Sodio: 1.123 mg
Potasio: 383 mg
Carbohidratos: totales 30 g (fibra dietética: 2 g; azúcares: 3 g)
Proteínas: 31 g

Arroz frito con salchichas de pollo para el desayuno

Para 1 ración

Tiempo de preparación: 5 minutos

Tiempo de cocción: 5 minutos

CLAVE DEL PLAN DE COMIDAS: PROTEÍNAS MAGRAS + CARBOHIDRATOS DE ALTO IG

Me encantan los desayunos salados, ¡especialmente cuando se trata de una receta que también puede ser un almuerzo o una cena! Partir la salchicha en rodajas permite que haya más superficie para que quede crujiente y se queme un poco en el borde. Personalmente, me gustan las carnes con ese sabor «casi quemado» para añadir complejidad a una comida, y este sencillo desayuno no es una excepción. Prefiero utilizar arroz ecológico.

Ingredientes

- Aceite de oliva en espray
- 1 diente de ajo picado
- 4 salchichas de pollo (unos 100 g) al sirope de arce de Trader Joe's,* cortada en rodajas
- 1 taza de espinacas
- ½ taza de arroz integral cocido
- Aderezos opcionales: *sriracha*, cebolletas, jalapeños, cebollas, cilantro o pimiento rojo triturado

1. Cubre ligeramente una sartén antiadherente con el aceite de oliva en espray y caliéntala a fuego medio-alto. Añade el ajo y saltéalo de treinta a sesenta segundos. Incorpora la salchicha y cocina a

* N. de la E.: En varias ocasiones la autora recomienda ciertas marcas. Dependiendo del lugar de residencia, se pueden encontrar algunas de ellas en comercios especializados, o bien obtenerlas *online*. No obstante, siempre se puede optar por otros productos locales equivalentes en cuanto a calidad y características nutricionales.

fuego fuerte, removiendo, durante tres o cuatro minutos, hasta que se queme ligeramente.

2. Trocea las espinacas sobre una tabla de cortar. Añádelas a la sartén y saltéalas brevemente con la salchicha, luego agrega una cucharada de agua y tápala para cocer el salteado al vapor durante treinta segundos.
3. Añade el arroz a la sartén y remueve hasta que todos los ingredientes estén igualmente repartidos. A continuación retira del fuego y emplata. Sírvelo inmediatamente con los aderezos que prefieras.

Consejos para preparar la comida

- Si duplicas o triplicas esta receta, deja que se enfríe a temperatura ambiente durante diez minutos antes de refrigerarla.
- Se conserva de cuatro a cinco días refrigerado.
- Es fácil de preparar en grandes cantidades para tres o más comidas.

Macros por ración

Calorías (kcal): 263
Grasas totales: 9 g (grasas saturadas: 3 g; grasas trans: 0 g)
Colesterol: 59 mg
Sodio: 592 mg
Potasio: 179 mg
Carbohidratos totales: 21 g (fibra dietética: 2 g; azúcares: 0 g)
Proteínas: 22 g

Bistec de falda al tequila y limón

Para 8 raciones

Tiempo de preparación: 5 minutos, más 30 minutos de marinado (o hasta 24 horas)

Tiempo de cocción: 10 minutos

CLAVE DEL PLAN DE COMIDAS: PROTEÍNAS MAGRAS

El bistec de falda realza extraordinariamente su sabor gracias al tequila. Disfruta de una rica, jugosa y deliciosa comida macro que le añade chispa a tu alimentación. Esta receta es un maravilloso ejemplo de cómo la cocina basada en los macronutrientes consiste en potenciar el sabor de forma natural. En lugar de rociar la carne con condimentos procesados de baja calidad, el tequila, el limón y el ajo dan lugar a un plato equilibrado y bien condimentado. Disfrútalo como carne para tacos o con una guarnición de carbohidratos complejos o las verduras que prefieras.

Ingredientes

Zumo de limón (2 limones)
2 cucharadas de tequila
¼ de taza de ajo en polvo
1 cucharadita de sal del Himalaya
¼ de cucharadita de pimienta negra recién molida
≈600 g de bistec de falda
Cilantro fresco para adornar (opcional)

1. En un cuenco pequeño, mezcla el zumo de limón, el tequila, el ajo en polvo, la sal y la pimienta, y pásalo todo a una bolsa de plástico de unos 4 litros de volumen. Agita los ingredientes hasta que estén bien combinados. Añade la carne de falda, ciérrala y frota la marinada por toda la carne hasta que quede bien cubierta. Deja marinar en el frigorífico durante al menos treinta minutos o hasta veinticuatro horas.
2. Saca el bistec de la bolsa y deja que el exceso de marinado escurra. Colócalo en la parrilla a fuego medio-alto (175 °C), o a la temperatura que prefieras, y cocínalo durante unos seis minutos por cada lado.
3. Pasa el bistec a una tabla de cortar y déjalo reposar cinco minutos. Corta en rodajas finas, adorna con cilantro, si lo deseas, y sirve.

Macros por ración de unos 100 gramos

Calorías (kcal): 159
Grasas totales: 7 g (grasas saturadas: 3 g; grasas trans: 0 g)
Colesterol: 56 mg
Sodio: 357 mg
Potasio: 77 mg
Carbohidratos totales: 4 g (fibra dietética: 1 g; azúcares: 1 g)
Proteínas: 19 g

Pollo al cilantro y a la lima en cocción lenta

Para 12 raciones
Tiempo de preparación: 5 minutos
Tiempo de cocción: de 4 a 6 horas
CLAVE DEL PLAN DE COMIDAS: PROTEÍNAS MAGRAS

Me encanta el pollo mechado, y esta versión está repleta de sabor y es absolutamente deliciosa. Las tiernas y jugosas pechugas de pollo sazonadas se cocinan en la olla de cocción lenta con una sabrosa y ligera salsa de lima y cilantro. Sírvelo como relleno en tacos o burritos, sobre arroz, en tostadas o con los carbohidratos y verduras de tu elección. A menudo hago grandes lotes y los congelo en raciones del tamaño de una comida.

Ingredientes

≈1200 g de pechugas de pollo sin piel
¼ de taza de aceite de oliva virgen extra
¼ de taza de cilantro fresco picado
¼ de taza de agua
¼ de taza de *sriracha*
3 dientes de ajo picados
Zumo de lima (3 limas)
Cilantro fresco y *sriracha* adicionales, para adornar (opcional)

1. Combina todos los ingredientes en una olla de cocción lenta. Tápalo, ponlo a fuego lento y cocínalo de cuatro a seis horas. (Necesitarás las seis horas completas si utilizas pollo congelado).
2. Una vez cocido, desmenuza el pollo con dos tenedores dentro de la olla de cocción lenta; debería desmenuzarse fácilmente con poca manipulación.
3. Sirve inmediatamente, cubierto con más cilantro fresco y *sriracha* al gusto.

Consejos para preparar la comida

- El pollo mechado es una comida fácil de preparar para el congelador. También puedes congelarlo antes de cocinarlo metiendo todos los ingredientes en una bolsa de plástico para congelar de 4 litros de volumen y guardándola en el congelador. Descongélala en el frigorífico la noche anterior y vierte los ingredientes en la olla de cocción lenta cuando estés listo para empezar a cocinar.
- Fácil de preparar a granel para tres o más comidas.

Macros por ración

Calorías (kcal): 171
Grasas totales: 7 g (grasas saturadas: 2 g; grasas trans: 0 g)
Colesterol: 56 mg
Sodio: 123 mg
Potasio: 271 mg
Carbohidratos totales: 3 g (fibra dietética: 0 g; azúcares: 1 g)
Proteínas: 24 g

Pollo en adobo al estilo filipino

Para 6 raciones

Tiempo de preparación: 10 minutos

Tiempo de cocción: 45 minutos

CLAVE DEL PLAN DE COMIDAS: PROTEÍNAS MAGRAS

Con este pollo delicioso y sanísimo al estilo filipino, obtendrás un sabor intenso a partir de ingredientes sencillos. Durante mi infancia, el adobo siempre era el plato estrella en todas las reuniones. El original es tan rico en grasa que solo podías disfrutar de él en contadas ocasiones, pero esta versión más ligera puede formar parte de tu rotación de comidas semanales. El pollo es ideal para servirlo en una cena familiar, en una reunión de amigos o en una fiesta, y combina bien con arroz blanco o integral, judías verdes, espárragos, espinacas o la verdura que prefieras.

Ingredientes

- 4 tazas de agua
- ≈600 g de muslos de pollo deshuesados y sin piel o muslos sin piel (la receta también funciona bien con panceta o paleta de cerdo)
- ½ taza de salsa de soja*
- ½ taza de vinagre balsámico
- 6 dientes de ajo picados
- 6 hojas de laurel
- Ligero chorro de aceite de oliva
- Sal del Himalaya y pimienta negra recién molida (al gusto)

1. En una cacerola mediana, combina el agua, el pollo, la salsa de soja, el vinagre, el ajo y las hojas de laurel. Lleva a ebullición a fuego medio-alto. Reduce el fuego a medio-bajo y cocina a fuego

* Usa aminos de coco si prefieres evitar la soja.

lento, sin tapar para que el caldo se reduzca, durante treinta y cinco minutos, removiendo de vez en cuando.

2. Rocía ligeramente una sartén antiadherente con aceite de oliva. Con unas pinzas, lleva el pollo de la cacerola a la sartén. Pon la sartén a fuego fuerte y saltea para dorar el pollo. Añade cuatro o cinco cucharadas del caldo de la olla, tapa y cocina durante unos noventa segundos. Dale la vuelta a los muslos de pollo y cocina otros noventa segundos, hasta que la carne esté visiblemente dorada. Retira del fuego.
3. Mientras tanto, sigue reduciendo el líquido en la cacerola a fuego fuerte durante ocho o diez minutos, hasta que la salsa se espese ligeramente y se reduzca a la mitad de la cantidad original. Pon la salsa en un recipiente pequeño para facilitar su vertido sobre la carne cocida.
4. Vierte aproximadamente un cuarto de taza de la salsa reducida sobre el pollo en la sartén, y luego pasa el contenido a una fuente de servir o a un plato poco profundo, apto para microondas y con cierre. Sírvelo caliente enseguida o deja que el contenido se enfríe a temperatura ambiente durante veinte minutos antes de refrigerarlo.

Consejos para preparar la comida

- Puedes guardarlo como fuente de proteínas a granel para variar si no quieres preparar las raciones de cada comida de antemano.
- Se conserva durante cuatro días refrigerado.
- Puedes convertir el pollo en una proteína grasa para los planes de comidas manteniendo la piel.

Macros por ración de unos 100 gramos

Calorías (kcal): 180
Grasas totales: 9 g (grasas saturadas: 3 g; grasas tran: 0 g)
Colesterol: 75 mg
Sodio: 760 mg
Potasio: 360 mg

Carbohidratos totales: 5 g (fibra dietética: 0 g; azúcares: 3 g)

Proteínas: 19 g

Tostada de arándanos y almendras al horno con proteínas

Para 6 raciones

Tiempo de preparación: 10 minutos, más un mínimo de 20 minutos (o toda la noche) de refrigeración

Tiempo de cocción: 40 minutos

CLAVE DEL PLAN DE ALIMENTACIÓN: PROTEÍNAS MAGRAS + CARBOHIDRATOS DE ALTO IG

Si buscas una comida práctica que puedas preparar con antelación, esta tostada al horno repleta de proteínas es más fácil de lo que parece, y llena y satisface por completo. La mayoría de las recetas de tostadas están cargadas de carbohidratos y grasas y carecen de proteínas. Esta versión, mucho más sana, es estupenda para prepararla en grandes cantidades o para alimentar a una multitud en un *brunch* saludable o un desayuno familiar.

Ingredientes

6 rebanadas de pan sin gluten*

1 taza de arándanos congelados**

4 cucharadas de aislado de proteína de suero con sabor a vainilla

1 taza de claras de huevo*** (de unos 8 huevos grandes)

1 taza de leche de almendras sin azúcar

1 cucharadita de extracto de vainilla

---

* N. de la A.: Yo uso el pan sin gluten de Trader Joe's.

** N. de la A.: Puedes sustituir los arándanos por fresas, frambuesas, moras o una mezcla de bayas.

*** N. de la A.: Por comodidad, utilizo claras de huevo líquidas envasadas (que se encuentran en la sección de productos lácteos refrigerados del súper). También puedes separar las claras de los huevos enteros.

1 cucharadita de levadura en polvo
2 cucharaditas de canela molida
2 cucharaditas de almendras fileteadas, para decorar (opcional)

1. Corta el pan en cuartos y luego vuelve a cortarlo en cuartos para crear cubos. Colócalos en una tartera antiadherente de 22 centímetros y espolvorea los arándanos por encima.
2. En un bol, combina la proteína de suero de leche, las claras de huevo, la leche de almendras, el extracto de vainilla y la levadura en polvo. Mezcla bien con una batidora de mano, una batidora de inmersión o un vaso mezclador. Vierte la mezcla de clara de huevo sobre el pan y los arándanos, y espolvorea la canela por encima de manera uniforme. Refrigera durante al menos treinta minutos o hasta toda la noche para que los cubos de pan se empapen del huevo.
3. Cuando estés listo para hornearlo, precalienta el horno a 175 °C. Hornea las tostadas durante cuarenta minutos, hasta que hayan subido, estén firmes y se doren ligeramente.
4. Adorna con las almendras fileteadas antes de servir, si lo deseas.

Consejos para preparar la comida

- Es ideal para planificar desayunos en grandes cantidades.
- Las sobras horneadas se conservan durante cuatro días, refrigeradas.
- Las sobras pueden disfrutarse frías o recalentarse en un horno tostador durante sesenta segundos, en un microondas durante treinta segundos o en una freidora de aire durante dos o tres minutos.

Macros por ración

Calorías (kcal): 281
Grasas totales: 3 g (grasas saturadas: 0 g; grasas trans: 0 g)
Colesterol: 0 mg
Sodio: 441 mg
Potasio: 451 mg

Carbohidratos totales: 29 g (fibra dietética: 3 g; azúcares: 8 g)
Proteínas: 34 g

Gofres proteínicos sencillos

Para 1 ración

Tiempo de preparación: 10 minutos

Tiempo de cocción: 10 minutos

CLAVE DEL PLAN DE ALIMENTACIÓN: PROTEÍNA MAGRA + CARBOHIDRATOS DE ALTO IG

Para dominar el plan de alimentación y llevar una vida rica en proteínas hay que aprender a disfrutar de viejos placeres como los gofres y las tortitas sin por ello disparar la cantidad de carbohidratos. Esta sencilla masa funciona bien para hacer gofres o tortitas. Añade los aderezos que prefieras para mejorarlos.

Ingredientes

1 cucharada de aislado de proteína de suero con sabor a vainilla
½ taza de claras de huevo (de unos 4 huevos)
¼ de taza de agua
½ taza de avena seca instantánea
¼ de cucharadita de levadura en polvo
Aceite en espray de tu elección

1. Combina la proteína de suero de leche, las claras de huevo, el agua, la avena y la levadura en polvo en una batidora y bate hasta que esté ligado y sin grumos.
2. Para hacer gofres, rocía ligeramente un molde para gofres con aceite en espray y calienta la plancha hasta que esté lista. Coloca de dos a tres cucharadas de la masa en el molde para hacer minigofres y cocina según las instrucciones del fabricante. También puedes hacer un gofre grande.

3. Para hacer tortitas, cubre ligeramente una sartén antiadherente o una plancha con aceite en espray y caliéntala a fuego medio. Vierte la masa en la sartén o plancha hasta alcanzar el tamaño deseado de las tortitas y cocínalas durante uno o dos minutos, hasta que burbujeen y los bordes parezcan haberse endurecido. Dales la vuelta a las tortitas y cocínalas durante otro minuto más o menos, hasta que la masa esté cocida.
4. Si haces minigofres o tortitas, hazlos por tandas y cubre ligeramente el molde, la sartén o la plancha según sea necesario con aceite en espray.

Macros por ración

Calorías (kcal): 320
Grasas totales: 3 g (grasas saturadas: 1 g; grasas trans: 0 g)
Colesterol: 0 mg
Sodio: 340 mg
Potasio: 420 mg
Carbohidratos totales: 32 g (fibra dietética: 4 g; azúcares: 1 g)
Proteínas: 43 g

Pollo con albahaca al estilo tailandés

Para 8 raciones
Tiempo de preparación: 10 minutos, más 30 minutos (o toda la noche) para marinar
Tiempo de cocción: 15 minutos
CLAVE DEL PLAN DE COMIDAS: PROTEÍNAS MAGRAS

Este pollo picante es la solución perfecta cuando quieres una versión más sana de una comida para llevar. No escatimes en guindillas secas si de verdad te gusta lo picante: las semillas le añaden un picor extra.

Ingredientes

2 cucharadas de aceite de oliva
¼ de taza de vinagre

¼ de taza de salsa de soja*
4 guindillas secas, cortadas en rodajas
5 dientes de ajo, picados
3 cucharadas de albahaca picada
≈900 g de pechuga de pollo sin piel
Albahaca adicional, para adornar (opcional)

1. En una bolsa de congelación de 4 litros, combina una cucharada de aceite de oliva y todos los ingredientes restantes, excepto el pollo. Mezcla bien la marinada, luego añade el pollo a la bolsa y agítalo bien. Déjalo marinar a temperatura ambiente durante treinta minutos o toda la noche.
2. Calienta la cucharada de aceite de oliva restante en una sartén grande a fuego medio-alto. Añade las pechugas de pollo y el marinado y cocina, dando la vuelta al pollo una vez, durante cuatro minutos. Saca el pollo de la sartén y ponlo en una tabla de cortar. Córtalo en tiras cuando el interior aún esté rosado.
3. Vuelve a poner las tiras de pollo aún rosadas en la sartén y cocínalas hasta que los jugos doren la carne, aproximadamente un minuto por cada lado. Continúa este proceso hasta que todo el pollo esté bien cocido, pero todavía jugoso.
4. Deja que el pollo se enfríe durante cinco minutos y adórnalo con más albahaca, si lo deseas.

Macros por ración de unos 100 gramos

Calorías (kcal): 137
Grasas totales: 4 g (grasas saturadas: 1 g; grasas trans: 0 g)
Colesterol: 65 mg
Sodio: 841 mg
Potasio: 14 mg
Carbohidratos totales: 2 g (fibra dietética: 0 g; azúcares: 1 g)
Proteínas: 24 g

* N. de la A.: Si no quieres utilizar soja, sustitúyela por aminos de coco.

Batido proteínico de melón, col rizada y chía

Para 1 ración

Tiempo de preparación: 10 minutos

Tiempo de cocción: ninguno

CLAVE DEL PLAN DE COMIDAS: PROTEÍNAS MAGRAS + CARBOHIDRATOS DE BAJO IG

Cuando necesites reponer tu cuerpo con nutrientes densos, este batido de proteínas es la respuesta. Cargado de alimentos extraordinarios que te dejarán energizado, desintoxicado y rehidratado, es una estupenda bebida para después del entrenamiento o para sustituir una comida. Merece puntos extra porque también favorece la salud de la piel y mejora la digestión.

Ingredientes

25-30 g (1 vasito) de aislado de proteína de suero de leche con sabor a vainilla

½ taza de melón en cubos

1 taza de col rizada, sin tallos

1 cucharada de semillas de chía

1 taza de agua

Hielo (opcional)

1. Combina todos los ingredientes en una batidora y bátelos a máxima potencia de quince a treinta segundos hasta que estén bien mezclados.
2. Vierte en un vaso grande o en un tarro de cristal con hielo, si lo deseas, ¡y disfruta!

Macros por ración

Calorías (kcal): 206

Grasas totales: 3 g (grasas saturadas: 1 g; grasas trans: 0 g)

Colesterol: 0 mg

Sodio: 118 mg

Potasio: 694 mg

Carbohidratos totales: 15 gg (fibra dietética: 6 g; azúcares: 7 g)

Proteínas: 30 g

Batido proteínico de almendras y bayas surtidas

Para 1 ración

Tiempo de preparación: 3 minutos

Tiempo de cocción: ninguno

CLAVE DEL PLAN DE COMIDAS: PROTEÍNAS MAGRAS + CARBOHIDRATOS DE BAJO IG

Soy un animal de costumbres, y una vez que encontré esta combinación de ingredientes, se convirtió en mi comida para después del entrenamiento durante casi dos años seguidos. Me encantan las bayas surtidas congeladas. No tienes que preocuparte de que se estropeen, y son una maravillosa fuente de carbohidratos baja en azúcar para reponer los músculos cansados después del entrenamiento.

Ingredientes

1 cucharada de aislado de proteína de suero de leche con sabor a vainilla

¼ de taza de bayas surtidas congeladas

1 taza de leche de almendras sin azúcar

1 cucharadita de extracto de almendras

Hielo (opcional)

1. Combina todos los ingredientes en una batidora y bátelos a máxima potencia de quince a treinta segundos hasta que estén bien mezclados.
2. Vierte en un vaso grande o en un tarro de cristal con hielo, si lo deseas, y ¡que aproveche!

Macros por ración

Calorías (kcal): 173
Grasas totales: 4 g (grasas saturadas: 0 g; grasas trans: 0 g)
Colesterol: 0 mg
Sodio: 178 mg
Potasio: 275 mg
Carbohidratos totales: 7 g (fibra dietética: 2 g; azúcares: 3 g)
Proteínas: 26 g

Batido proteínico de masa de pastel de chocolate y coco

Para 1 ración
Tiempo de preparación: 3 minutos
Tiempo de cocción: ninguno
CLAVE DEL PLAN DE ALIMENTACIÓN: PROTEÍNAS MAGRAS + CARBOHIDRATOS DE BAJO IG

Cada vez que una clienta me pregunta qué hacer para frenar los antojos de azúcar durante esa época del mes, siempre le indico que tome batidos de proteínas con chocolate. La dulzura natural de la proteína en polvo de calidad, combinada con el cacao sin azúcar, crea un sabor rico, cremoso y satisfactorio, sin apartarte del camino. ¡Experimenta una nueva forma de satisfacer los antojos sin sabotear tu progreso!

Ingredientes

1 cucharada de aislado de proteína de suero con sabor a chocolate
3 cucharadas de cacao en polvo sin azúcar
1 taza de leche de coco sin azúcar
1 cucharadita de extracto de de sirope de arce
Hielo (opcional)

1. Combina todos los ingredientes en una batidora y bátelos a máxima potencia de quince a treinta segundos hasta que estén bien mezclados.
2. Vierte en un vaso grande o en un tarro de cristal con hielo y ¡que aproveche!

Macros por ración

Calorías (kcal): 191
Grasas totales: 7 g (grasas saturadas: 5 g; grasas trans: 0 g)
Colesterol: 0 mg
Sodio: 123 mg
Potasio: 486 mg
Carbohidratos totales: 13 g (fibra dietética: 7 g; azúcares: 0 g)
Proteínas: 28 g

***Smoothie detox* antioxidante**

Para 1 ración
Tiempo de preparación: 3 minutos
Tiempo de cocción: ninguno
CLAVE DEL PLAN DE COMIDAS: PROTEÍNAS MAGRAS + CARBOHIDRATOS DE ALTO IG

Este batido es estupendo si acabas de retomar el camino tras un paréntesis en tu plan de nutrición o si recientemente has bebido alcohol en exceso. La col rizada, un desintoxicante natural, y las semillas de lino favorecen una digestión saludable y restauran las vitaminas y los minerales.

Ingredientes

1 cucharada de aislado de proteína de suero con sabor a vainilla
¼ de taza de arándanos
¼ de taza de manzanas en rodajas
1 taza de col rizada, sin tallo
1 cucharada de semillas de lino
1 taza de leche de coco sin azúcar
Hielo (opcional)

1. Combina todos los ingredientes en una batidora y bátelos a máxima potencia de quince a treinta segundos hasta que estén bien mezclados.

2. Vierte en un vaso grande o en un tarro de cristal, con hielo si lo deseas, ¡y disfruta!

Macros por ración

Calorías (kcal): 239
Grasas totales: 8 g (grasas saturadas: 4 g; grasas trans: 0 g)
Colesterol: 0 mg
Sodio: 132 mg
Potasio: 408 mg
Carbohidratos totales: 17 g (fibra dietética: 5 g; azúcares: 7 g)
Proteínas: 28 g

Batido posentrenamiento de arándanos y sandía

Para 1 ración
Tiempo de preparación: 3 minutos
Tiempo de cocción: ninguno
CLAVE DEL PLAN DE ALIMENTACIÓN: PROTEÍNAS MAGRAS + CARBOHIDRATOS DE ALTO IG

Este batido es imprescindible cuando necesitas reponer los electrolitos tras un duro entrenamiento. La sandía tiene un alto contenido natural en electrolitos, así como en malato de citrulina, un ingrediente conocido por sus propiedades para la recuperación.

Ingredientes

1 cucharada de aislado de proteína de suero con sabor a vainilla
1 taza de sandía en cubos
¼ de taza de arándanos
1 taza de agua
Hielo (opcional)

1. Combina todos los ingredientes en una batidora y bátelos a máxima potencia de quince a treinta segundos hasta que estén bien mezclados.

2. Vierte en un vaso grande o en un tarro de cristal con hielo, si lo deseas, y ¡que aproveche!

Macros por ración

Calorías (kcal): 177
Grasas totales: 0 g (grasas saturadas: 0 g; grasas trans: 0 g)
Colesterol: 0 mg
Sodio: 82 mg
Potasio: 439 mg
Carbohidratos totales: 19 g (fibra dietética: 2 g; azúcares: 13 g)
Proteínas: 26 g

Batido proteínico de chocolate y *pretzels*

Para 1 ración

Tiempo de preparación: 3 minutos

Tiempo de cocción: ninguno

CLAVE DEL PLAN DE COMIDAS: PROTEÍNAS MAGRAS + CARBOHIDRATOS DE BAJO IG

Si te aburres de tu receta para después de entrenar, mézclala con esta deliciosa combinación dulce y salada de chocolate y *pretzels*. Excelente para cuando tengas antojo de chocolate y dulces.

Ingredientes

1 cucharada de aislado de proteína de suero con sabor a chocolate
2 cucharadas de cacao en polvo sin azúcar
1 cucharada de chips de chocolate
4 *minipretzels*
¼ de cucharadita de sal del Himalaya
1 taza de agua
½ taza de hielo

1. Combina todos los ingredientes en una batidora y bátelos a máxima potencia de quince a treinta segundos hasta que estén bien mezclados.

2. Vierte en un vaso grande o en un tarro de cristal con hielo ¡y disfruta!

Macros por ración

Calorías (kcal): 215
Grasas totales: 5 g (grasas saturadas: 3 g; grasas trans: 0 g)
Colesterol: 0 mg
Sodio: 672 mg
Potasio: 404 mg
Carbohidratos totales: 19 g (fibra dietética: 5 g; azúcares: 8 g)
Proteínas: 28 g

Batido proteínico de fresa y piña

Para 1 ración
Tiempo de preparación: 3 minutos
Tiempo de cocción: ninguno
CLAVE DEL PLAN DE COMIDAS: PROTEÍNAS MAGRAS + CARBOHIDRATOS DE BAJO IG

Repón los músculos cansados con este sencillo pero fresco batido tropical repleto de sabor y cargado de nutrientes. Las piñas contienen la enzima bromelina, que no solo es estupenda para reducir la inflamación y favorecer la recuperación, sino que también potencia la captación de proteínas. Cuando se combina con las fresas, que tienen un alto contenido en electrolitos, se obtiene un batido funcional y rico en nutrientes que te encantará.

Ingredientes

1 cucharada de aislado de proteína de suero de leche con sabor a vainilla
¼ de taza de fresas en rodajas
¼ de taza de piña cortada en dados
1 taza de leche de almendras sin azúcar
1 cucharadita de extracto de almendras
Hielo (opcional)

1. Combina todos los ingredientes en una batidora y bátelos a máxima potencia de quince a treinta segundos hasta que estén bien mezclados.
2. Vierte en un vaso grande o en un tarro de cristal con hielo, si lo deseas, ¡y disfruta!

Macros por ración

Calorías (kcal): 177
Grasas totales: 3 g (grasas saturadas: 0 g; grasas trans: 0 g)
Colesterol: 0 mg
Sodio: 240 mg
Potasio: 372 mg
Carbohidratos totales: 12 g (fibra dietética: 1 g; azúcares: 4 g)
Proteínas: 25 g

Recetas con proteínas grasas

Muslos de pollo al chimichurri

Para 10 muslos
Tiempo de preparación: 15 minutos
Tiempo de cocción: 50 minutos
CLAVE DEL PLAN DE COMIDAS: PROTEÍNAS GRASAS

Disfruta de este pollo crujiente, sabroso y saludable que, además, no es nada caro. A mí me encanta el muslo de pollo por su sabor y porque es mucho más asequible que otras fuentes de proteínas. Si quieres perder peso, la clave para introducir esta receta en un plan de comidas bajo en grasa es equilibrar tus macros de acuerdo con tus objetivos. Por ejemplo, si tu objetivo de ingesta total de grasa es de solo 50 gramos al día, una ración supondría casi la mitad de tu ingesta de grasa diaria, así que tendrás que tenerlo en cuenta a la hora de elegir el resto de los alimentos que comas ese día. Esta receta es una de las mejores para comer en familia y es estupenda para alimentar a una multitud de forma económica.

Ingredientes

Aceite de coco o aceite de oliva en espray
10 muslos de pollo con hueso y piel

CHIMICHURRI

1 ½ tazas de cilantro picado
½ taza de perejil italiano picado
¼ de taza de aceite de oliva virgen extra
¼ de taza de vinagre
¼ de taza de ajo picado
Zumo de lima (2 limas grandes)
1 pimiento jalapeño pequeño, cortado en rodajas
5 cucharaditas de comino molido, o al gusto
3 cucharaditas de orégano
Sal del Himalaya y pimienta negra (al gusto)

1. Precalienta el horno a 218 °C. Forra una bandeja de horno con papel de aluminio y rocía ligeramente con aceite de coco o aceite de oliva en espray.
2. Haz el chimichurri: combina todos los ingredientes del chimichurri en un procesador de alimentos y bate a baja velocidad de diez a quince segundos.
3. Con cada muslo de pollo, levanta la piel y coloca una cucharada del chimichurri bajo ella. Coloca el lado de la piel hacia abajo en la bandeja de horno preparada. Vierte la mitad del chimichurri restante sobre los muslos y luego cubre con más comino y sal del Himalaya.
4. Hornea el pollo durante veinte minutos. Retira la bandeja del horno y vierte el exceso de líquido. Dale la vuelta a cada trozo de pollo con cuidado, condimenta con más comino y sal del

Himalaya, y cubre con el resto del chimichurri. Hornea durante veinticinco minutos, hasta que la piel esté visiblemente dorada.

5. Rocía ligeramente el pollo con aceite de coco o de oliva y gratínalo durante unos cinco minutos (prestando mucha atención), hasta que la piel esté dorada y crujiente. Deja reposar de cinco a diez minutos antes de servir.

Consejos para preparar la comida

- Excelente receta familiar para cocinar en lote para varios días de comidas.
- Se recomienda utilizar una freidora de aire para recalentar los muslos asados durante dos o tres minutos a 187 °C, un microondas durante un minuto y treinta segundos a potencia alta, o en el horno durante dos minutos.
- Los muslos de pollo asados se conservan en la nevera de tres a cuatro días o en el congelador hasta dos meses.

Macros por muslo de unos 115 gramos con piel y hueso

Calorías (kcal): 308
Grasas totales: 23 g (grasas saturadas: 6 g; grasas trans: 0 g)
Colesterol: 95 mg
Sodio: 331 mg
Potasio: 125 mg
Carbohidratos totales: 4 g (fibra dietética: 1 g; azúcares: 0 g)
Proteínas: 20 g

Carnitas de cerdo a cocción lenta

Para 16 raciones
Tiempo de preparación: 15 minutos
Tiempo de cocción: 6 horas
CLAVE DEL PLAN DE ALIMENTACIÓN: PROTEÍNAS GRASAS

Esta receta es la mejor que he hecho en mi olla de cocción lenta. La extraordinaria combinación de sutiles especias proporciona un rico sabor que penetra en la carne de cerdo, que luego se deshace sin esfuerzo con un tenedor después de la cocción lenta. Las carnitas son la comida perfecta que puede servirse como taco, ensalada, con verduras o con los carbohidratos que prefieras, y son estupendas cuando se cocina para un hogar con poco presupuesto.

Ingredientes

≈2 kg de paleta de cerdo
Zumo de lima (3 limas grandes)
½ taza de comino
60 g de jalapeños, sin semillas y picados
1 cebolla roja mediana picada
2 cucharadas de orégano seco
1 cucharada de tomillo seco
2 cucharadas de pimienta de Cayena
2 cucharadas de sal del Himalaya
Cilantro fresco picado para decorar (opcional)

1. Coloca la carne de cerdo en la olla de cocción lenta y añade dos tercios del zumo de lima (de dos limas), un cuarto de taza de comino, los jalapeños, la cebolla, el orégano y el tomillo. Tapa, ponlo a fuego lento y cocina durante seis horas.
2. Después de seis horas, apaga la olla de cocción lenta, pasa con cuidado la carne de cerdo a un bol grande, utilizando unas pinzas, y reserva los jugos de la olla. Desmenuza completamente la carne con dos tenedores. Vierte todo el jugo de la olla de cocción lenta sobre ella.
3. Añade el zumo de lima restante, el comino restante, la pimienta de Cayena y la sal a la carne desmenuzada y mézclalo todo hasta que esté totalmente incorporado.
4. Deja que se enfríe antes de servir. Cubre con cilantro como guarnición opcional.

Macros por ración de unos 100 gramos

Calorías (kcal): 319
Grasas totales: 22 g (grasas saturadas: 6 g; grasas trans: 0 g)
Colesterol: 97 mg
Sodio: 966 mg
Potasio: 447 mg
Carbohidratos totales: 2 g (fibra dietética: 1 g; azúcares: 1 g)
Proteínas: 27 g

Albóndigas italianas

Para 20 albóndigas
Tiempo de preparación: 20 minutos
Tiempo de cocción: 25 minutos
CLAVE DEL PLAN DE COMIDAS: PROTEÍNAS GRASAS

Las albóndigas son la comida casera por excelencia de muchas familias. Esta es una versión saludable de un clásico, con una sabrosa mezcla de especias y un método de cocción que produce las albóndigas más tiernas que hayas probado en tu vida. ¡Comer sano ya no significa comer alimentos secos y sin vida! Puedes sustituir la carne picada de vacuno por pavo o pollo para obtener una receta más baja en grasas e igualmente deliciosa. Sírvelas sobre calabaza cocida, calabacín o los almidones de tu elección para una alternativa a la pasta.

Ingredientes

Aceite de oliva en espray

ALBÓNDIGAS

≈500 g de carne picada al 80%
½ taza de perejil italiano
2 cucharadas de queso parmesano rallado
4 dientes de ajo picados
4 cucharaditas de orégano seco
4 cucharaditas de tomillo seco

1 cucharadita de pimienta negra
1 cucharadita de escamas de pimentón
Sal del Himalaya (al gusto)

SALSA MARINARA

≈500 g (1 lata) de tomates cortados en dados sin sal, escurridos
¼ de taza de aceite de oliva virgen extra
2 dientes de ajo
1 cucharada de orégano
1 cucharadita de pimienta negra
¼ de cucharadita de sal del Himalaya

1. Precalienta el horno a 190 °C. Forra una bandeja de horno con papel de aluminio y rocía ligeramente con aceite de oliva en espray, o forra con papel pergamino, y reserva.
2. Haz las albóndigas en un bol grande; para ello, combina bien los ingredientes hasta que queden bien mezclados. Forma las albóndigas haciéndolas rodar en las palmas de las manos, utilizando aproximadamente una cucharada de carne por cada una.
3. Colócalas en la bandeja de horno preparada y hornéalas durante veinticinco minutos, hasta que la textura sea firme y la superficie exterior esté dorada.
4. Mientras tanto, elabora la marinara: combina todos sus ingredientes en un procesador de alimentos y pícalos hasta que el ajo y las especias estén totalmente mezclados. Calienta la marinara en una sartén grande a fuego medio.
5. Añade las albóndigas y cúbrelas bien con la salsa. Tapa y cocina a fuego lento durante uno o dos minutos, hasta que la salsa sea absorbida por las albóndigas.

Macros por 2 albóndigas con salsa

Calorías (kcal): 160
Grasas totales: 12 g (grasas saturadas: 4 g; grasas trans: 0 g)

Colesterol: 44 mg
Sodio: 540 mg
Potasio: 266 mg
Carbohidratos totales: 4 g (fibra dietética: 0 g; azúcares: 2 g)
Proteínas: 22 g

Salmón con parmesano y mantequilla con ajo y romero

Para 2 raciones
Tiempo de preparación: 20 minutos
Tiempo de cocción: de 25 a 30 minutos
CLAVE DEL PLAN DE COMIDAS: PROTEÍNAS GRASAS

Si tuviera que elegir una sola fuente de proteínas para comer diariamente durante toda la vida, sería el salmón. Esta receta es sin duda una de mis favoritas: jamás me canso de estos sabores ricos, saludables y deliciosos. Si quieres mejorar tu cocina, aprende a elaborar este plato y disfruta del acabado crujiente sobre la tierna, delicada y jugosa textura del salmón.

Ingredientes

Mantequilla en espray o aceite de oliva en espray
2 filetes de salmón salvaje
Sal del Himalaya y pimienta negra (al gusto)
2 cucharadas de mantequilla al ajo y al romero (ver la página 316)
½ taza de queso parmesano rallado

1. Precalienta el horno a 175 °C. Forra una bandeja de horno con papel de aluminio y rocía con mantequilla o aceite de oliva en espray.
2. Coloca el salmón en la bandeja para hornear forrada y sazónalo con sal y pimienta. Vierte una cucharada de mantequilla de ajo y romero sobre cada filete de salmón y envuélvelo en el papel de aluminio. Hornea durante quince minutos. Abre el papel de aluminio para dejar al descubierto el salmón. Espolvorea cada filete

con un cuarto de taza de parmesano. Vuelve a meterlo en el horno y hornéalo, sin tapar, de tres a cinco minutos más, hasta que el queso se derrita y adquiera un ligero color dorado.

3. Pon el horno en modo *grill* durante cuatro o cinco minutos y cocina hasta que el queso esté ligeramente dorado y crujiente en los bordes.
4. Retira del horno y deja enfriar de cinco a diez minutos antes de servir.

Macros por 1 filete de salmón con aderezo

Calorías (kcal): 352
Grasas totales: 23 g (grasas saturadas: 12 g; grasas trans: 0 g)
Colesterol: 105 mg
Sodio: 693 mg
Potasio: 7 mg
Carbohidratos totales: 0,4 gg (fibra dietética: 0 g; azúcares: 0 g)
Proteínas: 33 g

Huevos a la diabla con hummus

Para 12 raciones
Tiempo de preparación: 10 minutos
Tiempo de cocción: 15 minutos
CLAVE DEL PLAN DE COMIDAS: PROTEÍNAS GRASAS

Disfruta de esta receta increíblemente deliciosa que solamente requiere tres ingredientes: ¡huevos, hummus y beicon! Este es uno de los aperitivos más populares en las fiestas y una alternativa increíblemente rica y sabrosa con menos grasa que los tradicionales huevos rellenos. ¡Puedes experimentar con diferentes sabores de hummus para añadir variedad a esta sencilla receta!

Ingredientes

4 lonchas de beicon
6 huevos duros, pelados

½ taza de hummus (sabor y marca de tu elección)
Sal del Himalaya y pimienta negra (al gusto)

1. Fríe el beicon en una sartén hasta que esté crujiente y déjalo enfriar. Desmenúzalo con un cuchillo o con la mano.
2. Corta los huevos sin cáscara por la mitad a lo largo y saca las yemas y deséchalas.
3. Añade dos cucharaditas de hummus a cada huevo cortado por la mitad. Condimenta con sal del Himalaya y pimienta negra al gusto. Cubre con el beicon desmenuzado y disfruta.

Macros por ½ huevo

Calorías (kcal): 76 g
Grasas totales: 6 g (grasas saturadas: 0 g; grasas trans: 0 g)
Colesterol: 96 mg
Sodio: 128 mg
Potasio: 45 mg
Carbohidratos totales: 2 g (fibra dietética: 1 g; azúcar: 1 g)
Proteínas: 5 g

Pizza blanca con setas al ajillo

Para 8 raciones
Tiempo de preparación: 20 minutos
Tiempo de cocción: 25 minutos
CLAVE DEL PLAN DE COMIDAS: PROTEÍNAS GRASAS

Las palabras *pizza* y *carbohidratos* son casi sinónimos. Así que puedes imaginar la sorpresa de mi novio cuando inventé esta receta para él hace unos años. Es muy quisquilloso con la comida, por eso preparé la *pizza* y no le dije nada. Le encantó y se la comió entera de una vez. Se quedó boquiabierto cuando le dije que había más carbohidratos en una manzana pequeña que en toda la *pizza*. Entonces fue cuando supe que este plato iba a ser todo un éxito. Prepárala cuando necesites una deliciosa comida baja en carbohidratos o cuando tengas que servir una comida sana a alguien que rechace la «comida de dieta».

Ingredientes

MASA DE *PIZZA*

1 taza de arroz de coliflor congelado

½ taza de queso *mozzarella* desnatado rallado

½ taza de queso parmesano rallado

1 huevo grande

ADEREZOS PARA LA *PIZZA*

4 dientes de ajo, pelados

3 cucharadas de aceite de oliva virgen extra

1 taza de queso *mozzarella* con toda la grasa desmenuzado

¼ de taza de setas *portobello* en rodajas

Sal del Himalaya y pimienta negra (al gusto)

Albahaca fresca (opcional)

1. Haz la masa: precalienta el horno a 205 °C. Forra una bandeja de horno con papel pergamino.
2. Extiende uniformemente la coliflor triturada congelada en un bol grande hacia arriba y a lo largo de los lados del bol (para permitir que salga el máximo de agua). Caliéntala en el microondas a potencia alta durante cinco minutos, hasta que la coliflor parezca estar visiblemente seca. Añade la *mozzarella*, el parmesano y el huevo, y mézclalos a mano.
3. Aplana la masa en la bandeja de horno forrada. Ten cuidado de no extenderla tanto como para que se formen agujeros. Ten en cuenta que no tendrá el mismo tacto que una masa tradicional a base de harina. Más bien, el tacto será el de una tortilla de patatas, pero se volverá sólida al hornearse. Hornea de diez a quince minutos y retira del horno. Déjala a un lado hasta que estés preparado para hacer la *pizza*.

4. Haz la *pizza*: precalienta el horno a 205 °C.
5. Corta el ajo en láminas y colócalo sobre la masa de la *pizza*. Cubre el ajo con una cucharada de aceite de oliva. Añade el queso *mozzarella* por encima.
6. Calienta las dos cucharadas de aceite restantes en una sartén a fuego medio-alto. Añade las setas y saltéalas durante un minuto. Colócalas sobre la *pizza*.
7. Hornea la *pizza* de diez a doce minutos, hasta que el queso se derrita y la corteza esté ligeramente tostada. Salpimenta y, si quieres, añade albahaca fresca por encima.

Macros por ración

Calorías (kcal):136

Grasas totales: 10 g (grasas saturadas: 4 g; grasas trans: 0 g)

Colesterol: 43 mg

Sodio: 266 mg

Potasio: 57 mg

Carbohidratos totales: 2 g (fibra dietética: 0,4 g; azúcares: 0 g)

Proteínas: 9 g

Macros por 1 masa de pizza

Calorías (kcal) 496

Grasas totales 31 g (grasas saturadas 17 g; grasas trans 0 g)

Colesterol 275 mg

Sodio 1.037 mg

Potasio 305 mg

Carbohidratos totales 10 g (fibra dietética 3 g; azúcares 3 g)

Proteínas 43 g

Salchichas de pollo y relleno de coliflor

Para 8 raciones

Tiempo de preparación: 10 minutos

Tiempo de cocción: 15 minutos

CLAVE DEL PLAN DE COMIDAS: PROTEÍNAS GRASAS

Si echas de menos las guarniciones tradicionales a base de pan, como relleno, en tu mesa navideña, ha llegado el momento de decirle adiós a tu añoranza. Te presento una receta de relleno ligera, deliciosa y repleta de sabor, que no te cargará de carbohidratos. Disfruta de este relleno aligerado que constituye una excelente guarnición –o plato principal– ¡en cualquier época del año!

Ingredientes

SALCHICHA SAZONADA

Aceite de oliva en espray

≈500 g de salchichas de pollo

1 cucharada de aceite de oliva virgen extra

3 dientes de ajo, picados

1 cucharada de tomillo seco

1 cucharada de pimentón

1 cucharadita de pimienta negra

¼ de cucharadita de sal del Himalaya

RELLENO DE COLIFLOR

4 cucharadas de aceite de oliva virgen extra

4 tazas de coliflor triturada*

3 tallos de apio

2 zanahorias

½ taza de caldo de pollo

* N. de la A.: Puedes encontrar coliflor congelada previamente triturada en la sección de congelados, o comprar una cabeza grande de coliflor y picarla en un procesador de alimentos.

1. Cocina la salchicha: rocía una sartén antiadherente con aceite de oliva. Añade las salchichas y cocínalas a fuego medio-alto durante dos minutos por cada lado. Córtalas en trozos de aproximadamente 1 centímetro y resérvalas.
2. Añade el aceite de oliva a la sartén y saltea el ajo a fuego medio-alto durante treinta a cuarenta y cinco segundos, hasta que se ablande. Incorpora las salchichas cortadas, el tomillo, el pimentón, la pimienta y la sal, y saltea de tres a cinco minutos, hasta que los trozos de salchicha estén ligeramente dorados y cocinados.
3. Haz el relleno: en otra sartén grande, calienta el aceite de oliva a fuego medio-alto. Añade la coliflor triturada, el apio y las zanahorias y cocínalos durante dos o tres minutos. Agrega la salchicha sazonada y el caldo y remueve de treinta a sesenta segundos más, hasta que el caldo se haya cocinado y evaporado. Retira del fuego y deja enfriar durante tres minutos, luego esponja y sirve.

Macros por ración de ¾ de taza

Calorías (kcal): 230
Grasas totales: 12 g (grasas saturadas: 3 g; grasas trans: 0 g)
Colesterol: 71 mg
Sodio: 307 mg
Potasio: 312 mg
Carbohidratos totales: 7 g (fibra dietética: 2 g; azúcares: 3 g)
Proteínas: 23 g

Cazuela de calabaza espagueti

Para 4 raciones
Tiempo de preparación: 40 minutos (incluido el asado de la calabaza)
Tiempo de cocción: 20 minutos
CLAVE DEL PLAN DE COMIDAS: PROTEÍNAS GRASAS + CARBOHIDRATOS DE BAJO IG

Si estás decidido a llevar una vida sana, pero necesitas una comida deliciosa que satisfaga a toda la familia, ¡este plato es ideal! Experimenta todos los sabrosos sabores de una *pizza* con apenas un tercio del contenido de carbohidratos. La receta no solo es fácil y satisfactoria, sino que también se puede personalizar para incluir tus aderezos favoritos bajos en calorías y con mucho sabor, como pimientos picantes, verduras y hortalizas.

Ingredientes

Aceite de oliva en espray
500 g (4 tazas) de calabaza espagueti* (aproximadamente media)
100 g (½ taza) de tomates enlatados en dados
2 huevos enteros grandes
1 cucharada de orégano seco
1 cucharada de ajo en polvo
¼ de cucharadita de sal del Himalaya
1 ½ tazas de queso *mozzarella* rallado
½ taza de setas *portobello* en rodajas
12 rodajas de *pepperoni***
2 cucharadas de aceitunas negras

1. Precalienta el horno a 175 °C. Forra una bandeja para hornear con papel pergamino. Rocía ligeramente con aceite de oliva otra bandeja de horno antiadherente de 20 x 20 cm.
2. Saca las semillas de la mitad de la calabaza con una cuchara. Rocía ligeramente la calabaza con aceite de oliva y colócala con el corte hacia abajo en la bandeja para hornear forrada. Ásala de treinta y cinco a cuarenta minutos, hasta que se ablande. Deja que la calabaza se enfríe durante dos o tres minutos. Con un tenedor, raspa

* N. de la A.: Para cortar por la mitad la calabaza espagueti, hazle una muesca en el perímetro y córtala por la mitad a lo largo con un cuchillo grande. También puedes calentar la calabaza en el microondas durante unos dos o tres minutos para que sea más fácil cortarla por la mitad.

** N. de la A.: Puedes utilizar salchichón de pavo ecológico como alternativa a la carne de cerdo.

el interior y reserva los largos hilos de calabaza en forma de espagueti. Deberías tener unas tres tazas. Desecha la cáscara vacía.

3. Extiende las hebras de calabaza de manera uniforme en el fondo de la fuente de horno preparada.
4. En otro bol pequeño, mezcla los tomates, los huevos, el orégano, el ajo en polvo y la sal. Vierte la mezcla sobre los espaguetis de calabaza. Cubre con la *mozzarella*, los champiñones, el *pepperoni* y las aceitunas.
5. Hornea durante veinte minutos. Ponlo en modo *grill* y gratínalo durante uno o dos minutos. Deja que se enfríe durante cinco minutos antes de servir.

Macros por ración

Calorías (kcal): 249
Grasas totales: 15 g (grasas saturadas: 7 g; grasas trans: 0 g)
Colesterol: 130 mg
Sodio: 1.063 mg
Potasio: 185 mg
Carbohidratos totales: 13 g (fibra dietética: 2 g; azúcares: 8 g)
Proteínas: 15 g

Galletas saladas de coliflor con queso *cheddar* y jalapeño

Para 10 raciones
Tiempo de preparación: 15 minutos
Tiempo de cocción: 20 minutos
CLAVE DEL PLAN DE COMIDAS: PROTEÍNAS GRASAS (4 galletas)

He compartido esta receta con mis clientes y nunca dejan de decirme que estas delicias bajas en carbohidratos saben realmente a galletas de verdad. Con solo 1 gramo de carbohidratos netos por ración, las galletas son un complemento increíble para tu estilo de vida bajo en carbohidratos. La sencilla receta te permite cumplir tus objetivos con la cantidad justa de sabor del jalapeño y el rico sabor del *cheddar*.

Ingredientes

- 4¼ tazas de cogollos de coliflor
- 1 taza de queso *cheddar* rallado, más 49 g (10 cucharaditas de té) para la cobertura
- 3 huevos grandes
- 30 g de jalapeño, en rodajas
- ½ cucharadita de sal del Himalaya
- ¼ de cucharadita de pimienta negra
- ¼ de cucharadita de levadura en polvo

1. Precalienta el horno a 205 °C. Forra una bandeja para hornear con papel pergamino y resérvala.
2. Combina todos los ingredientes en un procesador de alimentos y procésalos a velocidad alta durante un minuto o hasta que estén bien mezclados y adquieran una consistencia parecida a las gachas de avena o el puré de patatas.
3. Con una taza medidora de un cuarto de taza, vierte la masa en la bandeja para hornear para hacer unas diez galletas. Cubre cada una con una cucharadita de queso *cheddar* rallado. Hornea durante unos veinte minutos, hasta que estén firmes y tengan un ligero color dorado. Gratina durante treinta segundos hasta que se doren. Deja que se enfríen durante diez minutos antes de servir.

Macros por ración

Calorías (kcal): 67

Grasas totales: 5 g (grasas saturadas: 2 g; grasas trans: 0 g)

Colesterol: 67 mg

Sodio: 335 mg

Potasio: 88 mg

Carbohidratos totales: 2 g (fibra dietética: 1 g; azúcares: 1 g)

Proteínas: 5 g

Barquitos de calabaza *delicata* rellenos de salchicha a la parrilla

Para 8 raciones

Tiempo de preparación: 25 minutos

Tiempo de cocción: 30 minutos

CLAVE DEL PLAN DE COMIDAS: PROTEÍNAS GRASAS

Es fácil caer en la rutina en un plan de comidas bajo en carbohidratos, comiendo las mismas verduras una y otra vez. Si este es tu caso, prueba a mezclarlas con barquitos de calabaza rellenos de salchicha. Prueba el sabor de los rellenos, la variedad y una maravillosa comida baja en carbohidratos que te permitirá mantenerte en el buen camino sin mucho esfuerzo.

Ingredientes

≈500 g de salchichas italianas calientes, sin tripa

2 tazas de espinacas

4 piezas medianas de calabaza *delicata*

1 taza de queso *gorgonzola* desmenuzado

Sal del Himalaya y pimienta negra (al gusto)

1. Precalienta la parrilla a temperatura media (o el horno a 175 °C).
2. Calienta una sartén antiadherente a fuego medio-alto. Añade las salchichas y cocínalas durante cinco minutos, utilizando una espátula para desmenuzarlas. Presiona la espátula sobre las salchichas desmenuzadas e inclina la sartén para escurrir el exceso de grasa. Sigue cocinando durante dos o tres minutos, hasta que se dore la carne. Añade las espinacas y saltéalas de treinta a sesenta segundos, hasta que se ablanden.
3. Corta cada calabaza por la mitad a lo largo y raspa las semillas. Coloca las salchichas desmenuzadas y las espinacas de manera uniforme en las barquitas de calabaza y cubre con el queso *gorgonzola*.

4. Asa a fuego medio (también puedes hornear en una bandeja para horno forrada con papel pergamino) de quince a veinte minutos, hasta que la calabaza se ablande y el queso se derrita. Sazona con sal del Himalaya y pimienta al gusto.

Macros por barquito de calabaza

Calorías (kcal): 321
Grasas totales: 21 g (grasas saturadas: 8 g; grasas trans: 0 g)
Colesterol: 58 mg
Sodio: 766 mg
Potasio: 779 mg
Carbohidratos totales: 20 g (fibra dietética: 3 g; azúcares: 4 g)
Proteínas: 16 g

Quiche vegetariana de queso *feta* y pimientos rojos

Para 6 raciones
Tiempo de preparación: 5 minutos
Tiempo de cocción: 30 minutos
CLAVE DEL PLAN DE COMIDAS: PROTEÍNAS GRASAS

Si te gustan los desayunos salados, esta quiche a base de *feta* se convertirá rápidamente en uno de tus favoritos. No solo es fácil de preparar, sino que también se recalienta bien y permite una comida fácil o una cena sencilla. Se trata de una receta ideal para cocinar en grandes cantidades y una forma creativa de preparar los huevos en una dieta baja en carbohidratos y alta en grasas.

Ingredientes

Aceite de oliva en espray
6 huevos grandes
1 taza de nata para montar
2 cucharaditas de romero seco
2 cucharaditas de tomillo seco
1 cucharadita de pimienta negra

Sal del Himalaya (al gusto)
1 pimiento rojo mediano, sin corazón, sin semillas y picado
2 tazas de espinacas picadas
¾ de taza de queso *feta* desmenuzado

1. Precalienta el horno a 190 °C. Rocía ligeramente un molde para tartas de 25 cm de diámetro con aceite de oliva en espray y resérvalo.
2. En un bol grande, bate los huevos, la nata, el romero, el tomillo, la pimienta y la sal. Añade el pimiento rojo, las espinacas y el queso *feta*, y remueve para mezclarlos. Viértelo todo en el molde preparado para la quiche.
3. Hornea durante unos treinta minutos, hasta que la quiche esté cuajada. Deja que se enfríe durante diez minutos antes de servirla.

Macros por ración

Calorías (kcal): 255
Grasas totales: 20 g (grasas saturadas: 11 g; grasas trans: 0 g)
Colesterol: 245 mg
Sodio: 749 mg
Potasio: 210 mg
Carbohidratos totales: 4 g (fibra dietética: 1 g; azúcares: 2 g)
Proteínas: 15 g

Recetas con carbohidratos bajos en grasa

Pan bajo en carbohidratos

Para 10 raciones
Tiempo de preparación: 15 minutos
Tiempo de cocción: 50 minutos
CLAVE DEL PLAN DE COMIDAS: CARBOHIDRATOS GRASOS Y DE BAJO IG

Un estilo de vida con más grasa y menos carbohidratos permite una energía estable sin antojos de azúcar. Sin embargo, hay veces en que uno echa de menos los carbohidratos a nivel emocional. Con solo 3 gramos de carbohidratos netos, este «pan» es una delicia increíblemente jugosa, rica y sabrosa, apta para la dieta cetogénica y baja en carbohidratos, ¡sin gluten ni cereales!

Ingredientes

3 huevos grandes, con las claras y las yemas separadas

¼ de taza (4 cucharadas) de mantequilla, derretida (treinta segundos en el microondas)

100 g de queso crema, ablandado

1 ½ tazas de harina de almendras

1 cucharada de edulcorante de fruta monje (también conocido como *luo han guo*)

2½ cucharaditas de bicarbonato de sodio

¼ de cucharadita de sal del Himalaya

1. Precalienta el horno a 160 °C. Forra un molde para pan de aproximadamente 20 x 10 cm con papel pergamino.
2. Bate las claras de huevo en un bol mediano con una batidora de inmersión hasta conseguir una consistencia espumosa y de mayor volumen (punto de nieve).
3. En un procesador de alimentos, combina las yemas de huevo, la mantequilla derretida, el queso crema, la harina de almendras, el edulcorante, el bicarbonato y la sal. Mezcla a velocidad baja de diez a quince segundos, justo hasta que adquiera una consistencia suave y cremosa. Ten cuidado de no mezclar demasiado. Añade las claras de huevo batidas y mezcla de cinco a diez segundos. Vierte la masa en el molde para pan.
4. Hornea durante cincuenta minutos, hasta que se dore. Deja que se enfríe durante veinte minutos antes de sacarlo del molde. ¡Que lo disfrutes!

Macros por ración

Calorías (kcal): 166
Grasas totales: 16 g (grasas saturadas: 6 g; grasas trans: 0 g)
Colesterol: 81 mg
Sodio: 344 mg
Potasio: 38 mg
Carbohidratos totales: 4 g (fibra dietética: 1 g; azúcares: 1 g)
Proteínas: 5 g

Cazuela de coles de Bruselas cremosas

Para 10 raciones
Tiempo de preparación: 15 minutos
Tiempo de cocción: 30 minutos
CLAVE DEL PLAN DE COMIDAS: GRASAS BAJAS EN CARBOHIDRATOS

Si no te gustan las coles de Bruselas, todo eso va a cambiar con un solo bocado de esta increíble cazuela. Una mezcla única de ingredientes hace que las coles de Bruselas adquieran un rico pero sutil dulzor que no sabías que existía. Di adiós a las verduras amargas y disfruta de este extraordinario plato que tus papilas gustativas nunca olvidarán.

Ingredientes

Aceite de oliva en espray
2½ tazas de coles de Bruselas cortadas en tiras
2 tazas de setas *baby bella* en rodajas
3 cucharadas de aceite de oliva virgen extra
250 g de queso crema, ablandado
1 huevo grande
½ taza de queso parmesano rallado
Sal del Himalaya y pimienta negra (al gusto)

1. Precalienta el horno a 175 °C. Rocía ligeramente una cazuela con una capacidad de aproximadamente 1,6 litros con aceite de oliva en espray.

2. En un bol mediano, combina las coles de Bruselas y las setas. Añade las tres cucharadas de aceite de oliva y el queso crema, y utiliza una cuchara para mezclarlo todo cuidadosamente. Añade el huevo y mezcla bien.
3. Vierte la mezcla en la cazuela y cubre con el queso parmesano. Añade sal y pimienta al gusto. Hornea, sin tapar, durante treinta minutos a 175 °C. Gratina durante uno o dos minutos para dorar la parte superior (opcional). Deja enfriar de tres a cinco minutos antes de servir.

Macros por ración de 1/3 de taza

Calorías (kcal): 151
Grasas totales: 14 g (grasas saturadas: 6 g; grasas trans: 0 g)
Colesterol: 47 mg
Sodio: 167 mg
Potasio: 180 mg
Carbohidratos totales: 3 g (fibra dietética: 1 g; azúcares: 1 g)
Proteínas: 5 g

Hummus de aguacate

Para unas 10 raciones
Tiempo de preparación: 10 minutos
Tiempo de cocción: ninguno
CLAVE DEL PLAN DE COMIDAS: CARBOHIDRATOS GRASOS Y DE BAJO IG

No volverás a hacer o comprar hummus normal después de haber probado esta receta a base de aguacate. La combinación de aguacate, garbanzos y aceite de oliva da lugar a uno de los *dips* más cremosos y deliciosos que jamás hayas probado. Acompáñalo con zanahorias, pimientos rojos, apio, pepinos u otras verduras de tu elección.

Ingredientes

≈400 g (1 lata) de garbanzos cocidos, escurridos y enjuagados
≈100 g de aguacate

Zumo de 1 lima pequeña
2 cucharadas de aceite de oliva virgen extra
2 cucharadas de comino molido
1 cucharada de ajo en polvo
1 cucharadita de pimentón
1 cucharadita de sal del Himalaya
¼ de cucharadita de pimienta de Cayena

1. Mezcla todos los ingredientes en un procesador de alimentos durante uno o dos minutos, hasta conseguir una consistencia suave pero cremosa.
2. Guárdalo en un recipiente hermético hasta que lo vayas a utilizar.

Macros por ración de 2 cucharadas

Calorías (kcal): 133
Grasas totales: 8 g (grasas saturada: 1 g; grasas trans: 0 g)
Colesterol: 0 mg
Sodio: 463 mg
Potasio: 114 mg
Carbohidratos totales: 6 g (fibra dietética: 1 g; azúcares: 0 g)
Proteínas: 9 g

«Macarrones» de coliflor con queso bajos en carbohidratos

Para 8 raciones
Tiempo de preparación: 10 minutos
Tiempo de cocción: 10 minutos
CLAVE DEL PLAN DE COMIDAS: CARBOHIDRATOS GRASOS DE BAJO IG

La comida casera y los carbohidratos suelen ir de la mano. Cuando estás en un plan bajo en carbohidratos, la idea de decir adiós para siempre a estos nutrientes es bastante triste. Esta receta toma las bondades de los macarrones con queso y utiliza la flor de coliflor como base en lugar de macarrones para obtener un manjar maravilloso, ligero y extremadamente delicioso con solo 3 gramos de carbohidratos netos por ración.

Ingredientes

- 5 lonchas de beicon
- ≈1 kg de cogollos de coliflor
- ½ taza de nata espesa
- 2 dientes de ajo picados
- ½ taza de queso *cheddar* rallado
- ½ taza de queso *mozzarella* rallado
- 30 g de jalapeño picado
- 1 cucharadita de mostaza de Dijon en polvo (u otra mostaza en polvo)
- 1 cucharadita de pimentón
- Sal del Himalaya y pimienta negra (al gusto)

1. Precalienta el horno a 230 °C.
2. Fríe el beicon en una sartén y resérvalo. Cuando se enfríe, desmenúzalo con un cuchillo o con la mano.
3. Combina la coliflor, la nata y el ajo en un procesador de alimentos y pulsa de diez a quince segundos, hasta que la coliflor tenga una textura parecida a la del arroz.
4. Pasa la coliflor triturada a un molde para hornear de aproximadamente 30 x 20 x 5 centímetros). Espolvorea el beicon, el queso *cheddar*, la *mozzarella*, el jalapeño, la mostaza en polvo, el pimentón, la sal y la pimienta sobre la coliflor. Hornea de ocho a diez minutos y luego gratina de dos a tres minutos para que la parte superior quede crujiente.

Macros por ración

Calorías (kcal): 150

Grasas totales: 12 g (grasas saturadas: 7 g; grasas trans: 0 g)

Colesterol: 39 mg

Sodio: 227 mg

Potasio: 245 mg

Carbohidratos totales: 5 g (fibra dietética: 2 g; azúcares: 2 g)

Proteínas: 7 g

Pan keto de calabaza y especias

Para 10 raciones

Tiempo de preparación: 15 minutos

Tiempo de cocción: 50 minutos

CLAVE DEL PLAN DE COMIDAS: CARBOHIDRATOS GRASOS Y DE BAJO IG

Cualquier cosa con sabor a calabaza suele ser sinónimo de una tonelada de azúcar añadido. Pero, por estar sano, no tienes por qué prescindir de tus alimentos favoritos de temporada ni sentirte privado de nada. La clave consiste en repensar tus comidas y crear nuevos platos saludables que sean tan gratificantes como los originales. Esta receta es un maravilloso alimento básico para un estilo de vida bajo en carbohidratos.

Ingredientes

3 huevos grandes, separando las claras y las yemas
100 g de queso crema, ablandado
¼ de taza (4 cucharadas) de mantequilla, derretida
3 cucharadas de puré de calabaza
1 ½ tazas de harina de almendras
¼ de taza de edulcorante de fruta monje (*luo han guo*)
2 cucharadas de especias para pastel de calabaza
1 ½ cucharaditas de bicarbonato de sodio
¼ de cucharadita de sal del Himalaya

1. Precalienta el horno a 160 °C. Forra un molde para pan de aproximadamente 20 x 10 centímetros con papel pergamino.
2. Bate las claras de huevo en un bol mediano con una batidora de inmersión hasta obtener una consistencia espumosa y de mayor volumen (punto de nieve).

3. En un procesador de alimentos, combina las yemas de huevo, el queso crema, la mantequilla derretida, el puré de calabaza, la harina de almendras, el edulcorante, las especias de pastel de calabaza, el bicarbonato y la sal. Mezcla a velocidad baja de diez a quince segundos, justo hasta que la masa adquiera una consistencia homogénea. Ten cuidado de no mezclar demasiado.
4. Añade las claras de huevo batidas y mezcla de cinco a diez segundos.
5. Vierte la masa en el molde para pan. Hornea durante cincuenta minutos o hasta que esté bien hecho. Deja que se enfríe durante veinte minutos antes de sacarlo del molde. ¡Que lo disfrutes!

Macros por ración

Calorías (kcal): 210
Grasas totales: 19 g (grasas saturadas: 6 g; grasas trans: 0 g)
Colesterol: 81 mg
Sodio: 333 mg
Potasio: 60 mg
Carbohidratos totales: 10 g (fibra dietética: 1 g; azúcares: 1 g)
Proteínas: 7 g

Recetas de aperitivos de proteínas

Blondies proteínicos con chispas de chocolate

Para 16 raciones
Tiempo de preparación: 10 minutos
Tiempo de cocción: 15 minutos
CLAVE DEL PLAN DE COMIDAS: PROTEÍNAS GRASAS + CARBOHIDRATOS DE BAJO IG

Lo mejor de estos *blondies* es que no solo tienen un sabor increíble, sino que son realmente saludables. Si te gustan las galletas de chocolate, te encantará esta receta porque no te sentirás privado de tus alimentos horneados favoritos. Estas golosinas tentadoras son un tentempié perfecto o un estímulo para antes de entrenar cuando se te antoja una fuente saludable de dulzura.

Ingredientes

Aceite de coco en espray

3 plátanos grandes triturados

1 taza de mantequilla de almendras (puedes utilizar la mantequilla de almendras tostadas con coco y arce, página 320)

7 sobres (de 1 gramo) de edulcorante sin calorías de tu elección*

2 cucharaditas de extracto de almendras

Una pizca de sal del Himalaya (opcional)

4 cucharadas de aislado de proteína de suero con sabor a vainilla

¼ de taza de pepitas de chocolate

1. Precalienta el horno a 175 °C. Rocía un molde antiadherente de aproximadamente 20 x 20 cm con aceite de coco.
2. Combina el puré de plátanos, la mantequilla de almendras, el edulcorante, el extracto de almendras y la sal (opcional) en un bol mediano. Mézclalo bien con una batidora eléctrica o de mano. Añade la proteína en polvo, cucharada a cucharada, mezclando bien. La masa tendrá una consistencia suave pero espesa.
3. Vierte la masa en el molde preparado y espolvorea las pepitas de chocolate por encima. Hornea durante unos quince minutos, hasta que esté firme y dorada.
4. Deja que se enfríe durante diez minutos antes de cortarla en dieciséis cuadrados. Guárdalos en un recipiente hermético a temperatura ambiente hasta tres días.

* N. de la A.: Se incluyen la estevia y el edulcorante de fruta monje (*luo han guo*).

Macros por blondie

Calorías (kcal): 165
Grasas totales: 10 g (grasas saturadas: 2 g; grasas trans: 0 g)
Colesterol: 0 mg
Sodio: 60 mg
Potasio: 393 mg
Carbohidratos totales: 12 g (fibra dietética: 2 g; azúcares: 5 g)
Proteínas: 11 g

Pudin proteínico de manzana y canela

Para 6 raciones
Tiempo de preparación: 50 minutos, más 1 hora de enfriamiento
Tiempo de cocción: 15 minutos
CLAVE DEL PLAN DE COMIDAS: PROTEÍNAS MAGRAS + ALTO CONTENIDO EN CARBOHIDRATOS

Si estás esforzándote por incorporar más proteínas a tu dieta y no puedes soportar más carne, este pudin es un ingenioso capricho para el paladar. Práctico, económico y tan bueno que toda tu familia lo disfrutará, esta delicia rica en proteínas es estupenda como *snack* económico para tener preparado (un buen sustituto de la cecina en los planes de comidas) o como desayuno para llevar.

Ingredientes

4 tazas de agua hirviendo
500 g de manzanas picadas (aproximadamente 6 manzanas pequeñas)
2 cucharaditas de extracto de vainilla

BASE DEL PUDIN

1 taza de agua a temperatura ambiente
6 cucharadas de aislado de proteína de suero con sabor a vainilla
8 sobres (de 1 gramo) de edulcorante sin calorías de tu elección*

* N. de la A.: Se incluyen la estevia y el edulcorante de fruta monje (*luo han guo*).

2½ cucharaditas de goma xantana
2 cucharaditas de canela molida

1. Lleva a ebullición las cuatro tazas de agua en una cacerola mediana. Añade las manzanas y el extracto de vainilla y vuelve a llevar a ebullición. Reduce el fuego a medio-bajo y cocina, sin tapar y removiendo de vez en cuando, de treinta y cinco a cuarenta minutos, hasta que las manzanas se ablanden. Retira del fuego y reserva.
2. En un procesador de alimentos, añade las manzanas cocidas con una taza de agua a temperatura ambiente, la proteína en polvo, el edulcorante, la goma xantana y la canela. Procesa a velocidad alta de treinta a sesenta segundos, hasta que esté suave.
3. Vierte tres cuartos de taza de pudin en cada uno de los seis tarros de cristal o recipientes herméticos y ponlos en la nevera. Refrigera durante al menos una hora o toda la noche. Se conserva hasta siete días en la nevera.

Macros por ración de ¾ de taza (12 cucharadas)

Calorías (kcal): 165
Grasas totales: 0 g (grasas saturadas: 0 g; grasas trans: 0 g)
Colesterol: 0 mg
Sodio: 92 mg
Potasio: 243 mg
Carbohidratos totales: 17 g (fibra dietética: 4 g; azúcares: 10 g)
Proteínas: 25 g

Brownies de calabacín con chocolate y mantequilla de cacahuete

Para 16 raciones

Tiempo de preparación: 10 minutos

Tiempo de cocción: 20 minutos

CLAVE DEL PLAN DE COMIDAS: CARBOHIDRATOS GRASOS Y DE BAJO IG

Si consumir pocos carbohidratos te hace echar de menos el dulce, deja de buscar porque aquí tienes una receta extraordinaria que satisface plenamente: un *brownie* bajo en carbohidratos rico, jugoso y apetecible que no añade azúcar ni excesivos carbohidratos. Con solo 5 gramos de carbohidratos netos por ración, ¡puedes disfrutarlo fácilmente dentro de tus objetivos macro del día!

Ingredientes

Aceite de coco en espray
200 g de calabacín picado
1 taza de leche de almendras sin azúcar
1 taza de mantequilla de cacahuete
1 taza de cacao en polvo sin azúcar
4 cucharadas de aislado de proteína de suero con sabor a chocolate
5 sobres (de 1 gramo) de edulcorante sin calorías de tu elección*

1. Precalienta el horno a 175 °C. Rocía un molde antiadherente de aproximadamente 20 x 20 cm con aceite de coco.
2. Combina todos los ingredientes restantes en un procesador de alimentos y procésalos a la máxima potencia durante uno o dos minutos. La masa tendrá una consistencia suave pero espesa.
3. Vierte la masa en el molde preparado y hornea durante unos veinte minutos, hasta que esté firme.

* N. de la A.: Se incluyen la estevia y el edulcorante de fruta monje (*luo han guo*).

4. Deja que se enfríe durante diez minutos antes de cortar los *brownies* en dieciséis cuadrados. Guárdalos en un recipiente hermético a temperatura ambiente hasta tres días (¡si es que duran tanto!).

Macros por brownie

Calorías (kcal): 139
Grasas totales: 10 g (grasas saturadas: 2 g; grasas trans: 0 g)
Colesterol: 0 mg
Sodio: 102 mg
Potasio: 181 mg
Carbohidratos totales: 8 g (fibra dietética: 3 g; azúcares: 2 g)
Proteínas: 11 g

***Wheynola* de calabaza**

Para 9 raciones
Tiempo de preparación: 10 minutos
Tiempo de cocción: 35 minutos
CLAVE DEL PLAN DE COMIDAS: PROTEÍNAS GRASAS + CARBOHIDRATOS DE BAJO IG

¡Gracias a la increíble *wheynola** disfrutarás de un aperitivo que tiene cinco veces la proteína de una granola tradicional con solo el 25 % de sus carbohidratos!

Ahora tienes la posibilidad de *añadir* proteínas a tus cereales, yogures y batidos, y llevarlos a todas partes como un cómodo aperitivo cuando viajes. Este es uno de mis *snacks* favoritos para llevar en el bolso. Cuando viajo, a veces compro un yogur griego desnatado y le añado la *wheynola* para obtener más proteínas y una textura crujiente. Lo harás más apto para la dieta si eliminas los arándanos secos y las pepitas de chocolate, con lo que dejas más espacio para otros carbohidratos.

---

* N. del T.: La autora hace un juego de palabras con *whey* (suero de leche en inglés) y granola.

Ingredientes

100 g (3½ cucharadas) de aislado de proteína de suero con sabor a vainilla
6 cucharadas de mantequilla de almendras (puedes utilizar la mantequilla de almendras tostadas y coco con arce, página 320)
¼ de taza de agua
4 cucharadas de semillas de calabaza
2 cucharadas de chips de coco
2 cucharadas de chips de chocolate
2 cucharadas de arándanos secos
2 cucharaditas de especias para pastel de calabaza
Aceite de coco en espray o aceite de oliva en espray

1. Precalienta el horno a 150 °C. Forra una bandeja de horno antiadherente con papel pergamino.
2. Combina las proteínas en polvo, la mantequilla de almendras, el agua, las semillas de calabaza, los chips de coco, los trocitos de chocolate, los arándanos secos y las especias de pastel de calabaza en un cuenco mediano para formar una textura parecida a la del dulce de leche. Extiende la mezcla en la bandeja para hornear preparada en una capa uniforme.
3. Hornea durante veinte minutos. Con una espátula metálica, rompe la masa en trozos del tamaño de un euro aproximadamente.
4. Rocía ligeramente los trozos rotos con aceite en espray y hornea durante diez minutos más. A continuación, gratina durante dos o tres minutos, vigilando muy de cerca, hasta que la *wheynola* esté dorada pero no quemada.

Consejos para preparar la comida

- Es un buen aderezo para el yogur griego, un aperitivo independiente o con fruta baja en azúcar.
- Guárdalo en un recipiente hermético a temperatura ambiente durante una semana.

Macros por ración de 2 cucharadas (o aproximadamente 30 mililitros)

Calorías (kcal): 161
Grasas totales: 9 g (grasas saturadas: 2 g; grasas trans: 1 g)
Colesterol: 0 mg
Sodio: 62 mg
Potasio: 97 mg
Carbohidratos totales: 8 g (fibra dietética: 2 g; azúcares: 4 g)
Proteínas: 16 g

Bocaditos proteicos de coco y chocolate

Para 12 bocaditos
Tiempo de preparación: 15 minutos, más 30 minutos de congelación
Tiempo de cocción: ninguno
CLAVE DEL PLAN DE COMIDAS: PROTEÍNAS GRASAS + CARBOHIDRATOS DE BAJO IG

Si algo me fastidia a la hora de viajar es que en la mayoría de los aeropuertos y gasolineras no es posible encontrar aperitivos ricos en proteínas y bajos en grasas y carbohidratos. La mayoría de las «barritas de proteínas» están repletas de carbohidratos o tienen un contenido excesivamente elevado de grasas para adaptarse a mis objetivos de macronutrientes. Así que no me queda más remedio que preparar mi propio aperitivo proteínico apto para viajes. Disfruta de esta sencilla receta sin hornear, que te permite la máxima comodidad y contiene más de 12 gramos de proteínas por bocado. Pruébalo con tu sabor favorito de proteína en polvo.

Ingredientes

4 cucharadas de aislado de proteína de suero con sabor a vainilla o a tu sabor favorito
5 cucharadas de mantequilla de almendras (puedes utilizar la mantequilla de almendras tostadas con coco y arce, página 320)
¼ de taza de trozos de chocolate (o chips de chocolate)

10 cucharadas de agua
2 cucharadas de coco rallado sin azúcar

1. Combina la proteína en polvo, la mantequilla de almendras y el chocolate en un bol grande. Mézclalos con una cuchara. Añade el agua, una cucharada cada vez, hasta que el polvo seco se incorpore a la mantequilla de almendras. Esto formará una masa espesa y firme. Divídela en doce porciones (de una cucharada) y haz bolas.
2. Espolvorea el coco rallado en un plato pequeño y pasa cada bola por el coco para cubrirlas ligeramente.
3. Colócalas en papel encerado o pergamino y mételas en el congelador durante un mínimo de treinta minutos. Guárdalas en la nevera o en el congelador en una bolsita de plástico hasta que las vayas a comer.

Consejos para su utilización

- Si se congela, es mejor consumirlo antes de dos meses. Se puede refrigerar durante tres o cuatro días.
- Son ideales como aperitivo práctico, rico en proteínas y apto para viajes, que cabe en el bolso o en el equipaje de mano para viajes por carretera y en avión. Son buenas para una tarde o un día de viaje.
- Funcionan bien con diversas proteínas en polvo.

Macros por bocadito/bola

Calorías (kcal): 118
Grasas totales: 6 g (grasas saturadas: 2 g; grasas trans: 0 g)
Colesterol: 2 mg
Sodio: 65 mg
Potasio: 217 mg
Carbohidratos totales: 4 g (fibra dietética: 1 g; azúcares: 2 g)
Proteínas: 12 g

Recetas de carbohidratos de alto IG (carbohidratos de los almidones)

Batatas fritas en espiral

Para 5 raciones

Tiempo de preparación: 10 minutos

Tiempo de cocción: 30 minutos

CLAVE DEL PLAN DE COMIDAS: CARBOHIDRATOS DE ALTO IG

No te resignes a privarte de lo que te gusta solo porque tu salud sea una prioridad. En cuanto vi que podía espiralizar batatas y transformarlas en chips crujientes y deliciosos, empecé a comer siempre que podía estas riquísimas «patatas fritas». Se trata de una guarnición excelente para cualquier comida y una manera agradable de comer carbohidratos complejos. Sé creativo y mézclalo experimentando con otras mezclas de condimentos, como el comino o la canela.

Ingredientes

≈500 g de batatas (unas 2 batatas grandes)

2 cucharadas de aceite de oliva virgen extra

Sal del Himalaya y pimienta negra (al gusto)

1. Precalienta el horno a 205 °C. Forra una bandeja para hornear con papel pergamino.
2. Utiliza un espiralizador para cortar las batatas en forma de patatas fritas en espiral. Mezcla las batatas con el aceite de oliva, la sal y la pimienta. Colócalas en la bandeja de horno forrada y hornéalas durante treinta minutos o hasta que estén crujientes al nivel deseado.

Macros por ración de unos 100 g

Calorías (kcal): 146

Grasas totales: 5 g (grasas saturadas: 1 g; grasas trans: 0 g)

Colesterol: 0 mg
Sodio: 519 mg
Potasio: 387 mg
Carbohidratos totales: 23 g (fibra dietética: 4 g; azúcares: 5 g)
Proteínas: 2 g

Arroz con cilantro y jalapeño al ajillo

Para 4 raciones
Tiempo de preparación: 10 minutos, más el tiempo de cocción del arroz
Tiempo de cocción: 5 minutos
CLAVE DEL PLAN DE COMIDAS: CARBOHIDRATOS DE ALTO IG

Si eres el tipo de persona que necesita que su comida esté muy sabrosa o de lo contrario prefieres no comer, te encantará esta receta porque es una forma fácil de tomar un arroz blanco básico y transformarlo en un plato sabroso. El ajo, los pimientos picantes y el cilantro fresco son formas estupendas de potenciar el sabor sin utilizar aditivos ni más aceite del necesario. El arroz combina bien con pollo, pescado, carne y verduras.

Ingredientes

2 cucharadas de aceite de oliva virgen extra
4 dientes de ajo, picados
Medio pimiento jalapeño, sin semillas y cortado en dados
2 tazas de arroz blanco jazmín cocido
2 cucharadas de salsa de soja*
¼ de taza de hojas de cilantro frescas, picadas

1. Calienta el aceite de oliva en una sartén mediana a fuego medio-alto. Añade el ajo y saltéalo de treinta a cuarenta y cinco segundos.

* Puedes sustituir la soja por aminos de coco.

2. Agrega el jalapeño y el arroz, y cubre con la salsa de soja. Saltea durante un minuto o hasta que todo el arroz adquiera un color marrón claro y el jalapeño se distribuya uniformemente.
3. Retira del fuego y cubre con el cilantro.

Macros por ración

Calorías (kcal): 176
Grasas totales: 7 g (grasas saturadas: 1 g; grasas trans: 0 g)
Colesterol: 0 mg
Sodio: 664 mg
Potasio: 42 mg
Carbohidratos totales: 25 g (fibra dietética: 1 g; azúcares: 1 g)
Proteínas: 3 g

Arroz con coco al curri

Para 4 raciones
Tiempo de preparación: 3 minutos, más el tiempo de cocción del arroz
Tiempo de cocción: 5 minutos
CLAVE DEL PLAN DE COMIDAS: CARBOHIDRATOS DE ALTO IG

Mantén la frescura en la preparación de tus comidas añadiendo un sabor novedoso a tu arroz. Si estás cansado de las mismas comidas de siempre y te sientes estancado, elegir unas cuantas especias no solo aumentará el sabor de este sencillo arroz con coco, sino que también le dará un toque nuevo. Si nunca has probado ninguno de estos ingredientes, pruébalos y experimenta la variedad sin añadir calorías innecesarias.

Ingredientes

1 cucharada de aceite de coco
2 tazas de arroz blanco jazmín cocido
1 cucharada de curri en polvo
1 cucharadita de pimentón
1 cucharadita de pimienta de Cayena

¼ de taza de leche de coco sin azúcar
Perejil italiano fresco para decorar (opcional)

1. Calienta el aceite de coco en una sartén mediana y deja que se derrita de quince a veinte segundos.
2. Añade el arroz cocido, el curri en polvo, el pimentón y la pimienta de Cayena y saltea durante treinta segundos, o hasta que todo el arroz adquiera un color amarillo claro.
3. Añade la leche de coco y saltea durante un minuto más, hasta que todos los ingredientes estén combinados.
4. Retira del fuego y cubre con perejil, si lo deseas.

Macros por ración

Calorías (kcal): 142
Grasas totales: 4 g (grasas saturadas: 3 g; grasas trans: 0 g)
Colesterol: 0 mg
Sodio: 5 mg
Potasio: 32 mg
Carbohidratos totales: 24 g (fibra dietética: 2 g; azúcares: 0 g)
Proteínas: 2 g

Arroz a la mexicana

Para 4 raciones
Tiempo de preparación: 5 minutos, más el tiempo de cocción del arroz
Tiempo de cocción: 5 minutos
CLAVE DEL PLAN DE COMIDAS: CARBOHIDRATOS DE ALTO IG

Tanto si preparas uno de los platos principales de proteínas para una cena fácil entre semana como si haces los preparativos para la semana que viene, te sentirás orgulloso de ti por esta receta fácil pero impactante. Está inspirada en una receta tradicional de arroz mexicano, pero adaptada para la macroalimentación, con un arroz que tiene más sabor que el blanco normal, sin los azúcares innecesarios ni las grasas de baja calidad de los arroces más tradicionales al estilo mexicano. Es una buena idea cocinarlo en grandes cantidades y racionarlo para tres o cuatro días, con lo cual tendrás por un lado comodidad y por otro, un gran sabor. Si la cebolla cruda es demasiado fuerte para tu gusto, saltéala primero en el aceite de coco y luego rehoga el arroz.

Ingredientes

1 cucharada de aceite de coco

2 tazas de arroz blanco jazmín cocido

2 cucharadas de comino

1 cucharadita de pimentón

Sal del Himalaya (al gusto)

3 cucharadas de cebolla roja picada

1. Calienta el aceite de coco en una sartén mediana y deja que se derrita de quince a veinte segundos.
2. Añade el arroz cocido, el comino, el pimentón y la sal y rehoga durante treinta segundos, o hasta que todas las especias se distribuyan uniformemente.
3. Retira del fuego y cubre con la cebolla picada.

Macros por ración

Calorías (kcal): 157

Grasas totales: 4 g (grasas saturadas: 3 g; grasas trans: 0 g)

Colesterol: 0 mg

Sodio: 7 mg

Potasio: 108 mg

Carbohidratos totales: 27 g (fibra dietética: 1 g; azúcares: 0 g)

Proteínas: 3 g

Patatas asadas al horno con especias

Para 8 raciones

Tiempo de preparación: 10 minutos

Tiempo de cocción: 35 a 40 minutos

CLAVE DEL PLAN DE COMIDAS: CARBOHIDRATOS DE ALTO IG

Disfruta de estas sencillas patatas asadas, simplemente sazonadas, como guarnición ideal en desayunos, almuerzos o cenas sin gluten y sin cereales. Una alta temperatura de asado ayuda a que las patatas queden crujientes y les da una excelente textura incluso después de recalentarlas. Quedan muy bien con una fuente de proteínas de tu elección.

Ingredientes

≈1 kg de patatas tricolor, cortadas en trozos de 1,25 cm
Aceite de oliva en espray
2 cucharadas de pimentón
2 cucharadas de tomillo seco
1 cucharada de ajo en polvo
1 cucharada de pimienta de Cayena
1 cucharada de pimienta negra recién molida
Sal del Himalaya (opcional)
Ramitas de tomillo fresco para decorar (opcional)

1. Precalienta el horno a 205 °C. Forra una bandeja para hornear con papel pergamino.
2. En un bol pequeño, combina el pimentón, el tomillo, el ajo en polvo, la pimienta de Cayena, la pimienta negra y la sal. En un bol mediano, rocía ligeramente las patatas con aceite de oliva. Añade las especias y remueve hasta que se distribuyan uniformemente. Extiéndelas en la bandeja de horno preparada.
3. Asa las patatas hasta que se pongan casi tiernas, unos treinta y cinco minutos. Saca del horno y rocía ligeramente con aceite de

oliva. Gratina durante otros dos o tres minutos, hasta que estén ligeramente doradas y crujientes. Cubre con ramitas frescas de tomillo, si quieres, y remueve con unas pinzas para distribuir uniformemente los sabores.

Consejos para preparar la comida

- Es ideal para planificar las comidas a gran escala. Se conserva durante cinco días, refrigerado.
- Funciona bien como desayuno libre de grano y de gluten.

Macros por ración de unos 100 g

Calorías (kcal): 171
Grasas totales: 7 g (grasas saturadas: 1 g; grasas trans: 0 g)
Colesterol: 0 mg
Sodio: 789 mg
Potasio: 45 mg
Carbohidratos totales: 28 g (fibra dietética: 4 g; azúcares: 2 g)
Proteínas: 4 g

Quinoa con espinacas al ajillo

Para 4 raciones
Tiempo de preparación: 5 minutos, más el tiempo de cocción de la quinoa
Tiempo de cocción: 25 minutos
CLAVE DEL PLAN DE COMIDAS: CARBOHIDRATOS ALTOS EN IG

Cuando quieres estar sano, los cambios más simples en los ingredientes básicos te ayudarán a seguir adelante. Esta sencilla combinación de aceite de oliva, ajo, espinacas y un toque de salsa de soja es una forma maravillosa de realzar el sabor de la quinoa.

Ingredientes

1 cucharada de aceite de oliva virgen extra
2 dientes de ajo, picados
2 tazas de espinacas, picadas

2 tazas de quinoa cocida
2 cucharadas de salsa de soja baja en sodio*

1. Calienta el aceite de oliva en una sartén a fuego medio-alto. Añade el ajo y saltéalo de treinta a cuarenta y cinco segundos.
2. Incorpora las espinacas y cocínalas durante treinta segundos, hasta que se ablanden.
3. Agrega la quinoa cocida y la salsa de soja y saltea durante dos minutos, hasta que los sabores se distribuyan uniformemente.

Macros por ración de ½ taza

Calorías (kcal): 157
Grasas totales: 5 g (grasas saturadas: 1 g; grasas trans: 0 g)
Colesterol: 0 mg
Sodio: 249 mg
Potasio: 249 mg
Carbohidratos totales: 22 g (fibra dietética: 3 g; azúcares: 1 g)
Proteínas: 6 g

Batatas al comino y al cilantro

Para 5 raciones
Tiempo de preparación: 10 minutos
Tiempo total de cocción: 45 minutos
CLAVE DEL PLAN DE COMIDAS: CARBOHIDRATOS DE ALTO IG

Me encantan las batatas por su dulzor natural y por lo sencillo que es prepararlos. No solo son una fuente de carbohidratos de bajo coste, sino que son fáciles de preparar a granel y constituyen una increíble fuente de vitamina A en forma de betacaroteno. También son una buena fuente de fibra y, con esta sabrosa mezcla de especias, adquieren un sabor extraordinario.

* N. de la A.: Puedes sustituir la soja por aminos de coco si lo prefieres.

Ingredientes

Aceite de oliva en espray

≈500 g de batatas, enjuagadas y cortadas en rodajas de 0,5 cm

3 cucharadas de cilantro fresco picado

2 cucharadas de comino molido

1 cucharadita de ajo en polvo

¼ de cucharadita de pimienta de Cayena

Sal del Himalaya y pimienta negra (al gusto)

1. Precalienta el horno a 175 °C. Forra una bandeja de horno con papel de aluminio y rocía ligeramente con aceite de oliva.
2. En un bol pequeño, combina el cilantro, el comino, el ajo en polvo, la pimienta de Cayena, la sal y pimienta negra. Coloca las batatas en la bandeja de horno y rocíalas ligeramente con aceite de oliva. Espolvorea por encima las especias y remueve bien.
3. Coloca las batatas en una capa y ásalas, removiéndolas de vez en cuando, durante treinta minutos, hasta que estén tiernas y doradas. Gratina durante otros tres a cinco minutos para que queden más crujientes, prestando atención para que no se quemen. Deja que se enfríen de cinco a diez minutos antes de servirlas.

Macros por ración de unos 100 g

Calorías (kcal): 114

Grasa total: 1 g (grasas saturadas: 0 g; grasa trans: 0 g)

Colesterol: 0 mg

Sodio: 520 mg

Potasio: 436 mg

Carbohidratos totales: 24 g (fibra dietética: 4 g; azúcares: 5 g)

Proteínas: 2 g

Recetas de carbohidratos de bajo IG (carbohidratos de origen vegetal)

Berenjenas y pimientos surtidos al horno

Para 4 raciones

Tiempo de preparación: 15 minutos

Tiempo de cocción: 45 minutos

CLAVE DEL PLAN DE COMIDAS: CARBOHIDRATOS DE BAJO IG

Mis clientes que obtienen los mejores resultados son aquellos que están más dispuestos a experimentar con nuevos ingredientes. Aprender nuevas formas de obtener nutrientes con los alimentos que te gustan es la clave de un estilo de vida saludable y sostenible. Prueba esta original mezcla de berenjena, pimiento y albahaca fresca para conseguir un contenido en fibra totalmente natural.

Ingredientes

2 berenjenas medianas (unos 600 g)
Sal del Himalaya y pimienta negra
Aceite de oliva en espray
5 dientes de ajo, picados
2 cucharadas de orégano seco
3 pimientos tricolor, sin corazón, sin semillas y picados
3 cucharadas de albahaca fresca picada

1. Precalienta el horno a 175 °C y forra una bandeja para hornear con papel pergamino.
2. Recorta los extremos de las berenjenas. Corta cada una por la mitad a lo largo y luego por la mitad de nuevo. Corta cada cuarto en cuatro trozos. Colócalas sobre papel de cocina y frótalas generosamente con sal del Himalaya. Deja que «suden» el exceso de humedad durante diez minutos.

3. Frota la berenjena «sudada» con toallas de papel y quita la sal. Colócala en la bandeja de horno preparada y rocíala con aceite de oliva. Cubre uniformemente con el ajo, el orégano y sal y pimienta al gusto. Asa durante treinta minutos.
4. Retira del horno y añade los pimientos. Salpimenta y rocía con aceite de oliva. Vuelve a meterlo en el horno y ásalo de quince a veinte minutos, hasta que la berenjena tenga una textura suave y cremosa y los pimientos se ablanden. Termina gratinando durante un minuto para que queden crujientes. Deja que se enfríe durante diez minutos antes de cubrirlo con la albahaca picada.

Macros por ración

Calorías (kcal): 66
Grasas totales: 1 g (grasas saturadas: 0 g; grasas trans: 0 g)
Colesterol: 1 mg
Sodio: 595 mg
Potasio: 434 mg
Carbohidratos totales: 14 g (fibra dietética: 7 g; azúcares: 6 g)
Proteínas: 2 g

Salteado de col rizada con limón y ajo

Para 4 raciones
Tiempo de preparación: 5 minutos
Tiempo de cocción: 2 minutos
CLAVE DEL PLAN DE COMIDAS: CARBOHIDRATOS DE BAJO IG

Este sabroso plato de col rizada es rico en nutrientes y apto para veganos. Te ayudará a mantener altos niveles de hierro para conservar tu nivel de energía, con un plus de vitamina C gracias al limón. Esta guarnición de superalimentos se prepara en pocos minutos, combina bien con cualquier plato principal y no decepciona.

Ingredientes

Aceite de oliva en espray
2 dientes de ajo picados
4 tazas de col rizada picada
Zumo de 1 limón
Sal del Himalaya y pimienta negra (al gusto)

1. Rocía ligeramente una sartén grande con aceite de oliva. Añade el ajo y saltéalo a fuego medio de treinta a cuarenta y cinco segundos hasta que esté ligeramente dorado. Incorpora la col rizada y cocina a fuego medio-alto durante un minuto, hasta que la col rizada esté ligeramente ablandada.
2. Vierte el zumo de limón sobre la col rizada y saltea durante un minuto, hasta que se cocine y el sabor se distribuya uniformemente. Sazona con sal y pimienta al gusto.

Consejos para preparar la comida

- No se recomienda cocinar por lotes y recalentar, ya que las verduras recalentadas tienden a ablandarse.
- Ten a mano una bolsa grande de verduras de hoja verde, prepara todos los demás elementos de la comida y saltea las verduras esa misma mañana o justo antes de comer, si es posible.

Macros por ración

Calorías (kcal): 36
Grasas totales: 0 g (grasas saturadas: 0 g; grasas trans: 0 g)
Colesterol: 0 mg
Sodio: 599 mg
Potasio: 335 mg
Carbohidratos totales: 7 g (fibra dietética: 1 g; azúcares: 0 g)
Proteínas: 2 g

Ensalada de lentejas con ajo y verduras

Para 4 raciones

Tiempo de preparación: 10 minutos, más el tiempo de cocción de las lentejas

Tiempo de cocción: 5 minutos

CLAVE DEL PLAN DE ALIMENTACIÓN: CARBOHIDRATOS DE BAJO IG

Las lentejas son una de las fuentes de proteínas vegetales más infravaloradas. Tienen un alto contenido en proteínas, están llenas de fibra, son aptas para veganos y están tan buenas que incluso los amantes de la carne se sorprenderán gratamente de su capacidad para adaptarse a una gran variedad de sabores. Esta receta es un gran éxito si quieres mezclar, si estás buscando más fuentes de proteína de origen vegetal en tu dieta o si necesitas preparar un plato apto para veganos para los invitados.

Ingredientes

1 cucharada de aceite de oliva virgen extra

3 dientes de ajo picados

1 pimiento rojo mediano, sin corazón, sin semillas y picado

½ zanahoria mediana, picada

2 tazas de lentejas cocidas

½ taza de guisantes congelados

Sal del Himalaya y pimienta negra (al gusto)

Un chorrito de limón (opcional)

1. Calienta el aceite de oliva en una sartén mediana antiadherente a fuego medio-alto. Añade el ajo y saltéalo de treinta a sesenta segundos.
2. Agrega el pimiento y la zanahoria y saltea otros sesenta segundos.
3. Reduce el fuego a medio y añade las lentejas y los guisantes. Saltea durante un minuto más, hasta que todas las verduras estén mezcladas, pero aún brillantes y crujientes y no demasiado blandas.

4. Retira del fuego y deja que se enfríe de cinco a diez minutos antes de servirlo con un chorrito de limón, si lo deseas. Condimenta con sal y pimienta negra al gusto.

Macros por ración de unos 100 g

Calorías (kcal): 188
Grasas totales: 4 g (grasas saturadas: 1 g; grasas trans: 0 g)
Colesterol: 0 mg
Sodio: 651 mg
Potasio: 555 mg
Carbohidratos totales: 28 g (fibra dietética: 11 g; azúcares: 5 g)
Proteínas: 11 g

Espárragos salteados

Para 4 raciones
Tiempo de preparación: 5 minutos
Tiempo de cocción: 8 minutos
CLAVE DEL PLAN DE COMIDAS: CARBOHIDRATOS DE BAJO IG

Vuelve a inspirarte en los espárragos con esta nueva versión de este ingrediente saludable de probada eficacia. Este salteado ligero y sabroso es rico en sabor ¡y solo tiene un gramo de carbohidratos netos!

Ingredientes

500 g de espárragos finos, con los extremos duros recortados
3 lonchas de beicon
2 dientes de ajo, picados
6 aceitunas de Kalamata, cortadas en rodajas
1 cucharadita de escamas de pimentón
¼ de cucharadita de sal del Himalaya

1. Corta los tallos de los espárragos en un ángulo de 45 grados en trozos de 5 centímetros.

2. Cocina el beicon en una sartén mediana a fuego medio-alto hasta que esté crujiente; apártalo, reservando la grasa de la sartén.
3. Añade el ajo a la grasa del beicon y saltéalo a fuego medio-alto de treinta a cuarenta y cinco segundos. Añade los espárragos y las aceitunas y saltéalos durante tres o cuatro minutos, hasta que los espárragos se ablanden, pero sigan teniendo un color verde brillante.
4. Desmenuza o pica el beicon en trozos pequeños. Pasa los espárragos a una fuente de servir, cubre con el beicon desmenuzado y sazona con escamas de pimentón y sal.

Macros por ración de ½ taza

Calorías (kcal): 69
Grasa total: 4 g (grasa saturada: 1 g; grasa trans: 0 g)
Colesterol: 6 mg
Sodio: 633 mg
Potasio: 81 mg
Carbohidratos totales: 5 g (fibra dietética: 4 g; azúcares: 4 g)
Proteínas: 6 g

Coles de Bruselas asadas y coliflor morada

Para 8 raciones
Tiempo de preparación: 5 minutos
Tiempo de cocción: 40 minutos
CLAVE DEL PLAN DE COMIDAS: CARBOHIDRATOS DE BAJO IG

Añade un poco de color a tu plato con una sencilla receta de verduras asadas al horno, rica en nutrientes. La coliflor morada es una verdura de temporada cuyo vibrante color proviene de la antocianina, un antioxidante que también se encuentra en el vino tinto. Disfruta de esta sencilla guarnición de superalimentos para equilibrar cualquier plato principal.

Ingredientes

1 coliflor morada mediana (unos 500 g), sin tallo y cortada en cogollos
500 g de coles de Bruselas, cortadas por la mitad
2 cucharadas de aceite de oliva virgen extra
1 cucharadita de pimienta negra
¼ de cucharadita de sal del Himalaya

1. Precalienta el horno a 205 °C. Forra una bandeja para hornear con papel pergamino.
2. Mezcla la coliflor y las coles de Bruselas en un bol mediano con el aceite de oliva, la pimienta y la sal.
3. Coloca las verduras en la bandeja de horno con las coles con el lado cortado hacia abajo para que las hojas queden crujientes. Asa durante cuarenta minutos, hasta que estén ligeramente crujientes.

Macro por ración de ½ taza

Calorías (kcal): 70
Grasas totales: 4 g (grasas saturadas: 1 g; grasas trans: 0 g)
Colesterol: 0 mg
Sodio: 251 mg
Potasio: 224 mg
Carbohidratos totales: 8 g (fibra dietética: 3 g; azúcares: 2 g)
Proteínas: 3 g

Calabaza de invierno asada con romero

Para 8 raciones
Tiempo de preparación: 10 minutos
Tiempo de cocción: 30 minutos
CLAVE DEL PLAN DE COMIDAS: CARBOHIDRATOS DE BAJO IG

Si no puedes digerir el gluten, la calabaza es una gran alternativa a los carbohidratos con gluten como la avena, el pan, la pasta, etc. Me enamoré de esta calabaza de invierno no solo porque sabe muy bien, sino porque es muy baja en carbohidratos y, sin embargo, te deja completamente lleno y satisfecho. Es un plato increíble por sí solo, pero combina bien con pollo, lentejas o la fuente de proteínas que elijas.

Ingredientes

Aceite de oliva en espray
1 calabaza de invierno grande, pelada, sin semillas y cortada en trozos de 2,5 cm
2 ramitas de romero fresco
Sal del Himalaya y pimienta negra (al gusto)

1. Precalienta el horno a 205 °C. Forra una bandeja de horno con papel de aluminio y rocía ligeramente con aceite de oliva.
2. Coloca la calabaza en la bandeja para hornear y rocía ligeramente con aceite de oliva, luego añade el romero, la sal y la pimienta, y mezcla. Coloca la calabaza en una capa y ásala, removiéndola de vez en cuando, durante treinta minutos, hasta que esté tierna y dorada.

Macros por ración de unos 100 g

Calorías (kcal): 55
Grasas totales: 0 g (grasas saturadas: 0 g; grasas trans: 0 g)
Colesterol: 0 mg
Sodio: 291 mg
Potasio: 4 mg
Carbohidratos totales: 13 g (fibra dietética: 3 g; azúcares: 2 g)
Proteínas: 1 g

Coles de Bruselas asadas con limón y parmesano

Para 4 raciones

Tiempo de preparación: 10 minutos

Tiempo de cocción: 35 minutos

CLAVE DEL PLAN DE COMIDAS: CARBOHIDRATOS DE BAJO IG

Si has descartado las coles de Bruselas, esta receta te hará reconsiderar todo lo que creías saber sobre esta verdura crucífera. Pelar las coles permite que queden crujientes y deliciosas. Con una costra de parmesano y un toque de limón, es una guarnición increíble para el plato principal que elijas y un buen toque en las reuniones navideñas.

Ingredientes

Aceite de oliva en espray

500 g de coles de Bruselas, cortadas en cuartos

Zumo de limón (1 limón)

½ taza de queso parmesano rallado

Sal del Himalaya y pimienta negra (al gusto)

1. Precalienta el horno a 175 °C. Forra una bandeja de horno con papel de aluminio y rocía ligeramente con aceite de oliva.
2. Pela con cuidado las hojas exteriores y rompe un poco las coles para que la textura de los cogollos no quede demasiado compacta.
3. Dispón las coles de Bruselas en la bandeja del horno en una sola capa. Mézclalas con el zumo de limón y espolvorea el queso parmesano. Asa durante treinta minutos, hasta que estén tiernas y las puntas de las hojas estén doradas. Gratina durante otros tres a cinco minutos para que queden más crujientes, pero vigila que no se quemen.
4. Deja enfriar de cinco a diez minutos, sazona con sal y pimienta al gusto y sirve.

Macros por ración de unos 100 g

Calorías (kcal): 98
Grasas totales: 4 g (grasas saturadas: 2 g; grasas trans: 0 g)
Colesterol: 7 mg
Sodio: 774 mg
Potasio: 16 mg
Carbohidratos totales: 9 g (fibra dietética: 4 g; azúcares: 3 g)
Proteínas: 6 g

Pepinos encurtidos al eneldo con ajo picante

Para 14 raciones
Tiempo de preparación: 10 minutos
Tiempo de cocción: ninguno
CLAVE DEL PLAN DE COMIDAS: ALIMENTOS QUE NO CUENTAN

Cualquiera que haya formado parte de mi comunidad privada en la red sabe que los pepinillos son un alimento libre (no cuenta). Esto significa que puedes comerlos libremente en tu programa sin tener que contar las calorías porque son muy bajas. Si te apetecen los alimentos salados, ¡esta es una forma estupenda de frenar los antojos! Si no puedes conseguir vinagre picante filipino, añade guindillas secas al vinagre blanco para conseguir un efecto similar.

Ingredientes

1 ½ tazas de vinagre picante filipino
½ taza de eneldo fresco picado grueso
3 dientes de ajo, picados
4 cucharaditas de sal del Himalaya
1 cucharadita de pimienta roja
½ taza de agua hirviendo
1 kg de pepinos persas (unos 6), cortados a lo largo en lonchas de 0,5 cm de grosor

1. Mezcla el vinagre, el eneldo, el ajo, la sal y la pimienta en un tarro de cristal de un cuarto, tápalo y agítalo bien.
2. Añade el agua hirviendo y asegúrate de que la sal se disuelve.
3. Añade los pepinos al tarro, tápalo y refrigéralo toda la noche. Se conservan en la nevera durante treinta días.

Macros por ración de unos 30 g

Calorías (kcal): 20
Grasas totales: 0 g (grasas saturadas: 0 g; grasas trans: 0 g)
Colesterol: 0 mg
Sodio: 690 mg
Potasio: 85 mg
Carbohidratos totales: 2 g (fibra dietética: 1 g; azúcares: 1 g)
Proteínas: 0 g

Pimientos *shishito*

Para 8 raciones
Tiempo de preparación: 25 minutos
Tiempo de cocción: 30 minutos
CLAVE DEL PLAN DE COMIDAS: ALIMENTOS INCONTABLES

La primera vez que probé los pimientos *shishito*, estaba en Nueva York en una cena de negocios. Me sorprendió este aperitivo aparentemente ligero y de sabor suave con un toque de carbón y sal del Himalaya. De vuelta a casa, lo recreé, pero con menos grasa y un chorrito de limón, y lo terminé con sal marina de trufa negra para aumentar la intensidad de los pimientos. Sírvelo como aperitivo saludable o como guarnición de cualquier comida.

Ingredientes

≈200 g de pimientos *shishito* enteros
Aceite de oliva en espray
Un chorrito de limón (opcional)
Sal marina de trufa negra (opcional)

1. Coloca los pimientos en una sartén antiadherente y rocíalos con aceite de oliva. Pon el fuego a tope y deja que se asienten de treinta a sesenta segundos, luego saltéalos de uno a dos minutos, dejando que se ennegrezcan, pero vigilando de cerca para que no se quemen. Reduce el fuego a medio-alto y sigue cocinando los pimientos hasta que se reblandezcan y se formen ampollas (es normal que estallen: estas ampollas añaden una textura única). Esto debería llevar de seis a ocho minutos.
2. Deja que reposen un minuto, luego pásalos a un plato o cuenco y ponles un chorrito de limón y una generosa pizca de sal marina de trufa, si quieres.

Macros por ración de unos 60 g

Calorías (kcal): 35
Grasas totales: 2,3 g (grasas saturadas: 8 g; grasas trans: 0 g)
Colesterol: 0 mg
Sodio: 152 mg
Carbohidratos totales: 2,7 g (fibra dietética: 0,7 g; azúcares: 2 g)
Proteínas: 1,3 g

Berenjena en adobo filipino

Para 10 raciones
Tiempo de preparación: 15 minutos
Tiempo de cocción: 25 minutos
CLAVE DEL PLAN DE COMIDAS: CARBOHIDRATOS DE BAJO IG

El adobo es un popular plato filipino de pollo o cerdo cocinado en vinagre, salsa de soja, ajo, hojas de laurel y pimienta negra. Me inspiré en esta increíble salsa para preparar berenjenas después de un viaje al Barrio Chino de Filadelfia, donde encontré unas preciosas berenjenas chinas de color púrpura brillante que necesitaban una preparación especial.

Ingredientes

≈1 kg de berenjenas chinas (unas 6 berenjenas)
Sal del Himalaya
Aceite de oliva en espray
¼ de taza de aceite de oliva virgen extra
¼ de taza de ajo picado grueso
4 hojas de laurel
½ taza de salsa de soja*
¼ de taza de vinagre de tu elección
1 cucharadita de pimienta negra recién molida
⅓ de taza de agua
2 tazas de espinacas

1. Recorta la parte superior e inferior de las berenjenas y córtalas por la mitad a lo largo. Pártelas en trozos de aproximadamente 4 centímetros. Espolvorea sal sobre las berenjenas y déjalas reposar de cinco a diez minutos para que suelten el agua. Presiona la parte superior con papel de cocina para que absorba el agua. Da unos cuantos golpecitos y luego quita el exceso de sal con un cepillo.
2. Rocía ligeramente con aceite de oliva un wok antiadherente. Añade un cuarto de taza de aceite de oliva, el ajo y las hojas de laurel y saltéalos ligeramente a fuego alto durante treinta a cuarenta y cinco segundos.
3. Incorpora todas las berenjenas al wok y saltéalas durante un minuto. Agrega la salsa de soja, el vinagre, la pimienta negra y el agua, y sigue salteando de quince a veinte minutos para que se cueza y se ablande la berenjena, y se concentre la salsa.
4. Añade las espinacas, cocínalas durante un minuto y retíralas del fuego.

* N. de la A.: Usa aminos de coco si deseas prescindir de la soja.

Macros por ración

Calorías (kcal): 101
Grasas totales: 6 g (grasas saturadas: 1 g; grasas trans: 0 g)
Colesterol: 0 mg
Sodio: 1.062 mg
Potasio: 50 mg
Carbohidratos totales: 12 g (fibra dietética: 5 g; azúcares: 5 g)
Proteínas: 3 g

Recetas de grasas saludables

Mantequilla al ajo y al romero

Para 16 raciones
Tiempo de preparación: 5 minutos
Tiempo de cocción: 15 minutos
CLAVE DEL PLAN DE COMIDAS: GRASAS SALUDABLES

Mejora tu mantequilla con esta alucinante fuente de grasas saludables con sabor natural. Esta mantequilla aromatizada constituye una forma excelente de cocinar verduras y carne, o de utilizarla como aderezo.

Ingredientes

5 dientes de ajo, pelados
200 g de mantequilla salada de animales alimentados con pasto
2 ramitas de romero fresco
Zumo de ½ limón
¼ de cucharadita de sal del Himalaya
½ cucharadita de pimienta negra

1. Asa el ajo: precalienta el horno a 175 °C. Envuelve los dientes de ajo en un trozo de papel de aluminio. Colócalos directamente en la rejilla del horno, ásalos de quince a veinte minutos y resérvalos.

2. En un cuenco mediano, calienta la mantequilla en el microondas a un 80 % de potencia durante treinta segundos, hasta que se ablande.
3. Añade el ajo asado, el romero, el zumo de limón, la sal y la pimienta a la mantequilla y mézclalo con una batidora de inmersión manual durante unas cuantas pulsaciones, hasta que esté combinado.
4. Refrigera en un recipiente hermético.

Consejos para preparar la comida

- Es estupendo prepararlo con antelación si tienes macros con pocos carbohidratos y mucha grasa, ya que es una forma fácil de aumentar el contenido de grasa y añadir sabor a las proteínas como el bistec, el pollo y el marisco
- Se conserva en la nevera de siete a diez días.

Macros por 1 cucharada

Calorías (kcal): 104
Grasas totales: 12 g (grasas saturadas: 7 g; grasas trans: 0 g)
Colesterol: 31 mg
Sodio: 230 mg
Potasio: 10 mg
Carbohidratos totales: 0 g (fibra dietética: 0 g; azúcares: 0 g)
Proteínas: 0 g

Pesto

Para 7 raciones
Tiempo de preparación: 10 minutos, más el tiempo para asar el ajo
Tiempo de cocción: ninguno
CLAVE DEL PLAN DE COMIDAS: GRASAS SALUDABLES

Me vuelve loca el maravilloso sabor de ingredientes tan sencillos como la albahaca, el ajo y el aceite de oliva. No hay comparación entre esta salsa de albahaca fresca hecha con alimentos integrales reales y el pesto que venden en los supermercados. Este pesto aromático es un complemento fabuloso para platos de pasta, verduras, salmón, pollo, albóndigas y mucho más. Hazlo cuando quieras descansar de las salsas a base de lácteos o de tomate.

Ingredientes

- 6 dientes de ajo asado (ver mantequilla al ajo y al romero, página 316)
- 1 taza de albahaca fresca picada gruesamente
- ¼ de taza de espinacas picadas
- ½ taza de aceite de oliva virgen extra
- Zumo de limón (½ limón)
- 15 g de tomate seco (opcional)
- 1 cucharadita de orégano
- 1 cucharadita de sal del Himalaya
- ¼ de cucharadita de pimienta negra

1. Combina todos los ingredientes en un procesador de alimentos y pulsa de quince a veinte segundos hasta que se emulsionen.
2. Guárdalo en un recipiente hermético en la nevera hasta tres o cuatro días.

Macros por ración de aproximadamente 1 cucharada

Calorías (kcal): 146
Grasas totales: 16 g (grasas saturadas: 2 g; grasas trans: 0 g)
Colesterol: 0 mg
Sodio: 341 mg
Potasio: 73 mg
Carbohidratos totales: 2 g (fibra dietética: 0 g; azúcares: 0 g)
Proteínas: 1 g

Aceite de chile picante

Para 48 raciones

Tiempo de preparación: 10 minutos

Tiempo de cocción: 60 minutos

CLAVE DEL PLAN DE COMIDAS: GRASAS SALUDABLES

¡Este va a ser tu nuevo condimento favorito! De niña, solía comer comida china con mi madre en un centro comercial una vez a la semana, el día de su paga. Ella siempre pedía aceite de chile picante como acompañamiento, y me enganché a ese rico sabor desde muy pequeña. Un día, por fin, intenté recrearlo y me quedé alucinada al descubrir que el sabor tenía una complejidad que iba mucho más allá del aceite y las guindillas. Esta salsa es especial para mí y algo que utilizo hasta el día de hoy para sazonar comidas sencillas como pollo al vapor y verduras mixtas. Prepárate para experimentar un sabor extraordinario y de calidad con este aceite de chile casero.

Ingredientes

1 taza de aceite de oliva virgen extra

4 dientes de ajo picado

¼ de taza de guindilla picante seca, picada (sin las semillas)

5 piezas de anís estrellado

4 hojas de laurel

2 ramas de canela

1 cucharadita de chile en polvo

Sal del Himalaya (al gusto)

Jengibre fresco (opcional)

1. Calienta el aceite en una sartén pequeña a fuego medio-alto. Añade el ajo, saltéalo durante treinta segundos y reduce el fuego a bajo. Incorpora las guindillas, el anís, las hojas de laurel, la canela y el chile en polvo. Lleva a fuego lento y cocina, removiendo de

vez en cuando, durante una hora, hasta que el aceite adquiera un tono marrón rojizo intenso.

2. Guarda el aceite en un tarro de cristal a temperatura ambiente durante dos o tres meses. Se conservará durante seis meses si se guarda en el frigorífico. Puedes colar el aceite y desechar los ingredientes sólidos si lo deseas (a mí me encantan). Añade sal del Himalaya al gusto (opcional). Prueba con jengibre como variación.

Macros por ración de 1 cucharada

Calorías (kcal): 36
Grasas totales: 4 g (grasas saturadas: 0 g; grasas trans: 0 g)
Colesterol: 0 mg
Sodio: 19 mg (sin añadir sal)
Potasio: 7 mg
Carbohidratos totales: 0,4 g (fibra dietética: 0 g; azúcares: 0 g)
Proteínas: 0 g

Mantequilla de almendras tostadas con coco y arce

Para unas 35 raciones
Tiempo de preparación: 30 minutos
Tiempo de cocción: 6 minutos
CLAVE DEL PLAN DE ALIMENTACIÓN: GRASAS SALUDABLES

Esta receta requiere paciencia, pero el resultado merece totalmente la pena. Siempre me ha encantado la mantequilla de almendras, así que, después de probar el sabor increíblemente rico, limpio y natural de una mantequilla de frutos secos que yo misma había elaborado, me quedé enganchada. No querrás volver a comprar mantequilla de frutos secos cuando te des cuenta de lo buenísima que está cuando la haces tú con ingredientes naturales y sin aditivos. Solo tienes que asegurarte de utilizar un procesador de alimentos de alta calidad, ya que la mantequilla requiere un tiempo de procesamiento considerable.

Ingredientes

2 tazas de trozos de coco crudo
2 tazas de almendras crudas
2 cucharadas de sirope de arce
1 cucharada de mantequilla de coco
1 cucharadita de extracto de vainilla
¼ de cucharadita de sal del Himalaya

1. Precalienta el horno a 175 °C y forra una bandeja para hornear con papel pergamino. Esparce los trozos de coco en la bandeja y hornea durante seis minutos, hasta que estén ligeramente dorados.
2. Pasa el coco a un procesador de alimentos y añade el resto de los ingredientes. Pulsa durante unos segundos hasta que los ingredientes empiecen a tener una consistencia desmenuzable. Deja que el procesador de alimentos funcione de cinco a diez minutos. Presta atención para evitar que se sobrecaliente y haz una pausa cada treinta o sesenta segundos aproximadamente para redistribuir el contenido que se acumula en sus paredes. Repite el proceso de pausa y redistribución del contenido tres o cuatro veces, hasta que se forme una consistencia similar a la de la mantequilla. Esto requerirá paciencia, pero la espera merece la pena.
3. Guárdalo en un recipiente hermético a temperatura ambiente durante un máximo de tres meses hasta que lo vayas a utilizar. Consérvalo en el frigorífico después de abrirlo.

Macros por ración de 1 cucharada

Calorías (kcal): 100
Grasas totales: 9 g (grasas saturadas: 4 g; grasas trans: 0 g)
Colesterol: 0 mg
Sodio: 71 mg
Potasio: 3 mg
Carbohidratos totales: 4 g (fibra dietética: 1 g; azúcares: 1 g)
Proteínas: 2 g

Chimichurri

Para 9 raciones

Tiempo de preparación: 10 minutos

Tiempo de cocción: ninguno

CLAVE DEL PLAN DE COMIDAS: GRASAS SALUDABLES

Este condimento sudamericano, originalmente servido con el bistec en Argentina, es más pesado en aceite, pero esta versión aligerada es muy saludable para acompañar la carne o las verduras de tu elección. Disfrútalo como una salsa de hierbas amargas o como adobo para asar tu corte de carne favorito.

Ingredientes

1 ½ tazas de cilantro fresco picado
½ taza de perejil italiano fresco picado
6 dientes de ajo pelados
3 cucharadas de zumo de lima
2 cucharadas de vinagre de sidra de manzana
2 cucharadas de aceite de oliva virgen extra
1 cucharadita de comino
½ cucharadita de escamas de pimentón
½ cucharadita de pimienta negra
¼ de cucharadita de sal del Himalaya

1. Combina todos los ingredientes en un procesador de alimentos y pulsa de quince a veinte segundos hasta que se licúe.
2. Guárdalo en un recipiente hermético en el frigorífico hasta tres o cuatro días.

Macros por ración de 1 cucharada

Calorías (kcal): 35
Grasas totales: 3 g (grasas saturadas: 0 g; grasas trans: 0 g)
Colesterol: 0 mg
Sodio: 269 mg
Potasio: 37 mg

Carbohidratos totales: 2 g (fibra dietética: 0 g; azúcares: 0 g)

Proteínas: 0 g

Mantequilla de coco de un solo ingrediente

Para unas 10 raciones

Tiempo de preparación: 15 minutos

Tiempo de cocción: ninguno

CLAVE DEL PLAN DE ALIMENTACIÓN: GRASAS SALUDABLES

Lo único que no me gusta de los aceites de coco es que se ha eliminado la fibra. Ten en cuenta, si sigues un protocolo bajo en carbohidratos o keto, que puedes preparar fácilmente tu propia mantequilla de coco de alta calidad para ayudarte a alcanzar tus objetivos de fibra. Esta sencilla receta solo requiere un ingrediente, pero asegúrate de utilizar un procesador de alimentos de calidad o una batidora de alta potencia.

Ingredientes

3 tazas de trocitos de coco orgánico sin endulzar

1. En un procesador de alimentos o en una batidora de alta potencia, procesa el coco a velocidad alta de diez a quince minutos hasta que se licúe. Haz una pausa cada treinta o sesenta segundos para limpiar los lados y redistribuir el coco hacia las cuchillas para evitar el sobrecalentamiento.
2. Si el coco no se licúa, puedes añadir una pequeña cantidad de aceite de coco para acelerar el proceso.
3. Guárdalo en un recipiente hermético a temperatura ambiente hasta treinta días.

Macros por ración de 1 cucharada

Calorías (kcal): 115
Grasas totales: 10 g (grasas saturadas: 9 g; grasas trans: 0 g)
Colesterol: 0 mg
Sodio: 5 mg
Potasio: 0 mg
Carbohidratos totales: 4 g (fibra dietética: 2 g; azúcares: 1 g)
Proteínas: 1 g

Mayonesa simple

Para 9 raciones
Tiempo de preparación: 5 minutos
Tiempo de cocción: ninguno
CLAVE DEL PLAN DE COMIDAS: GRASAS SALUDABLES

Con esta receta a prueba de fallos podrás disfrutar de una mayonesa de gran calidad y sin aditivos innecesarios. Utiliza ingredientes básicos para obtener una fuente de grasa saludable, suave y ligera, que combina bien con las proteínas magras.

Ingredientes

3 yemas de huevo grandes*
¾ de taza de aceite de oliva virgen extra
Zumo de limón (½ limón)
1 cucharadita de vinagre de sidra de manzana
¼ de cucharadita de pimentón
¼ de cucharadita de ajo en polvo
¼ de cucharadita de mostaza seca en polvo (o mostaza de Dijon)

1. Combina todos los ingredientes en un procesador de alimentos y pulsa de quince a veinte segundos.

* N. de la A.: El consumo de huevos crudos o poco cocinados puede aumentar el riesgo de enfermedades transmitidas por los alimentos.

2. Guárdalo en un recipiente hermético en el frigorífico hasta catorce días.

Macros por ración de 1 cucharada

Calorías (kcal): 180
Grasas totales: 20 g (grasas saturadas: 3 g; grasas trans: 0 g)
Colesterol: 0 mg
Sodio: 1 mg
Potasio: 7 mg
Carbohidratos totales: 0 g (fibra dietética: 0 g; azúcares: 0 g)
Proteínas: 1 g

Salsa keto para todo

Para 16 raciones
Tiempo de preparación: 10 minutos, más 20 minutos en la nevera
Tiempo de cocción: ninguno
CLAVE DEL PLAN DE COMIDAS: GRASAS SALUDABLES

Si buscabas un sustituto sin carbohidratos de un condimento «que vaya con todo», la búsqueda ha terminado. Esta salsa secreta tiene un sabor increíble, y además es fácil de preparar y les va bien a todos los alimentos, desde carne, verduras y huevos, hasta casi cualquier otro que necesite un toque de sabor.

¡Tus amigos y familiares te pedirán la receta!

Ingredientes

1 ½ tazas de cilantro fresco picado
1 taza de queso *cheddar* rallado
100 g de jalapeños frescos (unos 4 pimientos), picados gruesos (las semillas son opcionales)
1 diente de ajo, picado
1 yema de huevo grande*

* N. de la A.: El consumo de huevos crudos o poco cocinados puede aumentar el riesgo de intoxicación alimentaria.

¾ de taza de aceite de oliva virgen extra
2 cucharadas de zumo de lima
2 cucharadas de zumo de limón
2 cucharaditas de vinagre de sidra de manzana
1 cucharadita de pimentón
¼ de cucharadita de pimienta de Cayena
¼ de cucharadita de goma xantana

1. Combina todos los ingredientes en un procesador de alimentos y procésalos durante dos o tres minutos.
2. Vierte el contenido en un tarro de cristal o en un recipiente de almacenamiento hermético y refrigera veinte minutos como mínimo o toda la noche. Se conserva en la nevera durante dos semanas.

Macros por ración de 1 cucharada

Calorías (kcal): 139
Grasas totales: 13 g (grasas saturadas: 3 g; grasas trans: 0 g)
Colesterol: 20 mg
Sodio: 99 mg
Potasio: 155 mg
Carbohidratos totales: 3 g (fibra dietética: 2 g; azúcares: 2 g)
Proteínas: 3 g

9

Entrenamiento físico para tu macrotipo

Nunca me planteé hacer carrera en el mundo del *fitness*; solamente quería tener unos abdominales como los de Janet Jackson. No sabía que mi afán por conseguir abdominales me cambiaría la vida y se la cambiaría también a decenas de miles de personas de todo el mundo.

Como experta en nutrición y salud, *influencer* y atleta, la clave de mi éxito siempre ha sido establecer objetivos a corto y largo plazo. El primer paso para lograr cualquier meta es tomar tu visión de lo que quieres conseguir y construir un plan viable que te acerque a ella que puedas seguir semana tras semana. No hacer planes equivale a planificar el fracaso. Si has estado improvisando con tu entrenamiento, es hora de poner más intención y subir de nivel. Seguro que un poco de actividad es mejor que nada, pero ya que vas a esforzarte, te diría que lo hicieras de una manera más estratégica.

Si estás leyendo este libro, lo más probable es que tengas un deseo sincero de hacer las cosas *bien*. Ya sabes que, a la larga, los atajos no sirven. También sabes que si no empiezas a sentir y ver cambios en las primeras semanas, te desanimarás enseguida. Mis métodos de entrenamiento son prácticos, directos y se orientan más a conseguir objetivos estéticos que a lograr el rendimiento deportivo. De manera que, siguiendo estos métodos, mejorarás tu fuerza y tu resistencia; sin embargo, la pérdida de grasa se produce en la cocina, y un físico firme y torneado se consigue por medio del entrenamiento de resistencia.

TU GLOSARIO DE *FITNESS*

Si no tienes experiencia en el levantamiento de pesas, he creado esta lista de términos que te será muy útil conocer, ya que muchos de ellos pertenecen a la jerga empleada por quienes están más familiarizados con el entrenamiento físico.

REPS: es una forma abreviada de *repeticiones*, que es el número de veces que se repite un movimiento específico. Por ejemplo, si haces sentadillas, cada vez que te agachas y te vuelves a levantar se considera 1 rep.

SERIES: una serie es un grupo de repeticiones. Si un entrenamiento requiere 3 × 15 flexiones de bíceps, esto significa 3 series de 15 reps. Haces 15 reps (1 serie) de flexiones de bíceps y luego descansas. Después haces 2 series más de 15 reps hasta completar las 3 series.

DESCANSO ENTRE SERIES: es el tiempo que dejas que tus músculos se recuperen entre series. Por ejemplo, si haces 3 × 15 flexiones de bíceps, el descanso entre series es el tiempo que esperas antes de hacer la siguiente serie. Realiza 15 repeticiones de flexiones de bíceps y luego descansa el intervalo de tiempo sugerido. A continuación, haz la segunda serie de 15 reps y luego descansa de nuevo durante el intervalo de tiempo sugerido. Este ciclo se repite hasta completar el número de series. Es importante sacarle el máximo partido al tiempo de descanso entre series para tu macrotipo, de modo que sea lo suficientemente largo para que los músculos se recuperen, pero no tanto como para que se enfríen y dejen de estar calentados y activados.

SUPERSET: hacer un superset significa que vas de un ejercicio a otro sin descansar entre series. El «descanso» se sustituye por la realización del siguiente ejercicio. Por ejemplo, digamos que haces 3 series de dos ejercicios diferentes. Empiezas haciendo 10 repeticiones de *press* de banca, pero en lugar de descansar entre series, pasas a las extensiones de tríceps, y luego vuelves al *press* de banca. Repite este patrón, yendo y viniendo hasta que completes las 6 series. La clave consiste en asegurarse de que los ejercicios del superset trabajen dos grupos musculares diferentes para que, aunque no descanses entre series, el grupo muscular que acabas de trabajar tenga un descanso. El beneficio de hacer un superset de dos movimientos es reducir el tiempo de entrenamiento y aumentar las calorías quemadas.

VOLUMEN DE ENTRENAMIENTO: la expresión *volumen de entrenamiento* se utiliza a menudo en la comunidad culturista para describir la cantidad de trabajo que realizas con respecto al levantamiento de pesas. Se define como el número total de kilos levantados en un determinado ejercicio. Por ejemplo, si estás levantando 45 kilos en cuclillas durante 5 repeticiones, tu volumen de entrenamiento es 45 kilos × 5 repeticiones = 225 kilos, de manera que si aumentas el número de repeticiones de 5 a 10 con la misma cantidad de peso, acabas de duplicar tu volumen de entrenamiento.

FALLO: el término *fallo* (o *fallo muscular*) significa realizar un ejercicio determinado hasta que ya no puedas ejecutar el movimiento en cuestión con la forma adecuada. Esto quiere decir que tus músculos han «fallado» en el sentido de que están agotados. Al realizar un ejercicio determinado «hasta el fallo», no se asigna necesariamente el número de repeticiones. Esto significa que realizarás un número mucho mayor de repeticiones hasta que tus músculos «fallen» y no puedas realizar otro movimiento. El fallo en este caso es un éxito, ya que indica al músculo que crezca para que no falle la próxima vez que alcances ese mismo volumen de entrenamiento.

AMRAP:* estas siglas significan 'tantas repeticiones como sea posible', que suele ser sinónimo del término *fallo*.

1RM: son las siglas de «1 repetición máxima». Es el peso máximo que puedes levantar con buena forma durante una sola repetición de un ejercicio determinado. Es un dato valioso para determinar el peso que debes levantar en tus series de entrenamiento. Por ejemplo, se puede sugerir que levantes el 60% de tu 1RM; así que si tu 1RM para una sentadilla con barra es de 10 kilos, entonces tu peso de trabajo para la serie sería de 6 kilos.

MOVIMIENTO COMPUESTO: un ejercicio que trabaja más de un grupo muscular es un *movimiento compuesto*. Algunos ejemplos son el levantamiento de peso muerto, la flexión de brazos, el *press* de hombros y el giro con pesas rusas. Estos movimientos son beneficiosos por su capacidad de trabajar varios músculos a la vez, lo que te permite entrenar con mayor eficacia en menos tiempo.

EJERCICIO DE AISLAMIENTO: un ejercicio que trabaja una sola articulación o músculo es un *ejercicio de aislamiento*. Algunos ejemplos son el rizo de bíceps, el rizo de piernas y las extensiones de tríceps. Estos movimientos son beneficiosos para fines estéticos, ya que el ejercicio da lugar a músculos más grandes, pero no necesariamente más fuertes.

PLIOMÉTRICOS: estos ejercicios son movimientos explosivos conocidos por su capacidad para aumentar la potencia y la velocidad. También queman muchas calorías. Los ejemplos más

* N. del T.: Del inglés *As Many Repetitions As Possible*.

comunes son los movimientos de salto, una variedad de flexiones explosivas y los movimientos con balón medicinal.

Es importante entrenar con el método que mejor se adapte a tus necesidades específicas. Tu volumen de entrenamiento ideal dependerá de tu macrotipo. Algunos macrotipos experimentan mejores resultados utilizando menos peso y más repeticiones, y otros todo lo contrario. Sin embargo, una estética muscular esbelta no depende únicamente del volumen de entrenamiento. Con demasiada frecuencia veo que la gente se limita a realizar los movimientos de sus entrenamientos y luego se pregunta por qué no obtiene los resultados que desea. La clave es asegurarse de que realizas cada serie de forma que te resulte realmente desafiante. Esta es la única manera de estimular el crecimiento muscular. Para entrenar con eficacia, asegúrate de mover el peso a través de todo el rango de movimiento del ejercicio. ¿Has visto alguna vez a alguien en la prensa de piernas con casi todas las placas, y que solo las baja unos centímetros? No intentes hacer demasiado peso sacrificando la forma y la amplitud de movimiento. Realiza cada movimiento correctamente, profundizando lo suficiente para estimular el crecimiento muscular. Antes de entrar en los detalles del entrenamiento para cada macrotipo, es importante que todos los tipos sepan cómo seleccionar correctamente un peso adecuado para soportar una sobrecarga progresiva y utilizar la amplitud de movimiento correcta para la *hipertrofia* (crecimiento muscular).

SELECCIONA UN PESO ADECUADO. Cuando empieces un nuevo régimen de entrenamiento con pesas, comienza la primera serie de un determinado ejercicio con un peso modesto. De este modo, podrás asegurarte de que eres capaz de realizar el ejercicio correctamente y sabrás lo que se siente al trabajar los músculos sin lesionarse. Una vez que domines la forma básica, para ver un progreso real, el peso tiene que ser lo suficiente como para desafiarte hasta el punto de que en las últimas una o dos repeticiones, tus músculos estén doliéndote y sientas que no puedes hacer más (fallo muscular).

AUMENTA EL VOLUMEN DE ENTRENAMIENTO A MEDIDA QUE AVANZAS. Si levantas el mismo peso una y otra vez, entrenamiento tras entrenamiento, y nunca te desafías a levantar más peso o a realizar más repeticiones, tu capacidad para hacer crecer los músculos que queman grasa se verá significativamente reducida. Ten en cuenta que no podrás subir de peso en todos los levantamientos de un ejercicio cada vez que entrenes, así que asegúrate de registrar tus progresos y tomar notas. Por último, una recomendación no menos importante, procura no levantar grandes cantidades de peso demasiado pronto para no arriesgarte a lesionarte. Si te lesionas, no conseguirás nada.

UTILIZA EL RANGO DE REPETICIONES CORRECTO PARA LA HIPERTROFIA. La *hipertrofia muscular* es la expresión técnica que describe el crecimiento de las células musculares en tamaño y número. Para que esto ocurra, tienes que realizar un determinado número de repeticiones con un peso lo suficientemente alto como para indicar al músculo que debe estar a la altura del reto y crecer. Una regla general para un crecimiento muscular eficaz es un rango de repeticiones de seis a quince por ejercicio. Este número varía en función de tu macrotipo, así que asegúrate de prestar atención al rango óptimo para ti. Como ya sabes, dos individuos con dos macrotipos diferentes que realicen exactamente los mismos entrenamientos *no pueden* esperar los mismos resultados. Esto se debe a que los principales factores que influyen en la respuesta de tu cuerpo a un determinado método de entrenamiento dependen de ciertos parámetros relacionados con los macrotipos.

Estos son los tres aspectos clave en los que tu macrotipo afecta a tu entrenamiento:

1. Tu capacidad para aumentar la musculatura

Algunas personas, en concreto las que se encuadran dentro del macrotipo de grasas, tienen por naturaleza una constitución más sólida y musculosa, mientras que a las del macrotipo de carbohidratos se las suele denominar *hard gainers** en el mundo del culturismo, porque les cuesta mucho desarrollar los músculos. El macrotipo de proteínas se sitúa en un punto intermedio. Si te cuesta incrementar la masa muscular, puedes sacarles el máximo partido a tus esfuerzos ajustando el volumen correcto de series que suponen un desafío para el grupo muscular que deseas desarrollar. Los valores correctos para tus objetivos se proporcionarán en el plan de entrenamiento detallado de tu macrotipo.

2. La eficacia con la que tu cuerpo utiliza la grasa como combustible

Aquellos con un macrotipo de carbohidratos suelen tener un metabolismo elevado, por lo que su cuerpo quema la grasa con tanta facilidad que nunca les ha costado perder peso. En el otro extremo del espectro, el macrotipo de grasas tiene muchas dificultades para eliminar el exceso de grasa. Luego están los que se sitúan en el medio, los que se encuadran dentro del tipo proteínico, que son capaces de utilizar la grasa como combustible de forma eficaz cuando se ajustan a la nutrición y el entrenamiento, pero que también pueden retener la grasa con facilidad cuando no toman decisiones conscientes. La utilización de la grasa se puede mejorar en todos los macrotipos siguiendo el régimen de entrenamiento cardiovascular más adecuado.

* N. del T.: Expresión formada por *hard,* 'difícil', y *gain* 'ganar o aumentar'.

3. Tu nivel de tolerancia a los carbohidratos

Para aprovechar al máximo tu programa de ejercicios, asegurándote de que es compatible con tu tolerancia a los carbohidratos, lo más importante es *encontrar el momento adecuado* para entrenar. Tu tolerancia a los carbohidratos determinará la mejor hora del día para el ejercicio, así como los tipos de entrenamiento cardiovascular que debes realizar. Esto es de una importancia enorme para quienes tienen una menor tolerancia a los carbohidratos porque puede cambiar significativamente su capacidad para alcanzar sus objetivos.

En realidad, el entrenamiento de resistencia aumenta la tolerancia a los carbohidratos porque tu cuerpo quema el glucógeno almacenado durante el ejercicio anaeróbico. Por el contrario, hay protocolos de entrenamiento que pueden hacer que el cuerpo experimente un aumento de grasa y una pérdida de músculo, que es *lo que no queremos.* Ajustar el horario y el contenido de tus comidas y entrenamientos te permite optimizar los efectos anabólicos de la hormona de la insulina. Por ejemplo, hay momentos específicos del día, como justo después de una exigente sesión de entrenamiento de resistencia, en los que el organismo está más preparado para manejar niveles más elevados de insulina porque tus reservas de carbohidratos acaban de agotarse. Esto significa que los carbohidratos que consumes después de tu entrenamiento no se almacenarán como grasa, sino que ayudarán a construir músculo. Este es un conocimiento importante porque puede ayudarte a obtener los beneficios relacionados con el crecimiento muscular, como una mayor tolerancia a los carbohidratos.

PROTOCOLOS DE ENTRENAMIENTO POR MACROTIPO

He creado cinco protocolos de entrenamiento únicos para cada uno de los macrotipos. Las personas con un macrotipo de carbohidratos son las que más fácilmente pierden grasa, pero las que tienen más dificultades para ganar músculo. El macrotipo de proteínas puede perder grasa cuando se esfuerza, pero no le resulta tan fácil como al de carbohidratos. Aquellos con un macrotipo de proteínas pueden aumentar el músculo más rápidamente sin tanto esfuerzo en comparación con el de carbohidratos. En cambio, quienes tienen un macrotipo de grasas necesitan esforzarse más para perderlas; sin embargo, ganan músculo con facilidad y no necesitan levantar tanto peso para experimentar cambios en la masa muscular.

Entender cómo funcionan los músculos es la base de una rutina eficaz de entrenamiento de fuerza. El cuerpo humano tiene más de seiscientos músculos, que consisten en músculo cardíaco (específico del corazón), músculo liso (que realiza movimientos involuntarios relacionados con los órganos internos que favorecen la digestión, la reproducción y el flujo sanguíneo) y, por último, pero igualmente importante, músculo esquelético (unido a los huesos para favorecer el movimiento). En el entrenamiento con pesas, tu atención se centra en el desarrollo del músculo esquelético, que representa aproximadamente un tercio de tu masa corporal.

Al entrenar con pesas para perder grasa, los programas de entrenamiento se centran en repartir los ejercicios entre las seis categorías musculares principales:

1. Pecho
2. Espalda
3. Brazos
4. Abdominales
5. Piernas
6. Hombros

Si es la primera vez que haces un entrenamiento de resistencia, la mayoría de los planes de entrenamiento para principiantes tienden a centrarse en un enfoque total del cuerpo. He descubierto que, para perder grasa y esculpir el cuerpo, lo mejor es un estilo de entrenamiento dividido. El *entrenamiento dividido* significa que, en lugar de intentar trabajar todas las partes del cuerpo en cada sesión, divides los ejercicios en categorías separadas, como las piernas, el tronco o los brazos, y realizas los ejercicios de cada categoría en días diferentes.

Con el paso de los años, he probado muchas formas de dividir una rutina de entrenamiento durante la semana. De entre todas las divisiones imaginables, mis clientes y yo hemos conseguido los mejores resultados con un **entrenamiento dividido de empuje/tracción/piernas**. Esto te permite aumentar tu volumen de entrenamiento trabajando cada grupo muscular dos veces por semana. Los estudios demuestran que el volumen de entrenamiento tiene un impacto más significativo en la hipertrofia muscular; es decir, entrenar los grupos musculares dos veces a la semana ayudará a mejorar el *desarrollo* de los músculos.

Con este enfoque, organizarás tus días de entrenamiento en tres categorías principales basadas en la naturaleza de los movimientos. Agrupar los movimientos en tres grupos principales en función del ejercicio proporciona una estructura lógica para diseñar un entrenamiento dividido con una frecuencia de tres a seis veces a la semana basada en los siguientes grupos de ejercicios: empuje, tracción y piernas.

El enfoque de entrenamiento de empuje/tracción/piernas es ideal para una mayor frecuencia de entrenamiento. Los estudios demuestran que se gana el máximo de músculo si se divide el entrenamiento para que cada grupo muscular principal se entrene dos veces por semana, en lugar de una. Al entrenar juntos grupos musculares relacionados en una sola sesión de entrenamiento, mis clientes se benefician de un solapamiento natural de movimientos. Por ejemplo, en un día de empuje, realizas movimientos que implican un movimiento natural de empuje, como el *press* de banca. Sin embargo, cuando realizas el movimiento de *press* de banca, también se involucran los hombros y los tríceps. Cuando realizas un ejercicio de *press* de hombros, como el *press* de hombros con mancuernas sentado, también se activan los músculos de la parte superior del pecho. Es lógico combinar movimientos sinérgicos en la misma sesión de entrenamiento.

Ejercicios de empuje

Este tipo de ejercicios hace trabajar los músculos al *empujar* el peso para alejarlo del cuerpo. Los principales músculos que se trabajan en un día de empuje son el pecho, los tríceps y los hombros. Te recomiendo que elijas entre cinco y diez ejercicios de la lista de empuje, y que empieces siempre tu día de empuje con el *press* de banca como primer movimiento. Si entrenas en casa y no tienes una banca, puedes realizar este movimiento con una flexión de brazos en el suelo, sobre un taburete, una pelota de abdominales, el borde de un sofá o incluso una plataforma de escalones. Ten en cuenta que también puedes sustituir cualquier movimiento con barra por dos mancuernas si entrenas en casa o en un gimnasio con equipamiento limitado.

El *press* de banca es probablemente el ejercicio de levantamiento de pesas más popular de todos los tiempos. Te permite levantar el máximo peso de forma segura y eficaz utilizando únicamente los músculos de la parte superior del cuerpo. Se trata de un movimiento compuesto en el que intervienen múltiples articulaciones y músculos. Por esta razón, siempre es mejor ordenar primero los ejercicios con *press* de banca para no fatigar prematuramente los músculos más pequeños de la parte superior del brazo y los hombros con los demás movimientos. Esto te permitirá elevar al máximo tu volumen de entrenamiento en los días de empuje.

Lista de ejercicios de empuje

Consulta la página 358 para acceder a las descripciones de los siguientes ejercicios:

- *Press* de banca
- *Press* de banca inclinado
- *Press* de banca con agarre cerrado
- Cable *crossover* de pie
- *Skull crushers* (rompecráneo)
- Flexiones de tríceps
- *Press* militar
- *Press* de hombro
- *Press* Arnold

- Flexiones de brazos
- Flexiones de tríceps
- Extensiones por encima de la cabeza
- Vuelos de pecho
- Vuelos inclinados con mancuernas
- *Press* por encima de la cabeza
- Elevaciones laterales
- Elevaciones frontales

Ejercicios de tracción

Estos movimientos activan el trabajo muscular al acercar el peso al cuerpo. Los principales músculos que se trabajan en un día de tracción incluyen todos los de la espalda, los bíceps y la zona abdominal. Se recomienda elegir entre cinco y diez ejercicios de la lista de tracción, y empezar siempre el día de tracción con el levantamiento de peso muerto como primer movimiento. Este movimiento compuesto es como el plato principal de la comida, y los demás ejercicios son las verduras y los acompañamientos. El objetivo del levantamiento de peso muerto en tu día de tracción es aislar la espalda; sin embargo, también activa la zona abdominal, las piernas, los glúteos, los hombros e incluso los antebrazos. Este debe ser tu movimiento más pesado, manteniendo una buena forma y recurriendo siempre a un observador cuando entrenes con mucho peso.

Lista de ejercicios de tracción

Consulta la página 358 para obtener las descripciones de los siguientes ejercicios:

- Levantamientos de brazos
- *Lat pull-downs* (polea al pecho)
- Remo con barra
- Remo con barra en T
- Remo con cable
- Elevaciones laterales
- Elevaciones frontales
- Remo vertical
- Remo bajo sentado
- *Face pulls* (estiramientos faciales)

- Rizos con mancuernas
- Rizos con cable
- Rizos con martillo
- *Curl* predicador
- Encogimientos de hombros
- Hiperextensiones
- Buenos días*

Ejercicios de piernas

La mejor manera de entrenar las piernas es un día de entrenamiento dedicado a la parte inferior del cuerpo. Las piernas y los glúteos constituyen los grupos musculares más grandes y requieren una sesión de entrenamiento aparte para favorecer una recuperación óptima. Te recomiendo que elijas uno o dos ejercicios por músculo de la pierna –centrados en los cuádriceps, centrados en los isquiotibiales, centrados en los glúteos y centrados en las pantorrillas–, lo que da como resultado un total de entre cuatro y ocho ejercicios para todo el entrenamiento. Dependiendo de tu objetivo, empieza con la sentadilla con barra (más centrada en los cuádriceps) o el empuje de cadera con barra (más centrado en los glúteos) como primer movimiento de tu sesión de entrenamiento.

Lista de ejercicios de piernas

Consulta la página 358 para ver las descripciones de los siguientes ejercicios:

- Sentadillas con barra
- Empuje de cadera con barra (*hip thrust* con barra)
- Levantamiento de peso muerto
- Peso muerto rumano
- Sentadillas frontales
- Sentadillas de sumo
- Prensa de piernas
- Sentadillas búlgaras

* N. del T.: Ejercicio de *CrossFit* que consiste en realizar una flexión del tronco hacia delante –cargando una barra sobre el trapecio– hasta que la cadera forme un ángulo de noventa grados. Las instrucciones para realizarlo de manera correcta se pueden encontrar fácilmente en webs especializadas.

- Arremetidas con barra
- Elevaciones de pantorrilla de pie
- Rizos de piernas
- Extensiones de piernas sentadas
- Cable *pull-through* (cuerda en polea baja)

Cardio

Un programa de entrenamiento integral no estaría completo sin añadirle el cardio. El corazón también es un músculo que hay que trabajar lo mismo que los demás para conservar la salud. El cardio puede ser un arma de doble filo, ya que es estupendo para la pérdida de grasa; sin embargo, en exceso puede sacrificar el tejido muscular magro. Hay dos tipos de cardio basados en la frecuencia cardíaca que desees: el estado estacionario de baja intensidad (LISS, por sus siglas en inglés) y el entrenamiento a intervalos de alta intensidad (HIIT, por sus siglas en inglés).

Estado estacionario de baja intensidad (LISS)

Es como conducir el coche a velocidad de crucero. Te desplazas, pero sin pisar el acelerador. En este tipo de cardio elevas tu frecuencia cardíaca hasta entre el 40 y el 70 % de tu frecuencia cardíaca máxima. (Esto equivale a una media de 130 pulsaciones por minuto para la mayoría de los adultos sanos; sin embargo, puedes determinar tu frecuencia cardíaca ideal exacta utilizando una calculadora por Internet). A continuación, mantenla a un ritmo constante durante toda la sesión de entrenamiento. Esto significa que mantienes un ritmo constante, como caminar con una inclinación rápida, hacer senderismo, trotar, correr o utilizar equipos de entrenamiento cruzado como las máquinas elípticas. Este tipo de entrenamiento es altamente aeróbico, ya que depende del oxígeno y, tras quemar la glucosa, se alimenta de la grasa corporal almacenada.

Entrenamiento a intervalos de alta intensidad (HIIT)

El cardio HIIT alterna entre intervalos de ejercicio de alta y baja intensidad. Los intervalos de entrenamiento deben realizarse a entre el 80 y el 95 % de tu frecuencia cardíaca máxima, y los intervalos de recuperación deben ser de entre el 40 y el 50 % de tu frecuencia cardíaca máxima. La intensidad de este estilo de entrenamiento lo hace más estimulante que los entrenamientos LISS, y puedes quemar más calorías en un periodo de tiempo más corto. Un ejemplo de esto sería caminar durante cinco minutos en una cinta de correr para calentar y luego pasar a un periodo de alta intensidad, como treinta segundos de *sprint*, seguido de un periodo de recuperación. La duración del periodo de recuperación que necesitas dependerá de tu nivel de forma física. Si eres principiante, puedes necesitar de uno a tres minutos para recuperarte; si tienes un nivel intermedio, de sesenta a noventa segundos; si eres avanzado, utilizarías un modo de treinta segundos activado, treinta segundos desactivado. Puedes configurar este tipo de entrenamientos con cualquier actividad de alta intensidad, como un *sprint*, un ejercicio pliométrico o movimientos de entrenamiento avanzado como el boxeo.

FIBRAS MUSCULARES Y MACROTIPOS

Si alguna vez te has preguntado por qué algunos individuos parecen ser capaces de correr kilómetros y kilómetros sin cansarse y otros tienen una capacidad natural para volverse supercompetitivos en el gimnasio, la respuesta se encuentra en la composición de las fibras musculares. Tu tipo de fibra muscular influye en la forma en que tu cuerpo utiliza la energía, lo que significa que tiene una conexión directa con tu macrotipo.

Hay dos tipos principales de fibras musculares esqueléticas, que normalmente se suelen denominar tipo I y tipo II.

Las fibras musculares de **TIPO I** (de contracción lenta) dependen del oxígeno como fuente de combustible (aeróbico). También se conocen como fibras musculares de contracción lenta porque se contraen más despacio y son ideales para actividades orientadas a la resistencia, como la carrera de fondo, porque no se fatigan fácilmente. Si tomaras una biopsia de una fibra muscular de contracción lenta, verías que son rojas, es decir, tienen mucho flujo sanguíneo. Las fibras musculares de contracción lenta *no* se alimentan de carbohidratos, sino de oxígeno porque utilizan una vía aeróbica para obtener energía. La grasa se emplea como combustible a través de la betaoxidación cuando se trata de fibras musculares de contracción lenta. Esta es precisamente la razón por la que los *hard gainers* están siempre tan delgados, porque su cuerpo utiliza de forma natural la grasa como combustible con mayor facilidad.

Las fibras musculares de **TIPO II** (de contracción rápida) son las primeras a las que el cuerpo recurre para obtener ráfagas cortas de potencia a fin de dar energía a los músculos. Proporcionan las contracciones más rápidas y se alimentan de la respiración anaeróbica, utilizando carbohidratos para generar energía. Esto significa que la energía se genera por una vía glucolítica usando los hidratos de carbono para generar ATP (es decir, energía). Hay dos subtipos de fibras musculares de contracción rápida.

Las fibras musculares de **TIPO IIA** (intermedio) dependen de un híbrido de oxígeno y carbohidratos (aeróbico + anaeróbico). Esta combinación permite un rendimiento superior con respecto al entrenamiento con pesas y a los movimientos orientados a la potencia que requieren un poco más de resistencia. La gran ventaja de estas fibras es que pueden manejar una amplia gama de movimientos. Son un híbrido en el sentido de que tienen características de contracción rápida, pero también tienen capacidad aeróbica.

Las fibras de **TIPO IIB** (contracción rápida) no utilizan el oxígeno para generar energía. En su lugar, emplean la energía almacenada en las células musculares en forma de azúcar (carbohidratos) que puede usarse para breves ráfagas de movimiento. Estas fibras tienen la mayor producción de energía, pero también son las más ineficientes, lo que provoca una aparición más rápida de la fatiga.

La composición de las fibras musculares de tu cuerpo influye en la forma en que este utiliza la energía para servir de combustible para tus entrenamientos y ayuda a determinar el mejor régimen de entrenamiento que puedes utilizar junto con tu plan de nutrición personalizado. Por ejemplo, un macrotipo de carbohidratos tiene una mayor concentración de fibras musculares aeróbicas que dependen de la grasa como combustible, por lo que si este es tu macrotipo, tendrás una tendencia natural a estar muy delgado sin esfuerzo. Si quieres un físico más curvilíneo o robusto, tendrás que trabajar más para activar las fibras musculares de contracción rápida que dependen de los carbohidratos para añadir músculo.

***

Profundicemos en las estrategias específicas para cada macrotipo.

ENTRENAMIENTO PARA EL TIPO 1: MACROTIPO DE CARBOHIDRATOS

Entrenamiento

El macrotipo de carbohidratos tiene el mayor porcentaje de fibras musculares de tipo I (de contracción lenta), por lo que si este es tu caso, te será más difícil ganar masa muscular.

Tu tipo de fibra muscular es genético, así que si eres un corredor de fondo naturalmente dotado que nació con dos tercios de fibras musculares de contracción lenta y solo un tercio de contracción rápida, no puedes crear más fibras musculares de contracción rápida, pero puedes *agrandar* esas fibras alterando tu técnica de entrenamiento y tu nutrición.

El programa de entrenamiento con carbohidratos es mejor como enfoque de «menos es más». Se requiere menos trabajo para estimular el progreso debido a una menor tolerancia al entrenamiento de fuerza. Para desarrollar las fibras musculares de contracción rápida, tienes que aumentar la ingesta de carbohidratos y levantar más peso. Se recomienda entrenar al 80 % de tu máximo de una repetición (1RM). Deberás hacer entre tres y cinco series, realizando de cuatro a ocho repeticiones por serie y descansando de uno a tres minutos entre series.

Evita excederte, porque el sobreentrenamiento hará que se rompa más músculo. Un exceso afectará a la capacidad de tu cuerpo para reconstruir las fibras musculares rotas. Recuerda que menos es más: un menor trabajo general ayudará a estimular el aumento de masa muscular. Centra tus entrenamientos en **menos movimientos de aislamiento** y *más* movimientos compuestos. En términos prácticos esto significa que en tus días de empuje, has de centrarte en el *press* de banca y en el *press* de hombros; en tus días de tracción, debes hacer más pesos muertos, y en tus días de piernas, tienes que centrarte en las sentadillas.

Cardio

Los macrotipos de carbohidratos son los que más fácilmente queman grasa, gracias a sus fibras musculares de contracción lenta. Son capaces de utilizar la grasa como combustible con mucha más facilidad que cualquier macrotipo, lo que hace que no les cueste nada mantenerse delgados durante todo el año con un esfuerzo mínimo, además de que también tienen un metabolismo naturalmente acelerado.

Por ello, si te alimentas de carbohidratos, a tu físico no le vendrá bien el cardio adicional. Si de verdad te gusta este tipo de ejercicios, puedes hacerlos, pero debes saber que entorpecerán tus progresos en el terreno estético y te obligarán a aumentar aún más tu consumo de calorías para compensar todo lo que quemes. Te sugiero que hagas ejercicios cardiovasculares tres veces a la semana durante veinte o treinta minutos como máximo y que mantengas estas sesiones a una intensidad moderada, entre el 60 y el 70 % de tu frecuencia cardíaca máxima. El cardio en estado estacionario está muy bien, sobre todo si te centras en añadir músculo magro. Resiste la tentación de sobreentrenar con respecto al cardio. Si lo que quieres es aumentar el tamaño de la mitad inferior, el ciclismo también es una buena forma de ejercicio cardiovascular; simplemente debes mantenerlo por debajo de los treinta minutos por sesión.

Tiempo de entrenamiento

Dado que la tolerancia a los carbohidratos es mayor en los macrotipos de carbohidratos, no necesitamos recurrir al entrenamiento de resistencia para inducir un estado más tolerante a estos nutrientes. Gracias a tu elevado metabolismo, el entrenamiento de resistencia por la tarde será lo ideal porque tendrás más «combustible en el depósito». Además, cualquier comida posentrenamiento rica en proteínas que se consuma a última hora de la noche fomentará el desarrollo muscular mientras duermes. (La mayor parte del crecimiento muscular se produce mientras duermes, no mientras entrenas. No descansar adecuadamente perjudica a la capacidad de tu cuerpo para reponer las reservas de glucógeno agotadas).

No es necesario que realices los ejercicios de cardio en estado de ayuno (es decir, a primera hora de la mañana con el estómago vacío). Puedes hacerlos en cualquier momento del día que mejor se adapte a tus preferencias personales y a tu horario. La única advertencia es que, si vas a hacer las pesas y el cardio en la misma sesión, debes hacer primero las pesas y después el cardio. Durante tu entrenamiento te conviene tener los máximos niveles de glucosa para levantar todo el peso que puedas y emplear toda la fuerza posible.

ENTRENAMIENTO PARA EL TIPO 2: MACROTIPO DE PROTEÍNAS

Entrenamiento

Quienes encajan en el macrotipo de proteínas experimentan poca o ninguna dificultad para añadir masa muscular magra o reducir la grasa corporal, pero, si sus macros no son correctos o si no entrenan lo suficiente, ganan grasa fácilmente. Un programa de ejercicios para este macrotipo requiere una base de entrenamiento con pesas que se complemente con un ejercicio cardiovascular moderado para favorecer la pérdida de grasa.

Quienes funcionan con un enfoque proteínico tienden a tener más fibras musculares de tipo IIa. Lo bueno de estas fibras es que se encargan de una amplia gama de movimientos, con lo que destacan en el entrenamiento y en los resultados. Por eso en el plan de entrenamiento con proteínas intercalo ejercicios de mayor repetición. Esto permite estimular más células musculares sin tener que cargar mucho peso para cada movimiento, lo que a la larga resulta en una mayor masa metabólicamente activa, que es excelente para la pérdida de grasa.

Un plan híbrido de entrenamiento moderado a moderadamente pesado funciona mejor a una intensidad del 60 al 80 % de tu 1RM. El entrenamiento debe incluir de tres a cuatro series de ocho a doce repeticiones con unos sesenta segundos de descanso entre series.

Cardio

El cardio es un elemento importante que debe incluirse en un plan de entrenamiento para quienes tienen un macrotipo de proteínas. Esta variable puede marcar la diferencia, ya que te resulta tan fácil ganar grasa como ganar músculo. Considérate afortunado por pertenecer a esta categoría; tu cuerpo es extremadamente receptivo al entrenamiento cardiovascular. Si tu objetivo es adelgazar al ritmo más seguro y eficaz, te será muy útil incluir el cardio un mínimo de tres a cinco veces por semana durante treinta a cuarenta y cinco minutos en tu entrenamiento. No hagas ejercicios cardiovasculares más de seis o siete veces a la semana porque pueden empezar a interferir en tu capacidad de ganar masa muscular. Te recomiendo que dividas tus sesiones de cardio entre HIIT y LISS para obtener los mejores resultados.

También es importante tener en cuenta que el cardio no es cien por cien necesario para un macrotipo proteico. ¡Es probable que esta afirmación te desconcierte! Si tu objetivo es aumentar el músculo magro y reducir la grasa mientras mantienes tu peso corporal actual, puedes eliminar el cardio de tu plan, pero siempre y cuando estés ajustado a tu gasto energético diario total y a tu consumo de calorías. Sin embargo, si quieres disminuir tu masa corporal y perder kilos, no dejes de incluirlo en tu plan.

Tiempo de entrenamiento

El macrotipo de proteínas tiende a tener la mayor flexibilidad con respecto al calendario de entrenamiento. No es necesario que esperes a las últimas horas del día para entrenar con pesas, pero no debes hacerlo con el estómago vacío. Lo ideal es comer al menos 15 gramos de carbohidratos antes de entrenar con pesas. Esto puede ser tan sencillo como medio plátano, un puñado de arándanos, una rebanada de pan tostado con jalea o mermelada o un pastel de arroz. Necesitas *algo* de glucosa en tu organismo para realizar la mejor sesión posible de entrenamiento con pesas. Correr con el estómago vacío o a toda prisa no es lo más adecuado cuando se trata de un entrenamiento de resistencia. De todos los carbohidratos que consumes en un día, es importante que prestes atención a los que consumes antes de un entrenamiento para asegurarte de que tienes suficiente energía, y también que vuelvas a consumir al menos de 20 a 30 gramos de carbohidratos después de entrenar para reponer adecuadamente las reservas de glucógeno agotadas.

Asegúrate de que tu comida posterior al entrenamiento sea rica en proteínas y carbohidratos, pero baja en grasas. La grasa ralentiza la absorción de las proteínas y los carbohidratos en las células musculares después del entrenamiento. Las grasas alimentarias no son malas, solo que lo ideal es consumirlas después del entrenamiento. Es fundamental acertar con el horario para mantener el control del apetito mientras se sigue un programa basado en las proteínas. Es posible que a medida que entrenes más para favorecer la pérdida de grasa, tu apetito también aumente. Si esto ocurre, procura estar atento y no comer «cualquier cosa» que te parezca apetitosa en ese momento. La clave para resistir estos impulsos es comprobar que estás ingiriendo la cantidad adecuada de proteínas para satisfacer las necesidades energéticas ligeramente superiores del tejido muscular magro.

ENTRENAMIENTO PARA EL TIPO 3: MACROTIPO DE PROTEÍNAS/BAJO EN CARBOHIDRATOS

Entrenamiento

Quienes tienen macrotipos de proteínas/bajos en carbohidratos deben ser muy conscientes de su entrenamiento y centrarse en la *sanación*. El hecho de que no puedas tolerar niveles más altos de carbohidratos en tu estado actual no debería condicionarte. Enfoca tu entrenamiento desde la perspectiva de tratar de mejorar tu nivel de tolerancia a los carbohidratos en un futuro. Esto significa que harás exactamente el mismo entrenamiento de resistencia que el macrotipo de proteínas. La verdad es que la única manera de revertir las condiciones que causan una baja tolerancia a los carbohidratos (como los problemas de tiroides, los desequilibrios hormonales o la resistencia a la insulina) es esforzarse por superarlas. El entrenamiento con pesas es una de las escasas formas de aumentar de manera natural tus niveles de tolerancia a los carbohidratos sin necesidad de medicación.

El entrenamiento de resistencia para el macrotipo de proteínas/bajo en carbohidratos activará primero las fibras musculares de contracción rápida para obtener breves ráfagas de potencia que den energía a tus músculos. Esto significa que tu cuerpo *necesitará* utilizar carbohidratos para crear una vía glucolítica para generar ATP (es decir, energía).

La primera preocupación que surge al reducir los carbohidratos *y*, al mismo tiempo, seguir entrenando con pesas es el rendimiento. Mi programa está diseñado para lograr una pérdida saludable de grasa. Aunque no logres levantar tu peso máximo, puedes seguir realizando un entrenamiento intenso. Es importante recordar que tu volumen de entrenamiento tal vez no sea tan alto como el del macrotipo de proteínas, pero no hay nada de malo en eso. Nuestro objetivo es aumentar tu tolerancia a los carbohidratos y favorecer la pérdida de grasa. No experimentarás ningún obstáculo significativo para tonificar tus músculos, pero la pérdida de grasa te resultará más difícil.

El núcleo del programa de entrenamiento para el macrotipo de proteínas/bajo en carbohidratos requiere una base de ejercicios con pesas equilibrada con un programa de cardio. Aunque tu tolerancia a los carbohidratos sea baja, necesitas consumirlos para el entrenamiento con pesas, con el fin de ayudar a desarrollar masa muscular magra. Esto significa que quizá tengas que aumentar ligeramente los hidratos de carbono en los días de entrenamiento, para asegurarte el *combustible* y reducirlos en los días en que no entrenas. Dado que los niveles de tolerancia a este nutriente son elevados después del entrenamiento con pesas, es posible manipular tu composición corporal sin eliminar por completo los carbohidratos. Este nivel adicional de ajuste no es tan importante para quienes tienen una tolerancia moderada o alta a los carbohidratos; sin embargo, desempeña un papel importante para aquellos con una menor tolerancia a los hidratos de carbono y ayuda a facilitar un ritmo más rápido de pérdida de grasa. El entrenamiento de intensidad moderada a moderadamente fuerte funciona mejor con un 60 a un 80 % de tu 1RM. Asegúrate de hacer de tres a cuatro series con entre diez y quince repeticiones cada una y descansa de treinta a sesenta segundos entre series.

Cardio

El cardio va a ser una táctica importante para este macrotipo que ayudará a eliminar semanas, meses o incluso años de acumulación de grasa. Acelerará tu progreso, especialmente si has llegado a un estancamiento en la pérdida de grasa. Es fundamental que tus sesiones de cardio sean un poco más largas para conseguir una pérdida de grasa óptima. El cuerpo tarda aproximadamente entre veinte y veinticinco minutos en quemar el glucógeno almacenado, la primera reserva de energía que alimenta el movimiento, antes de pasar a la grasa corporal almacenada como fuente de combustible. Para que el cardio merezca la pena, tiene que aprovechar tus reservas de grasa como fuente de combustible mediante la respiración aeróbica. El oxígeno es el que cambia las reglas del juego; permite la liberación de la energía almacenada como combustible.

Lo importante aquí es que los primeros veinte o veinticinco minutos de cardio son estupendos para quemar calorías, preparar el corazón, etc., pero no «cuentan» para la pérdida de grasa porque esos movimientos se alimentan de carbohidratos y no de grasa almacenada. Recomiendo un mínimo de cuatro sesiones de cardio LISS a la semana. Aunque puedes hacer HIIT si tienes poco tiempo, esto tal vez sea demasiado intenso para algunos, especialmente si te encuentras en el extremo del espectro en el que tu baja tolerancia a los carbohidratos es resultado de un problema tiroideo o metabólico o de otras fluctuaciones hormonales.

Horario de los entrenamientos

Gestionar la baja tolerancia a los carbohidratos consiste en programar estratégicamente cómo y cuándo utilizarlos. Ya sabes que el entrenamiento de resistencia aumenta temporalmente la tolerancia a los hidratos de carbono. Otra opción para darle un impulso a tu progreso es el ayuno intermitente. Esto funciona dando al cuerpo periodos de tiempo específicos para comer o ayunar. No se trata de comer menos, sino de comer de forma que se minimicen los picos de insulina. Un ayuno intermitente típico es un 16:8, en el que ayunas durante dieciséis horas al día (ocho de las cuales probablemente estarás durmiendo) y consumes todas tus calorías en un intervalo de ocho horas mientras estás activo y despierto.

Cada vez que consumes carbohidratos, tu cuerpo experimenta un pico de insulina, ya que el páncreas libera insulina para transportar los carbohidratos de la sangre a las células. Cuando esto ocurre, el páncreas no es capaz de liberar la hormona que quema grasas, el glucagón. Si en el transcurso de tu periodo de vigilia, comes numerosas veces desde que te levantas hasta que te acuestas, tu páncreas va a bombear continuamente insulina a tu torrente sanguíneo, por lo que aunque tengas tus calorías marcadas, no quemarás grasa al ritmo que podrías. Es posible aumentar la eficiencia condensando el periodo de alimentación en el transcurso de menos horas, en este caso en ocho horas. Esto le da al cuerpo más tiempo para que el páncreas libere la hormona que se encarga de quemar la grasa, el glucagón, potenciando así la pérdida de esta.

Lo siguiente que hay que aprovechar es la ingesta de carbohidratos. El mejor momento del día para incluir carbohidratos con almidón es después de una sesión de entrenamiento con pesas. Asegúrate también de hacer cardio *después* del entrenamiento con pesas si vas a hacerlos juntos en la misma sesión de ejercicios. Esto optimiza la pérdida de grasa porque el cuerpo tarda aproximadamente de veinte a veinticinco minutos en quemar el glucógeno antes de pasar a utilizar la grasa como combustible. Al hacer primero el levantamiento de pesas, puedes quemar los carbohidratos almacenados como fuente de energía durante las sesiones de entrenamiento con pesas, de modo que cuando empieces el cardio, tu cuerpo estará preparado para depender totalmente de la grasa como fuente de combustible durante el segmento de cardio. Si no puedes programar ambos entrenamientos en la misma sesión, haz el cardio a primera hora de la mañana con el estómago vacío y luego entrena con pesas más tarde, dentro del intervalo de alimentación, si lo combinas con el ayuno intermitente.

ENTRENAMIENTO PARA EL TIPO 4: MACROTIPO DE GRASA

Entrenamiento

Si tienes un macrotipo de grasas, tu mayor reto será, precisamente, controlar esa grasa, ya que la ganarás fácilmente, aunque también te resulte fácil ganar musculatura. Tu progreso será más lento que el de aquellos con otros macrotipos, así que ten paciencia y no te desanimes. Mantén el rumbo y no te desvíes. Ten presente que no debes compararte con nadie.

A la hora de entrenar, los macrotipos de grasas son los que más fácilmente aumentan su masa muscular porque tienen la mayor proporción de fibras musculares de tipo IIb. Esto significa que son excelentes para las explosiones cortas de movimiento potente. Estas fibras musculares son de naturaleza anaeróbica, con lo cual no dependen del flujo sanguíneo (que se extrae de la grasa mediante la betaoxidación). Las fibras de tipo IIb son más grandes y gruesas y tienen una baja capacidad oxidativa, por lo que no dependen de la grasa para obtener energía, sino que son de naturaleza más glucolítica, es decir, que la energía se obtiene sin la presencia de oxígeno mediante la descomposición de la glucosa. Dado que la grasa no se utiliza fácilmente como fuente de energía para el entrenamiento anaeróbico, y puesto que la pérdida de grasa es un objetivo primordial a la vez que se añade músculo magro, tu entrenamiento de resistencia debe ser más estratégico.

Estas fibras tienen la mayor producción de energía, pero también son las menos eficientes, por eso se produce una aparición más rápida de la fatiga. Afortunadamente, el entrenamiento de resistencia puede transformar las fibras de tipo IIb en las de tipo IIa, lo que significa que puedes entrenar a tu cuerpo para que sea más eficiente energéticamente. En otras palabras, *puedes entrenar a tu cuerpo para que queme mejor la grasa como combustible*.

Para ti, lo mejor es un mayor volumen de entrenamiento, con más repeticiones y más series para obtener los máximos resultados. Esto no solo quema más calorías, sino que también aumenta tu metabolismo e incrementa temporalmente la tolerancia a los carbohidratos después del entrenamiento. Con mayores repeticiones y series, lo ideal es entrenar a una intensidad del 60 % de tu 1RM o menos. Ten en cuenta que esto no significa levantar «poco» peso, sino simplemente ajustar la intensidad para favorecer la hipertrofia. Para obtener los mejores resultados, entrena con pesas de cuatro a seis veces por semana con al menos cuatro series de doce a quince repeticiones o más. Mantén el tiempo de descanso entre series en un máximo de treinta segundos. Para aumentar el desafío, en lugar de descansar entre series, prueba a añadir pliometría o superseries.

Cardio

El cardio es una *necesidad* absoluta para este macrotipo. El progreso será lento incluso con el cardio, así que, si quieres alcanzar un determinado objetivo en una fecha concreta, debes saber que este tipo de entrenamiento será un componente esencial de tu éxito. Si es la primera vez que haces ejercicio cardiovascular, empieza con un mínimo de cinco mil pasos al día para la salud general. Para objetivos de pérdida de grasa más moderados, se recomiendan sesiones de cardio de cuatro a seis veces por semana durante treinta a cuarenta y cinco minutos por sesión. Para obtener los *máximos* resultados, recomiendo realizar sesiones de cardio en ayunas y en estado estacionario seis veces a la semana durante cuarenta y cinco minutos, además de sesiones de cardio HIIT después del entrenamiento con pesas durante tres de esos días. Si optas por este plan de mayor intensidad, asegúrate de limitar este estilo de cardio a no más de seis semanas seguidas, y vuelve a moderarlo durante al menos una o dos semanas antes de regresar a este estilo de entrenamiento intenso.

Horario de entrenamiento

Quienes tienen un macrotipo de grasas tienden a presentar la menor tolerancia a los carbohidratos y la mayor resistencia a la insulina. El entrenamiento de resistencia marca una gran diferencia en tu capacidad para aumentar temporalmente tu tolerancia a los carbohidratos después de un entrenamiento. El macrotipo de grasas debe aspirar a consumir 10 gramos de carbohidratos antes del entrenamiento, seguidos de otros 10 a 15 gramos después de haberlo realizado. Esto significa consumir la mayor parte de tus carbohidratos antes y después de tus sesiones de entrenamiento. Te sugiero que separes tus sesiones de cardio y de pesas cuando sea posible. Esto le proporciona a tu cuerpo dos intervalos de mayor tolerancia a los carbohidratos, en lugar de uno solo. En otras palabras: puedes incluir los carbohidratos del día en dos comidas distintas, en lugar de una sola.

Haz cardio en ayunas por la mañana y entrena con pesas por la tarde. Estas dos sesiones de entrenamiento le proporcionan al cuerpo dos oportunidades distintas para aumentar la tolerancia a los carbohidratos, ya que tu capacidad para reponer el glucógeno muscular agotado es mayor después del entrenamiento, por lo que es menos probable que almacenes carbohidratos en forma de grasa. Si no puedes dividir el cardio y las pesas por razones prácticas, haz primero las pesas y luego el cardio.

ENTRENAMIENTO PARA EL TIPO 5: MACROTIPO DE GRASAS/BAJO EN CARBOHIDRATOS

Entrenamiento

Gracias a tu nuevo plan de alimentación, el macrotipo de grasas/bajo en carbohidratos está ahora energéticamente adaptado para quemar grasa como combustible, lo que hace que la pérdida de grasa sea *muchísimo* más fácil. Sin embargo, a la hora de entrenar, es posible que te canses más rápido y que no puedas levantar tanto peso como normalmente. El cuerpo necesita quemar los carbohidratos antes de utilizar la grasa como combustible, así que cuando se alimenta de grasas y se queda sin carbohidratos, es cuando se produce la magia y utilizas la grasa como combustible. Esto supone un gran cambio, porque tu organismo puede utilizar la grasa corporal almacenada como combustible con facilidad. Cuando disminuyes mucho los carbohidratos, se modifica el aspecto hormonal al aumentar los niveles de glucagón (las hormonas que impulsan la pérdida de grasa) y se minimizan los niveles de insulina en el cuerpo en general.

El entrenamiento de resistencia es exigente para este plan de alimentación. Puedes desarrollar músculo sin carbohidratos, pero tu rendimiento al levantar pesas no será el mismo que si estuvieras acostumbrado a consumir niveles más altos de carbohidratos. Tus niveles de energía serán más bajos y los movimientos que aprovechan las fibras musculares de contracción rápida te resultarán más difíciles. Seguramente no conseguirás un nuevo récord personal con tu entrenamiento con pesas, pero eso no significa que este no sea eficaz para transformar tu físico. Ve con la idea de hacerlo lo mejor posible, y si eso significa levantar menos peso del que antes podías, está bien así. La dieta keto preserva los músculos; no los descompone para obtener energía cuando el cuerpo se alimenta de grasa. Aunque puedes ganar definición muscular con este enfoque nutricional, es más adecuado para quienes padecen diabetes de tipo 2, resistencia a la insulina y desafíos hormonales que presentan graves problemas. Además, este plan es idóneo para quienes necesitan alejarse de niveles de grasa corporal peligrosamente elevados, de tejido adiposo muy persistente o, simplemente, si se ajusta a tu estilo de alimentación preferido. Entrena de cuatro a seis veces a la semana, haciendo al menos cuatro series de quince repeticiones por serie. Mantén los tiempos de descanso entre series breves, a un máximo de treinta segundos.

Cardio

Ahora que la pérdida de grasa está asegurada porque el cuerpo la utiliza como combustible, hacer ejercicios de cardio elevará al máximo tus resultados porque puedes aprovechar la grasa almacenada al realizar ejercicios aeróbicos. Si es la primera vez que haces cardio o es una actividad que no te interesa especialmente, debes saber que una medida tan sencilla como llevar un registro de tus pasos y movimientos diarios puede marcar una gran diferencia. La clave es hacer *algo*. Empieza por caminar un mínimo de cinco mil a siete mil pasos al día para la salud general, ya sea al aire libre o en una cinta de correr. Si estás preparado y eres capaz de intentarlo, te recomiendo hacer cardio de cuatro a seis veces por semana durante cuarenta y cinco minutos por sesión.

Para obtener los *máximos* resultados, te aconsejo que hagas el cardio en ayunas y de intensidad constante seis veces a la semana durante cuarenta y cinco minutos, además de sesiones de cardio HIIT después del entrenamiento con pesas más tarde en tres de esos días. Si optas por este plan de mayor intensidad, asegúrate de realizar este tipo de cardio durante un máximo de seis semanas seguidas, con una o dos semanas de cardio moderado entre estas sesiones de mayor intensidad.

Tiempo de entrenamiento

El macrotipo de grasas/bajo en carbohidratos es el único en el que está bien entrenar con pesas en ayunas. Esto se debe a que, como su nombre indica, este macrotipo está diseñado para utilizar la grasa, no los carbohidratos, como fuente de combustible. Si tienes un exceso de grasa corporal que perder, puedes utilizar como combustible para tu entrenamiento la grasa almacenada en estado de ayuno. Las personas con los niveles más bajos de tolerancia a los carbohidratos funcionan mejor con los entrenamientos matutinos porque los niveles de testosterona son más altos en ese momento, y esto también favorece la pérdida de grasa y te permite aprovechar la grasa almacenada como energía. Al igual que ocurre con el macrotipo de grasas, te irá muy bien el ayuno intermitente si concentras tus comidas en un periodo de tiempo más corto, como un intervalo de alimentación de ocho horas seguido de un ayuno de dieciséis. Esto ayudará a minimizar los picos de insulina y a salir de un estado de resistencia a la insulina. Además, dividir el cardio y las pesas en dos entrenamientos separados es ideal porque te fatigarás más rápido con este estilo de alimentación del macrotipo.

El entrenamiento de resistencia marca una gran diferencia en tu capacidad para aumentar temporalmente tu tolerancia a los carbohidratos, sobre todo después de hacer ejercicio. Como macrotipo de grasas/bajo en carbohidratos, no necesitas comer ningún hidrato de carbono antes del entrenamiento; sin embargo, asegúrate de evitar las grasas justo después de cualquier entrenamiento. En su lugar, opta por las proteínas y pequeñas cantidades de carbohidratos bajos en azúcar, como un batido de proteínas bajo o sin carbohidratos con unos 28 gramos de bayas. El consumo de grasas ralentizará la absorción de los nutrientes después del entrenamiento, así que resérvalas para más tarde. Asegúrate de aprovechar al máximo tu consumo de carbohidratos tras el entrenamiento.

PLANES DE ENTRENAMIENTO PARA CADA MACROTIPO

Puedes acceder a los planes de entrenamiento para cada macrotipo por internet. Con un móvil Apple o Android, abre la aplicación Cámara. Selecciona la posición invertida (mirando hacia atrás) de la cámara y enfoca el dispositivo de forma que el código QR aparezca en el visor. Tu dispositivo reconocerá el código QR con una notificación que te llevará a la dirección web. Aquí también podrás encontrar las descripciones de los ejercicios.

Epílogo: macros para toda una vida

A diario veo cómo la gente tiene grandes resultados con el enfoque de tipo macro. Supera su estancamiento y obtiene mayores niveles de salud y rendimiento de los que nunca creyó posibles. Algunos habían probado casi todas las dietas de moda que existen y se alegraron de encontrar un enfoque realista y con base científica que funciona. Cuando conozco a alguien que ha alcanzado o superado sus objetivos, en muchos casos su entusiasmo es tan grande que contagia positividad. Esa es, en gran parte, la razón por la que me gusta tanto mi trabajo.

Ahora bien, una vez que alcanzas tus objetivos corporales, ¿cuál sería el siguiente paso?

Llegados a este punto, lo que viene a continuación es seguir una «dieta inversa» para conseguir macros de mantenimiento. En una dieta inversa, aumentas tu consumo de calorías en pequeños incrementos para ajustar tu cuerpo a un nivel de mantenimiento de calorías. Puedes calcular tu nivel de mantenimiento utilizando las directrices del capítulo seis. El objetivo de una dieta inversa es añadir más calorías procedentes de la grasa y los hidratos de carbono en el transcurso de al menos cuatro a ocho semanas. Añadir calorías en pequeñas cantidades aumenta tu capacidad metabólica y minimiza la posibilidad de recuperar grasa.

Alcanzar el objetivo que te has marcado para tu físico constituye un reto, pero la auténtica prueba es mantener ese físico. Aunque recomiendo la planificación de las comidas para ayudarte a mantener el rumbo, sé que a veces la vida se interpone. Aquí es donde la dieta flexible (ver página 229) puede ser un medio eficaz para gestionar tus necesidades de macronutrientes con más comodidad y flexibilidad.

Este enfoque es una derivación del de macros conocido como SSAATM, o «si se ajusta a tus macros». La dieta flexible ha crecido en popularidad en los últimos cinco o diez años, ya que cada vez hay más gente que quiere parecerse a los modelos de *fitness*, especialmente en la comunidad de culturistas. Los competidores profesionales de fisicoculturismo no permanecen durante todo el año «sin un gramo de grasa». Solo se ponen a dieta hasta llegar a un nivel «esculpido» cuando van a competir con su físico ante el jurado. Esto ha llevado a muchos «entrenadores» o «gurús» del *fitness* sin ninguna formación científica o nutricional a perpetuar protocolos de nutrición de tipo «uniforme» que carecen de fundamento científico, y como resultado se han aceptado muchas prácticas erróneas.

Tienes que tener esto muy claro: no hace falta que los macros de proteínas procedan únicamente del pollo para que sean saludables, ni las grasas solo de almendras y aguacates, como tampoco es necesario que los carbohidratos procedan exclusivamente de las batatas y los espárragos. Esto no es una condena que restringe los alimentos de por vida. El enfoque de los macros te proporciona una orientación con una base científica para que puedas gestionar con precisión los alimentos que te gusta comer. Al conocer y registrar el desglose de macronutrientes de cualquier alimento, podrás ser más flexible con la alimentación y seguir avanzando hacia tus objetivos o bien mantener tu físico actual. Una dieta flexible requiere que realices un seguimiento de tus macronutrientes a medida que avanzas, lo que puedes hacer fácilmente a través de una aplicación de nutrición, aunque a algunos les resulte tedioso. Cuando sigues un enfoque SSAATM, estableces tus objetivos de macronutrientes para el día, y siempre que tus macros estén alineados, puedes enfocar las comidas y bebidas diarias como te plazca.

En esencia, la dieta flexible consiste en ser consciente de la composición de tus alimentos y utilizar esa información para comer mejor. Esto significa que puedes comer los alimentos que te gustan, aunque no sean saludables, siempre que los registres y ajustes el resto de tus comidas en consecuencia. Si quieres una comida más bien tirando a insana, como galletas y una porción de *pizza*, puedes permitírtela, pero tendrás que ajustar el resto de tu ingesta de alimentos para no salirte del plan. Este enfoque representa lo mejor de ambos mundos. Te ofrece libertad y flexibilidad, y al mismo tiempo te proporciona los parámetros que necesitas para alcanzar y mantener tu físico ideal durante años y décadas.

Notas

1. ¿Por qué los macrotipos?

1. Thomas Longland *et al.*, «Higher Compared with Lower Dietary Protein During an Energy Deficit Combined with Intense Exercise Promotes Greater Lean Mass Gain and Fat Mass Loss: A Randomized Trial», *The American Journal of Clinical Nutrition* 103, n.º 3 (marzo de 2016): 738-746, https://pubmed.ncbi.nlm.nih.gov/26817506/.

2. El código secreto de la grasa

1. Paul Cohen y Bruce M. Spiegelman, «Cell Biology of Fat Storage», *Molecular Biology of the Cell* 27, n.º 16 (agosto de 2016): 2523-2527, https://www.ncbi.nlm.nih.gov/pmc/articles PMC4985254/.
2. Lisa Stehno-Bittel, «Intricacies of Fat», *Physical Therapy* 88, n.º 11 (noviembre de 2008): 1265-1278, https://academic.oup.com/ptj/article/88/11/1265/2858148.
3. Cynthia L. Ogden *et al.*, «Prevalence of Overweight and Obesity in the United States, 1999-2004», *JAMA* 295, n.º 13 (abril de 2006): 1549-1555, https://pubmed.ncbi.nlm.nih.gov/16595758/.
4. «Tools and Calculators», *American Council on Exercise*, https://www.acefitness.org/education-and-resources/lifestyle/tools-calculators/percent-body-fat-calculator/.
5. V. Barrachina, «Leptin-Induced Decrease in Food Intake Is Not Associated with Changes in Gastric Emptying in Lean Mice», *American Journal of Physiology* 272, n.º 3 (marzo de 1997): 1007-1011, https://journals.physiology.org/doi/abs/10.1152/ajpregu.1997.272.3.r1007.
6. Sharon H. Chou *et al.*, «Leptin Is an Effective Treatment for Hypothalamic Amenorrhea», *Proceedings of the National Academy of Sciences* 108, n.º 16 (abril de 2011): 6585-6590, https:// www.pnas.org/content/108/16/6585.
7. Beth Israel Deaconess Medical Center, «Leptin Restores Fertility, May Improve Bone Health in Lean Women; Treatment Could Help Athletes, Women with Eating Disorders», *ScienceDaily* (6 de abril de 2011), www.sciencedaily.com/releases/2011/04/110404151 343.htm.

8. B. H. Goodpaster *et al.*, «Thigh Adipose Tissue Distribution Is Associated with Insulin Resistance in Obesity and in Type 2 Diabetes Mellitus», *The American Journal of Clinical Nutrition* 71, n.º 4 (abril de 2000): 885-892, https://pubmed.ncbi.nlm.nih.gov/10731493/.
9. D. M. Muoio, «Revisiting the Connection between Intramyocellular Lipids and Insulin Resistance: A Long and Winding Road», *Diabetologia* 55 (octubre de 2012): 2551-2554, https://link.springer.com/article/10.1007/s00125-012-2597-y.
10. Naoki Akazawa *et al.*, «Relationships between Intramuscular Fat, Muscle Strength and Gait Independence in Older Women: A Cross Sectional Study», *Geriatrics Gerontology International* 17, n.º 10 (octubre de 2017): 1683-1688, https://onlinelibrary.wiley.com/doi/abs/10.1111/ggi.12869.
11. Matthew J. Delmonico *et al.*, «Longitudinal Study of Muscle Strength, Quality, and Adipose Tissue Infiltration», *American Journal of Clinical Nutrition* 90, n.º 6 (diciembre de 2009): 1579-1585, https://pubmed.ncbi.nlm.nih.gov/19864405/.
12. R. L. Marcus *et al.*, «Skeletal Muscle Fat Infiltration: Impact of Age, Inactivity, and Exercise», *The Journal of Nutrition, Health, and Aging* 14, n.º 5 (mayo de 2010): 362-366, https://pubmed.ncbi.nlm.nih.gov/20424803/.
13. Marisa Coelho, Teresa Oliveira y Ruben Fernandes, «Biochemistry of Adipose Tissue: An Endocrine Organ», *Archives of Medical Science* 9, n.º 2 (abril de 2013): 191-200, https://www.ncbi.nlm.nih.gov/pmc/articles/PMC3648822/.
14. Beverly G. Reed y Bruce R. Carr, «The Normal Menstrual Cycle and the Control of Ovulation», *Endotext Online*, revisado el 5 de agosto de 2018, https://www.ncbi.nlm.nih.gov/pmc/articles/PMC3648822/.
15. Sunni L. Mumford *et al.*, «Dietary Fat Intake and Reproductive Hormone Concentrations and Ovulation in Regularly Menstruating Women», *The American Journal of Clinical Nutrition* 103, n.º 3 (marzo de 2016): 868-877, https://www.ncbi.nlm.nih.gov/pmc/articles/PMC4763493/.
16. K. Shane Broughton *et al.*, «High α-Linolenic Acid and Fish Oil Ingestion Promotes Ovulation to the Same Extent in Rats», *Nutrition Research* 30, n.º 10 (octubre de 2010): 731-738, https://pubmed.ncbi.nlm.nih.gov/21056289/.
17. D. S. Ludwig *et al.*, «High Glycemic Index Foods, Overeating, and Obesity», *Pediatrics* 103, n.º 3 (marzo de 1999): E26, https://pubmed.ncbi.nlm.nih.gov/10049982/.
18. Sami Al-Katib *et al.*, «Effects of Vitamin C on the Endometrial Thickness and Ovarian Hormones of Progesterone and Estrogen in Married and Unmarried Women», *American Journal of Research Communication* 1, n.º 8 (agosto de 2013): 24-38, https://www.researchgate.net/publication/261309731.
19. P. Vural *et al.*, «Antioxidant Defence in Recurrent Abortion», Clinica Chimica Acta; *International Journal of Clinical Chemistry* 295, n.º 1-2 (mayo de 2000): 169-177, https://pubmed.ncbi.nlm.nih.gov/10767402/.

20. Sahana R. Joshi *et al.*, «High Maternal Plasma Antioxidant Concentrations Associated with Preterm Delivery», *Annals of Nutrition and Metabolism* 53, n.º 3-4 (2008): 276-282, https://pubmed.ncbi.nlm.nih.gov/19141991/.
21. Douglas C. Hall, «Nutritional Influences on Estrogen Metabolism», *Advanced Nutrition Publications*, Inc., 2001, https://uniquenutritionsolutions.com/wp-content/upload/2019/05/Estrogen-Metabolism-Nutrients.pdf.
22. Reini W. Bretveld *et al.*, «Pesticide Exposure: The Hormonal Function of the Female Reproductive System Disrupted?», *Reproductive Biology and Endocrinology* 4, n.º 30 (mayo de 2006), https://www.ncbi.nlm.nih.gov/pmc/articles/PMC1524969/.
23. G. De Pergola, «The Adipose Tissue Metabolism: Role of Testosterone and Dehydroepiandrosteron», *International Journal of Obesity and Related Metabolic Disorders* (junio de 2000): S59-S63, https://pubmed.ncbi.nlm.nih.gov/10997611/.
24. Abdelouahid Tajar *et al.*, «Characteristics of Secondary, Primary, and Compensated Hy-pogonadism in Aging Men: Evidence from the European Male Ageing Study», *The Journal of Clinical Endocrinology and Metabolism* 95, n.º 4 (2010): 1810-1818, https://pubmed.ncbi.nlm.nih.gov/20173018/.

3. Cómo influyen los macros en la pérdida de grasa

1. Margriet A. B. Veldhorst *et al.*, «Gluconeogenesis and Energy Expenditure after a High-Protein, Carbohydrate-Free Diet», *The American Journal of Clinical Nutrition* 9, n.º 3 (septiembre de 2009): 519-526, https://pubmed.ncbi.nlm.nih.gov/19640952/.
2. Katherine D. Pett *et al.*, «The Seven Countries Study», *European Heart Journal* 38, n.º 42 (noviembre de 2017): 3119-3121, https://academic.oup.com/eurheartj/article/38/42/3119/4600167.
3. Isabella D'Andrea Meira *et al.*, «Ketogenic Diet and Epilepsy: What We Know So Far», *Frontiers in Neuroscience* 13, n.º 5 (enero de 2019), https://www.ncbi.nlm.nih.gov/pmc /articles/PMC6361831/.

4. Descubre tu tolerancia a los carbohidratos

1. P. Kocelak *et al.*, «Prevalence of Metabolic Syndrome and Insulin Resistance in Overweight and Obese Women According to the Different Diagnostic Criteria», *Minerva Endocrinologica* 37, n.º 3 (septiembre de 2012): 247-254, https://pubmed.ncbi.nlm.nih.gov/22766891/.
2. L. Dye y J. E. Blundell, «Menstrual Cycle and Appetite Control: Implications for Weight Regulation», *Human Reproduction* 12, n.º 6 (junio de 1997): 1142-1151, https://academic.oup.com/humrep/article/12/6/1142/573355.
3. D. Macut *et al.*, «Insulin and the Polycystic Ovary Syndrome», *Diabetes Research and Clinical Practice* 130 (agosto de 2017): 163-170, https://pubmed.ncbi.nlm.nih.gov/28646699/.
4. Lisa M. Caronia *et al.*, «Abrupt Decrease in Serum Testosterone Levels after an Oral Glucose Load in Men: Implications for Screening for Hypogonadism»,

Journal of Clinical Endocrinology 78, n.º 2 (febrero de 2013): 291-296, https://pubmed.ncbi.nlm.nih.gov/22804876/.

5. Daniel M. Kelly y T. Hugh Jones, «Testosterone: A Metabolic Hormone in Health and Disease», *Journal of Endocrinology* 217, n.º 3 (junio de 2013): R25-R45, https://joe.bioscientifica.com/view/journals/joe/217/3/R25.xml.
6. K. Fujita, N. Okabe y T. Yao, «Immunological Studies on Crohn's Disease. II. Lack of Evidence for Humoral and Cellular Dysfunctions», *Journal of Clinical and Laboratory Immunology* 16, n.º 3 (marzo de 1985): 155-161, https://pubmed.ncbi.nlm.nih.gov/3162025/.
7. E. Danforth Jr. *et al.*, «Dietary-Induced Alterations in Thyroid Hormone Metabolism During Overnutrition», *Journal of Clinical Investigation* 64, n.º 5 (noviembre de 1979): 1336-1347, https://pubmed.ncbi.nlm.nih.gov/500814/.
8. S. W. Spaulding *et al.*, «Effect of Caloric Restriction and Dietary Composition of Serum T3 and Reverse T3 in Man», *The Journal of Clinical Endocrinology and Metabolism* 42, n.º 1 (enero de 1976): 197-200, https://pubmed.ncbi.nlm.nih.gov/1249190/.
9. Antonio Mancini *et al.*, «Thyroid Hormones, Oxidative Stress, and Inflammation», *Mediators of Inflammation* (marzo de 2016), https://www.ncbi.nlm.nih.gov/pmc/articles/PMC4802023/.
10. Gabriela Brenta, «Why Can't Insulin Resistance Be a Natural Consequence of Thyroid Dysfunction?», *Journal of Thyroid Research* 2011 (septiembre de 2011), https://www.hindawi.com/journals/jtr/2011/152850/.
11. George F. Longstreth y Brian E. Lacy, «Approach to the Adult with Dyspepsia,», UpTo-Date website, revisado el 9 de diciembre de 2019, https://www.uptodate.com/contents/approach-to-the-adult-with-dyspepsia/print.
12. K. Nakajima, «Low Serum Amylase and Obesity, Diabetes and Metabolic Syndrome: A Novel Interpretation», *World Journal of Diabetes* 7, n.º 6 (marzo de 2016): 112-121, https://www.ncbi.nlm.nih.gov/pmc/articles/PMC4807301/.
13. George H. Perry *et al.*, «Diet and the Evolution of Amylase Gene Copy Number Variation», *Nature Genetics* 39, n.º 10 (mayo de 2008): 1256-1260, https://www.ncbi.nlm.nih.gov/pmc/articles/PMC2377015/.
14. Abedelilah Arredouani *et al.*, «Metabolomic Profile of Low-Copy Number Carriers at the Salivary α-Amylase Gene Suggests a Metabolic Shift Toward Lipid-Based Energy Production», *Diabetes* 65, n.º 11 (noviembre de 2016): 3362-3368, https://pubmed.ncbi.nlm.nih.gov/27436124/.
15. Peter Gibson y Susan Shepherd, «Evidence-Based Dietary Management of Functional Gastrointestinal Symptoms: The FODMAP Approach», *Journal of Gastroenterology and Hepatology* 25 (2010): 252-258, https://onlinelibrary.wiley.com/doi/full/10.1111/j.1440-1746.2009.06149.X.
16. Suma Magge y Anthony Lembo, «Low-FODMAP Diet for Treatment of Irritable Bowel Syndrome», *Gastroenterology & Hepatology* 8, 11 (2021): 739-745, https://www.ncbi.nlm.nih.gov/pmc/articles/PMC3966170/.

5. Identifica tu macrotipo

1. Stuart M. Phillips, «Dietary Protein for Athletes: From Requirements to Metabolic Advantage», *NRC Research Press online*, 31 (2006): 647-653, http://www.insideoutsidespa.com/archive/phillips-dietary-protein-athletes.pdf.
2. Stuart M. Phillips, «Dietary Protein for Athletes», 647-654.

6. Cómo elaborar tu plan

1. *Body Mass Index, illustration*, 4 de noviembre de 2016, Science History Images, https://www.alamy.com/body-mass-index-illustration-image353194322.html.

7. Alimentación para cada macrotipo y ejemplos de planes de comidas

1. Alan Albert Aragon y Brad Jon Schoenfeld, «Nutrient Timing Revisited: Is There a Post-Exercise Anabolic Window?», *Journal of the International Society of Sports Nutrition* 10, n.º 1 (enero de 2013): 5, https://pubmed.ncbi.nlm.nih.gov/23360586/.
2. Chris Poole *et al.*, «The Role of Post-Exercise Nutrient Administration on Muscle Protein Synthesis and Glycogen Synthesis», *Journal of Sports Science & Medicine* 9, n.º 3 (septiembre de 2010): 354-363, https://pubmed.ncbi.nlm.nih.gov/24149627/.
3. Elsevier Health Sciences, «Increased Protein Consumption Linked to Feelings of Fullness: Detailed Meta-Analysis Indicates That People with Higher Protein Intake Feel More Full After Meals», *ScienceDaily* (3 de marzo de 2016), www.sciencedaily.com/releases/2016/03/160303083809.htm.
4. Jaapna Dhillon *et al.*, «The Effects of Increased Protein Intake on Fullness: A Meta-Analysis and Its Limitations», *Journal of the Academy of Nutrition and Dietetics* 116, n.º 6 (junio de 2016): 968-983, https://jandonline.org/article/S2212-2672(16)00042-3/fulltext.
5. Aragon, «Nutrient Timing Revisited».
6. *Ibid.*
7. *Ibid.*

Índice temático

D

E

F

G

H

I

L

M

N

O

P

R

S

T

U

V

W

Z

Índice de recetas

Acerca de la autora

Christine Hronec, química galardonada y campeona de *fitness* en tres ocasiones, experta en nutrición y ejercicio físico, utiliza su experiencia en el ámbito científico para desarrollar sus programas *online*, que son todo un éxito de ventas. Desde que fundó su empresa en 2013, Christine ha ayudado personalmente a más de treinta y cinco mil mujeres a transformar sus cuerpos y a adoptar una autoimagen corporal positiva.

Con más de veinticinco millones de visitas en su canal de YouTube, Christine ha sido una líder en el área de la salud femenina desde 2012. Ha aparecido en *Forbes*, *Huffington Post*, *Muscle & Fitness Hers* y la revista *Flex*, y en los canales de televisión *Extra*, Fox News y CBS.

Tras más de una década de experiencia como ingeniera en investigación, desarrollo y producción, Christine dio el salto al mundo empresarial y fundó su propia planta de elaboración de suplementos dietéticos. Una vez que se adentró en el mundo de la nutrición deportiva, combinó sus áreas de experiencia y fundó Gauge Girl Training en 2013, que ahora es un servicio internacional de planificación de comidas y *coaching*. Además, Christine es la propietaria y fundadora de Gauge Life Nutrition, una marca de suplementos dietéticos totalmente naturales establecida en 2019.

Ha recibido premios de la American Chemical Society ('sociedad química estadounidense') y ha publicado en la revista del American Institute of Chemical Engineers ('instituto estadounidense de ingenieros químicos'). Se licenció y obtuvo un máster en Ingeniería Química y Biológica en la Universidad de Drexel. Christine vive en Filadelfia (Pensilvania) con sus dos *pitbulls*, Boss y Cash.